Borg-Laufs • Breithaupt-Peters • Jankowski

Therapie-Tools
Bindung und Bindungsstörungen

Online-Material auf psychotherapie.tools

Mit dem untenstehenden Freischalt-Code erhalten Sie die digitalen Arbeitsmaterialien aus diesem Buch. Hierfür ist eine Registrierung auf psychotherapie.tools notwendig:

1. psychotherapie.tools/online-material öffnen.
2. Freischalt-Code eingeben.
3. Auf »Freischalt-Code einlösen« klicken. Der Code ist einmal gültig.
4. Im Warenkorb auf »Credits einlösen« klicken und Vorgang nach Login abschließen.
5. Arbeitsmaterialien nutzen.

Die Arbeitsmaterialien stehen Ihnen in Ihrem Kundenkonto unter »Mein Material« dauerhaft zur Verfügung. Sie sind für Ihren persönlichen Gebrauch bestimmt.
Als Institution mit mehreren Nutzer:innen wenden Sie sich bitte an vertrieb-psychotherapie.tools@beltz.de

G448MLMGC8

Michael Borg-Laufs • Monique Breithaupt-Peters •
Eva Jankowski

Therapie-Tools Bindung und Bindungsstörungen

Mit Online-Material

2., neu ausgestattete Auflage

BELTZ

Prof. Dr. Michael Borg-Laufs
Hochschule Niederrhein
FB Sozialwissenschaften
Richard-Wagner-Str. 101
41065 Mönchengladbach
E-Mail: michael.borg-laufs@hs-niederrhein.de

Dipl.-Psych. Monique Breithaupt-Peters
Wegscheid 9
77652 Offenburg
E-Mail: breithaupt-peters@t-online.de

M. A. Soz.-Päd. Eva Jankowski
Praxis für Kinder- und Jugendlichenpsychotherapie
Benderstraße 62
40625 Düsseldorf
eva.jankowski@icloud.com

MIX
Papier | Fördert gute Waldnutzung
FSC® C089473

Dieses Buch ist erhältlich als:
ISBN 978-3-621-29335-8 Print
ISBN 978-3-621-29336-5 E-Book (PDF)

2., neu ausgestattete Auflage 2025

Verlagsgruppe Beltz
Werderstraße 10, 69469 Weinheim
service@beltz.de

Lektorat: Karin Ohms
Einbandgestaltung/Umschlaggestaltung: Lina-Maire Oberdorfer
Herstellung: Lelia Rehm
Satz: Markus Schmitz, Altenberge
Druck und Bindung: Beltz Grafische Betriebe, Bad Langensalza
Beltz Grafische Betriebe ist ein Unternehmen mit finanziellem Klimabeitrag (ID 15985-2104-1001).

Printed in Germany

Weitere Informationen zu unseren Autor_innen und Titeln finden Sie unter: www.beltz.de

Inhalt

Verzeichnis der Arbeits- und Informationsblätter 6

Vorwort 10

1 Einführung 11

2 Bindungspsychologische Basisthemen 32

3 Bindungsdiagnostik 76

4 Bindungsaufbau 109

5 Positive Bindungserfahrungen schaffen 124

6 Umgang mit Konflikten und herausfordernden Situationen 199

7 Bindungsorientierte Biografie-, Eltern- und Familienarbeit 227

8 Bindung aufbauen und erhalten in Risikokontexten 249

Literatur 305

Bildnachweis 308

Verzeichnis der Arbeits- und Informationsblätter

1 Einführung

INFO 1	Bindungstypen im Grundschulalter	17
INFO 2	Bindungstypen bei älteren Kindern	21
INFO 3	Typologie von Bindungsstörungen nach Brisch	24
INFO 4	Neuropsychologische Grundlagen	28

2 Bindungspsychologische Basisthemen

INFO 5	Bindung und Sicherheit – Erkundung und Autonomie	35
INFO 6	Der Kreis der Sicherheit	38
AB 1	Imaginationsübung: Erfüllung des Bindungsbedürfnisses	39
AB 2	Reflexion eigener Bindungserfahrungen	41
AB 3	Imaginationsübung: Erfüllung des Autonomiebedürfnisses	43
AB 4	Reflexion der eigenen Autonomieentwicklung	45
AB 5	Bindungs- und Erkundungsbestreben des Kindes vs. Nähe- und Autonomiebestreben der Bezugsperson I	47
AB 6	Bindungs- und Erkundungsbestreben des Kindes vs. Nähe- und Autonomiebestreben der Bezugsperson II	48
AB 7	Loslassen (üben) und Autonomie fördern	49
INFO 7	Feinfühligkeit	50
INFO 8	Die vier Schritte feinfühligen Verhaltens	52
AB 8	Signale aufmerksam wahrnehmen	53
AB 9	Signale richtig interpretieren und verstehen	54
AB 10	Auf Signale prompt reagieren	55
AB 11	Auf Signale angemessen reagieren	56
AB 12	Gefühle und Gedanken von Kleinkindern verbalisieren	57
AB 13	Feinfühlige Herausforderung	58
INFO 9	Bindungserwartungen und Überzeugungen – Innere Arbeitsmodelle	60
AB 14	Reaktionen meiner Eltern auf meine Gefühle	62
AB 15	Wie meine Beziehungen funktionieren	63
AB 16	Was leitet mich in meinem Handeln?	64
INFO 10	Bindung und Emotionsregulation	66
INFO 11	Bindung und Emotionsregulation bei verschiedenen Bindungstypen	72
AB 17	Beobachtungsbogen Bindung und Emotionsregulation	75

3 Bindungsdiagnostik

INFO 12	Bindungsrelevante diagnostische Testverfahren: Übersicht	79
INFO 13	Das Familienbrett	81
AB 18	Systematische Bindungsbeobachtung bei jüngeren Kindern	82
AB 19	Bindungsgeschichten für Grundschulkinder	85
AB 20	Beobachtungsbogen zur Typologie von Bindungsstörungen nach Brisch	89
AB 21	Fürsorgeverhalten in den ersten 3 Lebensmonaten	93
AB 22	Interview- und Beobachtungsbogen zur bindungsbezogenen Erziehungsfähigkeit	98
AB 23	Diagnostische Checklisten für Bindungsstörungen	107

4 Bindungsaufbau

INFO 14	Übersicht zum Aufbau gelingender Bindungen	111
INFO 15	Phasen des Bindungsaufbaus und der Bindungspsychotherapie bei hoch bindungsunsicheren Kindern und Jugendlichen	114
AB 24	Reflexionsbogen: Phasen der Bindungstherapie	117
AB 25	Meine Ziele – wie wünsche ich mir die Beziehung zu meinem Kind?	118
INFO 16	Ressourcenfokussierte Elternberatung	120
AB 26	Checkliste ressourcenfokussierte Elternberatung	121
AB 27	Beziehungsaufbau zu unmotiviert wirkenden Eltern	122

5 Positive Bindungserfahrungen schaffen

AB 28	Eigene Werte weitergeben	129
AB 29	Ein liebevoller Blick auf mein Kind	130
INFO 17	Bindungsermutigende Atmosphäre gestalten	131
INFO 18	Gewaltfreie Kommunikation	134
AB 30	Ich beobachte mich selbst	135
AB 31	Einfühlung in eine andere Person	136
AB 32	Bedürfnis-Check	137
AB 33	Übungen zur Gewaltfreien Kommunikation	138
INFO 19	Positive Zeit gestalten: acht Wege des achtsamen Zuhörens	139
AB 34	Ich höre dir zu	140
AB 35	Zeit schenken – Bindung braucht Aufmerksamkeit für den anderen	142
AB 36	Interessen meines Kindes	143
AB 37	Momente des Lächelns und der Anerkennung	144
AB 38	Gemeinsam lachen und Freude erleben	145
INFO 20	Beziehungszeit: 20 Minuten gemeinsame positive und achtsame Zeit	146
AB 39	Positive Beziehungszeiten schaffen – Eltern und professionelle Bezugspersonen	147
AB 40	Wochenplan für Beziehungszeiten – Eltern und professionelle Bezugspersonen	148
INFO 21	Beziehungszeit: 20 Minuten gemeinsame gute Zeit	149
AB 41	Positive Beziehungszeiten schaffen – Kinder, Jugendliche und Erwachsene	150
AB 42	Wochenplan für Beziehungszeiten – Kinder, Jugendliche und Erwachsene	151
AB 43	Gemeinsame Mahlzeiten schaffen Verbindung	152
AB 44	Wo gespielt wird, entstehen Beziehungen	155
INFO 22	Eltern-Kind-Spieltraining bei unsicheren Bindungen	157
AB 45	Beobachtungs- und Einschätzungsbogen zum Eltern-Kind-Spieltraining	159
AB 46	Gemeinsames Singen und Musizieren schafft Verbindung	160
INFO 23	Gemeinsam zum Ziel	161
AB 47	Bindung aufbauen im Alltag durch gemeinsames Tun	162
AB 48	Geschenke der Zuneigung	165
INFO 24	Acht Berührungen am Tag – darf ich dich in den Arm nehmen?	167
AB 49	Meine Kuschel- und Berührungslandkarte	168
AB 50	Meine Kuschel- und Berührungslandkarte mit meinem Kind	169
AB 51	Online-Bindungsmomente – ein erster Schritt	170
AB 52	Trau dich und versuch es doch einfach mal!	171
AB 53	Was anderen gut tut, tut auch mir gut!	172
AB 54	Was meinem Kind guttut, tut auch mir gut!	174
AB 55	Anderen helfen hilft auch mir	175
AB 56	Dankbarkeitsübungen in Beziehungen	177

AB 57	Mein schönes Positivtagebuch	179
AB 58	Unser Beziehungskonto ausgleichen	181
AB 59	Bindungs-Sternstunden der Vergangenheit	182
AB 60	Bindungs-Sternstunden in der Zukunft	183
AB 61	Beziehungsinseln – Erwachsene	184
AB 62	Beziehungsinseln – Kinder und Jugendliche	186
AB 63	Mein Ozean voller Beziehungsinseln	188
INFO 25	Bindungskreise	189
AB 64	Meine Bindungskreise	190
INFO 26	Arbeiten mit dem Bindungssoziogramm	192
AB 65	Bindungssoziogramm: Einzelarbeit auf Papier	193
AB 66	Bindungssoziogramm: Skulptur mit Symbolarbeit	195
AB 67	Exploration des Bindungssoziogramms meiner Klient*in	197

6 Umgang mit Konflikten und herausfordernden Situationen

AB 68	Kindliches Verhalten besser verstehen	201
AB 69	In Beziehung bleiben – auch wenn es schwierig wird	202
INFO 27	Wie Trennungen von der Bezugsperson besser gelingen können	205
AB 70	Strategien zum Umgang mit starken Gefühlen	206
AB 71	Was hilft mir, in akuten Stress-Situationen ruhig zu bleiben?	211
INFO 28	Warum Strafen nicht hilfreich sind	212
AB 72	Eigene Erfahrungen mit Bestrafungen	216
INFO 29	Angemessene Reaktionen auf Grenzüberschreitungen meines Kindes	218
INFO 30	Umgang mit Nicht-Einhaltung von Regeln aus bindungspädagogischer Sicht	219
AB 73	Interaktionsanalyse bei Nichteinhaltung von Regeln und Grenzen	221
AB 74	Bitte nicht mit Trennung drohen!	224
AB 75	Beziehungsreparatur: nach Verletzungen wieder zueinander finden	225

7 Bindungsorientierte Biografie-, Eltern- und Familienarbeit

INFO 31	Eltern brauchen Unterstützung	229
AB 76	Eltern-Unterstützungsnetzwerke fördern	230
AB 77	Meinen Akku wieder aufladen (1)	232
AB 78	Meinen Akku wieder aufladen (2)	233
AB 79	Starke Beziehungen in unserer Familie – Was uns verbindet!	235
AB 80	Reise in die Vergangenheit	237
AB 81	Ressourcen- und bindungsorientierter Blick in die Lebensgeschichte	238
AB 82	Brief an einen Elternteil – Was hast du mir gegeben?	239
AB 83	Brief an einen Elternteil – Was hat mir gefehlt?	240
AB 84	Eigene Beziehungsstrategien erkennen	241
AB 85	Wir als Paar – damals und heute	245
INFO 32	Bindungs- und beziehungsorientierte Elternratgeber	246
INFO 33	Übersicht bindungsorientierter Elterntrainings	248

8 Bindung aufbauen und erhalten in Risikokontexten

INFO 34	Bindungstraumatisierungen	253
INFO 35	Entwicklungsgefährdende Kindheitserlebnisse – Adverse Childhood Experiences (ACE)	255
INFO 36	Entwicklungsfördernde Kindheitserlebnisse – Positive Childhood Experiences (PCEs) und Benevolent Childhood Experiences (BCEs)	257
INFO 37	Anwendung von Checklisten zu entwicklungsbezogenen Ereignissen	258
AB 86	ACE-Checkliste zur Risikoeinschätzung bei Kindern und Jugendlichen	259
AB 87	Entwicklungsgefährdende Kindheitserlebnisse (ACEs) – Checkliste für Eltern	261
AB 88	Entwicklungsförderliche Kindheitserlebnisse – Einschätzung der Schutzfaktoren bei Kindern	263
AB 89	Entwicklungsförderliche Kindheitserlebnisse – Fragebogen für Eltern	265
AB 90	Bindungsaufbau braucht Geduld, Zeit und Feedback-Schleifen	268
AB 91	Mein Beziehungsangebot auswerten (Eltern)	270
AB 92	Mein Beziehungsangebot auswerten (professionelle Bezugspersonen)	271
INFO 38	Bindungs- und Emotions-Co-Regulation – in Beziehung bleiben in eskalierten Situationen	272
INFO 39	Familien mit einem psychisch erkrankten Elternteil	274
INFO 40	Beziehungsstabilität in Krisen schaffen	278
AB 93	Notfallplan für Krisensituationen (Eltern)	280
AB 94	Notfallplan für Krisensituationen (Kinder/Jugendliche)	282
AB 95	Rückführung zu den Eltern	284
AB 96	Zurück zu Mama und/oder Papa	285
INFO 41	Netzwerke nutzen, wenn es mal schwierig ist	286
AB 97	Netzwerkkarte	287
AB 98	Achtsam Kontakt herstellen	288
AB 99	Entwicklungsrückstände berücksichtigen	289
AB 100	Regression annehmen	290
AB 101	Konflikte (Übertragung) aushalten	291
INFO 42	Bindungsorientierte Entscheidungshilfe zur Frage der Rückführung von Pflegekindern an ihre leiblichen Eltern	293
INFO 43	Flussdiagramm Bindung und Umgangskontakte	296
INFO 44	In Verbindung bleiben nach Trennung und Scheidung	299
AB 102	Getrennt leben – Eltern bleiben	300
AB 103	Meine Wünsche für den Umgang mit meinen Eltern	302
AB 104	Gemeinsame Elternvereinbarung	303

Vorwort

Dass »Bindung« ein zentrales Thema psychotherapeutischer und psychosozialer Hilfe ist, dürfte unbestritten sein. Aus diesem Grund hatten wir große Lust auf dieses Projekt, praxisorientierte Materialien für professionelle Arbeit mit Menschen mit Bindungsproblemen oder Bindungsstörungen zu entwickeln.

Wir hatten damit gerechnet, bei einer Literaturrecherche (national und international) schnell viele Beispiele für Materialien zu finden, die wir überarbeiten und für den vorliegenden Kontext anpassen könnten. Zu unserer Überraschung war aber die Recherche dann doch längst nicht so ergiebig, wie wir erwartet hatten. Daher ist die große Mehrzahl der hier vorliegenden Materialien keine Adaptationen/Überarbeitungen, sondern von uns selbst entwickelt.

Dabei haben wir aus unseren Erfahrungen in verschiedenen Kontexten (Psychotherapie, Selbsterfahrungsanleitung, Beratung in der Jugendhilfe) geschöpft und uns überlegt, welche bindungsorientierten Hilfen/Materialien wir selber in der Arbeit mit Kindern, Jugendlichen und Erwachsenen gerne verwenden würden – und uns dann ans Werk gemacht. Herausgekommen ist eine sehr reichhaltige Materialsammlung. Dies liegt unter anderem daran, dass wir das Thema nicht nur ganz eng betrachtet haben, sondern auch Informationen und Materialien entwickelt haben, die in der therapeutischen und beraterischen Praxis mit Bindung zusammenhängende Themen betreffen, wie etwa die Ressourcen von Eltern und professionellen Bezugspersonen, den Aufbau und die Gestaltung von Beziehungen in verschiedenen Kontexten, Netzwerkarbeit usw.

Ein Hinweis zum Sprachgebrauch: Wir verwenden das Gendersternchen (*, z. B. Therapeut*innen, Patient*innen). Indem wir eine diskriminierungssensible Sprache verwenden, sollen möglichst alle Menschen einbezogen und angesprochen werden. Wir haben uns sprachlich auch mit der Frage der Anrede der Leserschaft in den Materialien befasst, insbesondere hinsichtlich solcher Arbeits-/Informationsblätter, die gleichzeitig sowohl für Erwachsene als auch für Kinder und/oder Jugendliche geeignet sind. Bei solchen Materialien lautet die Ansprache »Du«, um den Kindern und Jugendlichen entgegenzukommen, obwohl erwachsene Leser*innen ansonsten von uns mit »Sie« angesprochen werden.

Wir hoffen, dass die Kolleg*innen in der Praxis in der großen Auswahl der hier vorgestellten Materialien solche entdecken, die ihre Arbeit mit betroffenen Klient*innen/Patient*innen bereichern können, und freuen uns auf Rückmeldungen.

Essen, Offenburg und Düsseldorf, im Januar 2021

Michael Borg-Laufs
Monique Breithaupt-Peters
Eva Jankowski

1 Einführung

Bindung als psychisches Grundbedürfnis

Bindung ist eines der vier psychischen Grundbedürfnisse (Grawe, 2004; Borg-Laufs & Dittrich, 2010). Grundbedürfnisse zeichnen sich dadurch aus, dass deren Nicht-Befriedigung oder Verletzung ein glückliches Leben verhindert und einen Risikofaktor für die Entwicklung psychischer Störungen darstellt. Dieser Zusammenhang wurde nicht nur für das Erwachsenenalter festgestellt (Grawe, 2004), sondern auch bei Kindern und Jugendlichen (Borg-Laufs & Spancken, 2010). Die psychischen Grundbedürfnisse, für die Grawe durch Rückgriff auf psychologische Grundlagenforschung überzeugend darlegen konnte, dass sie von besonderer Bedeutung für menschliches Wohlergehen sind, sind die Folgenden:

(1) Bindung (Nähe und Schutz durch konstante Personen erleben)
(2) Orientierung/Kontrolle (der Eindruck, die Welt verstehen und beeinflussen zu können)
(3) Selbstwerterhöhung (sich selbst als »gut« empfinden können)
(4) Lustgewinn/Unlustvermeidung (angenehme Erlebnisse erleben, aversive Erlebnisse vermeiden)

Wird ein Bedürfnis als aktuell unzureichend befriedigt erlebt, führt dieses Erleben zur Ausbildung eines Motivs, diesen Mangelzustand zu beenden. Daraus resultiert dann wiederum eine Handlung, die die Erfahrung von Bedürfnisbefriedigung zum Ziel hat. In Bezug auf Bindung wird etwa ein Verhalten aktiviert, welches Nähe zu einer Bindungsperson herstellt. Dieses Verhalten kann bei einem kleinen Kind Weinen sein und bei einem Jugendlichen oder Erwachsenen vielleicht die Kontaktaufnahme über ein gemeinsames Hobby (Annäherungsverhalten). Ist das gezeigte Verhalten erfolgreich, wird es mit hoher Wahrscheinlichkeit zukünftig wieder gezeigt werden, denn es hat sich als funktional für die Bedürfnisbefriedigung erwiesen (vgl. Borg-Laufs, 2020).

Allerdings kann ein mehrfach verletztes Grundbedürfnis auch ein paradox anmutendes Verhalten zur Folge haben. So kann etwa die Erfahrung mehrerer verletzender Bindungsabbrüche dazu führen, dass Betroffene sich gar nicht mehr trauen, enge Beziehungen einzugehen. Das Erleben von »zu viel« Nähe löst dann Angst aus und es wird ein Verhalten gezeigt, welches andere Menschen auf Distanz hält (Vermeidungsverhalten), um die Angst kurzfristig zu verringern. Das Verhalten Betroffener scheint oft auf den ersten Blick unverständlich, denn sie weisen Menschen zurück, die eigentlich nur Gutes wollen. Erst ein Verständnis für die bindungsbezogenen Verletzungen, die der oder die Betroffene im Laufe des Lebens erfahren hat, und für die daraus resultierende tiefsitzende Vulnerabilität führen dazu, dass dieses auf lange Sicht selbstschädigende Verhalten verstehbar wird. Eine nachhaltige Befriedigung des Bindungsbedürfnisses kann so nicht mehr erreicht werden und langfristig führt dieses Verhalten vermutlich nicht zu einem glücklichen und befriedigenden Leben, aber kurzfristig steuert die Angstreduktion das Verhalten.

In dem Modell von Grawe sind diese Grundbedürfnisse gleichrangige Motivationsquellen für menschliches Verhalten. Dies lässt sich empirisch nicht »beweisen«, ist aber für erwachsene Menschen eine durchaus plausible Vorstellung. Wenn es sich sowohl bei Bindung als auch bei Orientierung/Kontrolle, Selbstwerterhöhung und Lustgewinn/Unlustvermeidung eben um *Grund*bedürfnisse handelt, so muss naheliegender Weise jedes dieser Bedürfnisse befriedigt werden, damit ein glückliches/zufriedenes Leben möglich ist. Kompensation durch eine »Überbefriedigung« eines der anderen Grundbedürfnisse wird hier nicht hilfreich sein: Wer etwa sein Bedürfnis nach Orientierung und Kontrolle durch übermäßige Machtausübung über andere Menschen »übererfüllt«, wird damit nicht ausgleichen können, dass er oder sie keine tiefergehenden, schützenden, wertschätzenden Beziehungen erlebt. In dieser Hinsicht bleibt er oder sie unbefriedigt.

Die Befriedigung der vier verschiedenen Grundbedürfnisse ist tatsächlich in vielfältiger Weise miteinander verwoben. So wissen wir aus der Forschung etwa, dass hohes Selbstwirksamkeitserleben – also der Eindruck von Kontrolle – zu erfolgversprechenderem Handeln führt (Bandura, 1997). Dieses erfolgreichere Handeln wiederum kann ein wichtiger Beitrag zu einem höheren Selbstwert sein. Tiefgehende, wertschätzende Beziehungen (Bindung) erhöhen die Wahrscheinlichkeit lustvoller Erfahrungen (Lustgewinn) usw. Dieser Zusammenhang der Grundbedürfnisse untereinander macht auch verständlich, dass wir in Therapie und Beratung die Erfahrung machen, dass die Patient*innen bzw. die Ratsuchenden häufig Nicht-Befriedigung hinsichtlich mehrerer Grundbedürfnisse gleichzeitig erleiden.

Je jünger ein Mensch ist, desto weniger ist er oder sie autonom. Kinder sind in vielfacher Hinsicht abhängiger von ihren erwachsenen Bezugspersonen, als es Erwachsene von anderen Erwachsenen sind. Je jünger sie sind, desto existenzieller ist diese Abhängigkeit. Ein junges Kind kann keines seiner Grundbedürfnisse – weder die hier besprochenen psychischen Grundbedürfnisse noch physische Grundbedürfnisse wie Sättigung, Hygiene, Krankheitsbehandlung – allein befriedigen. Kinder benötigen daher »gute Bindungspersonen«, die sich um sie kümmern, sie schützen, fördern und ihnen helfen, ihre psychischen und physischen Grundbedürfnisse zu befriedigen. Insofern ist es im Kindesalter plausibel, davon auszugehen, dass das Bindungsbedürfnis den anderen Grundbedürfnissen übergeordnet ist, denn befriedigende Bindungen zu guten Bindungspersonen sind die Voraussetzung für die Befriedigung aller weiteren Grundbedürfnisse. Kinder neigen auch auf Kosten eigener Selbstwerterniedrigung dazu, mindestens die Illusion guter Bindungspersonen aufrechtzuerhalten, da die Annahme zu schmerzhaft ist, dass die eigene Bindungsperson, auf die ich als Kind existenziell angewiesen bin, schlecht sein könnte. Daher kann es passieren, dass Kinder, die von den Eltern geschlagen werden, sich selbst abwerten (»Ich habe es verdient«), um die Illusion der guten Bindungsperson (»Er/Sie hatte guten Grund, mich zu schlagen«) aufrechterhalten zu können.

Diese besondere Bedeutung der Bindung in der frühen Kindheit kann auch plausibel erklären, warum frühkindliche Bindungserfahrungen besonders nachhaltige Wirkung entfalten. Zwar wird in der Entwicklungspsychologie überwiegend davon ausgegangen, dass sich das innere Arbeitsmodell von Bindung über den gesamten Lebensverlauf verändern kann (Behringer, 2017), allerdings benötigt die Entwicklung eines sicheren Bindungsmodelles, wenn in der frühen Kindheit eine unsichere Bindung etabliert wurde, viele korrigierende Bindungserfahrungen über lange Zeiträume.

Entwicklung des Bindungsverhaltens. Das Bindungsverhalten entwickelt sich in der frühesten Kindheit in bestimmten, aufeinander folgenden und zunehmend komplexer werdenden Phasen:

- **1. Vorbindungsphase (ca. 0–2,5 Monate).** Das Kind unterscheidet bei der Aussendung von Signalen und bei der Reaktion auf andere Personen nicht zwischen den Personen.
- **2. Phase der beginnenden Bindung (ca. 3–6 Monate).** Das Kind unterscheidet zwischen bekannten und unbekannten Personen. Es wendet sich mit seinen Signalen vorrangig an eine oder wenige Bezugspersonen, reagiert aber weiterhin auf andere Personen.
- **3. Phase der ausgeprägten Bindung (ca. 6–12 Monate).** Das Kind versucht Nähe zur Bezugsperson herzustellen und zu halten, etwa indem es mit der Bezugsperson kommuniziert, wenn diese nicht in unmittelbarer Nähe ist. Die primäre Bezugsperson und/oder wenige andere Personen werden eindeutig bevorzugt. Auf Kontaktversuche von fremden Personen wird zurückhaltend reagiert, teilweise ängstlich (»fremdeln«).
- **4. Phase der »zielkorrigierten Partnerschaft« (ca. 12–36 Monate).** Das Kind beginnt, das Verhalten und die Bedürfnisse seiner Bezugspersonen besser zu verstehen, und kann dies in seinem Verhalten berücksichtigen (etwa, indem es wartet, wenn die Bezugsperson gerade beschäftigt ist).

Studien deuten an, dass die Qualität der Eltern-Kind-Bindung durch den Bindungsstatus der Eltern gut vorhergesagt werden kann (van Ijzendoorn, 1995). Dies ist dadurch erklärbar, dass die Bezugspersonen im Kontakt mit den Kindern durch ihre eigenen inneren Arbeitsmodelle von Bindung ihrerseits ein bestimmtes Verhalten gegenüber ihren Kindern zeigen. Bezugspersonen mit einer sicheren Bindungsrepräsentation zeigen in höherem Maße angemessen feinfühliges Verhalten ihren Kindern

Dies bedeutet, dass sie offen für die Signale ihres Kindes und in der Lage sind, die vom Kind wahrgenommenen Signale zutreffend zu interpretieren und schnell und angemessen darauf zu reagieren. Insofern ist auch nachvollziehbar, dass die Verbesserung der Bindungsbeziehung zwischen Bezugsperson nicht nur beim Kind, sondern eben auch beim Erwachsenen ansetzen muss.

Kategorisierung von Bindungen

Seit den grundlegenden Untersuchungen von Ainsworth et al. (1978) werden Bindungen mit folgenden Bezeichnungen klassifiziert:

- sichere Bindung
- unsicher-vermeidende Bindung
- unsicher-ambivalente Bindung

Für diejenigen Kinder, die in der Untersuchungssituation ein widersprüchliches, unklares Verhalten zeigten, entwickelten Main und Solomon (1986) die Zusatzkategorie:

- unsicher-desorganisierte Bindung

Die Bindungsqualität zeigt sich verhaltensmäßig in emotional herausfordernden Situationen, welche Bindungsverhalten anregen. Die Erfahrungen, die in solchen Situationen mit den bedeutsamen Bezugspersonen gemacht werden, verdichten sich in bindungsrelevanten Schemata bzw. in einem inneren Arbeitsmodell von Bindung, welches langfristig unser Bindungs- bzw. Beziehungsverhalten steuert.

Sichere Bindung. Kinder mit einer sicheren Bindung haben lebensgeschichtlich die Erfahrung gemacht, sich auf ihre Bindungspersonen verlassen zu können. Wenn die Kinder Bedürfnisse ausgedrückt haben, haben die Eltern sich um die Befriedigung ihrer Bedürfnisse gekümmert bzw. die Kinder dabei unterstützt, ihre Bedürfnisse selbst befriedigen zu können. Diese Kinder fühlen sich bei ihren Bindungspersonen geborgen und in ihrer Anwesenheit fühlen sie sich sicher genug, ihre Umwelt erobern zu können. Sie vermissen ihre Bezugspersonen, wenn sie nicht anwesend sind. Kehrt die Bindungsperson zurück, freut sich ein sicher gebundenes Kind und ist schnell wieder beruhigt. Langzeituntersuchungen zeigen, dass sicher gebundene Kinder sich auch langfristig mit höherer Wahrscheinlichkeit günstiger entwickeln, viele Freunde haben, ein positives Selbstbild aufweisen, günstiges Problemlöseverhalten zeigen und sogar in ihren Partnerschaftsbeziehungen als junge Erwachsene ein günstigeres Verhalten zeigen (Grossmann & Grossmann, 2012).

Unsicher-vermeidende Bindung. Kinder mit einer unsicher-vermeidenden Bindung haben häufig die Erfahrung gemacht, dass von ihnen erwartet wird, sich selbst zu helfen, und dass sie für Bindungsverhalten sogar bestraft werden. »Stell dich nicht so an« oder »Du Heulsuse« oder andere Zurückweisungen führen dazu, dass diese Kinder sich nicht mehr an ihre Bindungspersonen wenden, wenn sie Angst oder Schmerzen haben. In der »fremden Situation« etwa fällt auf, dass sie die Abwesenheit und Wiederkehr ihrer Bezugsperson kaum zu beachten scheinen. In ihrer weiteren Entwicklung zeigen sie sich misstrauisch in Bezug auf Beziehungen.

Unsicher-ambivalente Bindung. Eine unsicher-ambivalente Bindung wird sichtbar, wenn die Kinder in auffälliger Weise um die Zuwendung ihrer Eltern zu kämpfen scheinen. Sie haben die Erfahrung gemacht, dass sie sich nicht sicher darauf verlassen können, von ihren Eltern Schutz und Beistand zu erhalten. Daher klammern sie und versuchen, Aufmerksamkeit und Zuwendung quasi zu erzwingen. Sind sie von den Eltern getrennt, wirken sie verzweifelt. In der späteren Kindheit und Jugend zeigen die Betroffenen häufig abhängig anmutendes Verhalten. Sie sichern sich – nun nicht mehr mit kindlichem Anklammerungsverhalten und/oder lautem Weinen – weiterhin Schutz und Aufmerksamkeit von Erwachsenen, indem sie sich eher angepasst verhalten und stets die Nähe von Erwachsenen suchen.

Das Gegenstück zum Bindungsverhalten, welches bei einem Gefühl von Angst aktiviert wird, ist das Explorationsverhalten, welches bei einem Gefühl von Sicherheit gezeigt wird und durch eine Erkundung der Umwelt und der Auseinandersetzung mit ihr gekennzeichnet ist. Betrachten wir die Balance zwischen Bindungsverhalten einerseits und Explorationsverhalten andererseits, so können wir festhalten, dass sicher gebundene Kinder einen guten Zugang zu beidem haben, während die unsicher-vermeidenden Kinder einen beeinträchtigten Zugang zu Bindung haben und die unsicher-ambivalent gebundenen Kinder einen unzureichenden Zugang zur Exploration.

Desorganisierte Bindung. Kinder mit einer desorganisierten Bindung zeigen in der »fremden Situation« uneindeutiges, manchmal bizarr anmutendes Verhalten. Eine Vermutung hinsichtlich der Entstehung dieses Verhaltensmusters besagt, dass es sich um eine von Angst überlagerte Bindung handelt, die dadurch entsteht, dass die betroffenen Kinder über strafendes/misshandelndes Verhalten der Bezugspersonen gelernt haben, dass sie vor ihren Bindungspersonen Angst haben müssen. Ihr Verhalten ergibt sich aus dem empfundenen inneren Widerspruch, einerseits in Stresssituationen Hilfe und Nähe bei den Bezugspersonen zu suchen, andererseits aber die Erfahrung gemacht zu haben, dass Nähe zu den Bezugspersonen gefährlich sein kann.

Bindungstypen bei älteren Kindern. Bindungsmuster finden sich nicht nur bei kleinen Kindern, sondern auch bei älteren Kindern und Erwachsenen. Das Infoblatt 2 gibt Informationen dazu.

Bindungsstörungen

Während mehrheitlich davon ausgegangen wird, dass auch desorganisierte Bindungsmuster eine vorhandene unsichere Bindung anzeigen, kann bei den Bindungsstörungen davon ausgegangen werden, dass ein Kind unter Entwicklungsbedingungen gelebt hat, die den Aufbau einer Bindung nicht möglich gemacht haben. Erfahrungen von Misshandlung, Missbrauch, Vernachlässigung oder Bezugspersonenwechsel gelten als zentrale Bedingungen bei der Entwicklung einer Bindungsstörung. Zwar ist die Prävalenz von Bindungsstörungen insgesamt gering (ca. 1 %), in Kontexten insbesondere der stationären Kinder- und Jugendhilfe weisen allerdings viele Kinder eine Bindungsstörung auf (Iwanski & Zimmermann, 2020).

Es werden zwei Bindungsstörungen unterschieden, die mit sehr unterschiedlichen Verhaltensauffälligkeiten einhergehen. Bei der *Reaktiven Bindungsstörung* zeigen die Betroffenen häufig sehr heftige emotionale Reaktionen, extrem aggressives Verhalten und ein widersprüchliches Beziehungsverhalten. Kinder mit einer *Bindungsstörung mit Enthemmung* wirken auf den ersten Blick viel unauffälliger, da sie nicht so emotional unausgeglichen erscheinen. Sie zeigen oft freundliches Verhalten, wirken aufmerksamkeitsheischend und distanzlos. Besonders auffällig ist aber, dass sie kein selektives Bindungsverhalten zeigen: Sie sind unterschiedslos freundlich zu anderen Personen, scheinen aber keine tiefen Bindungen aufzubauen (s. zur genaueren Beschreibung der Bindungsstörungen AB 23 »Diagnostische Checklisten für Bindungsstörungen«).

Ätiologisch kann bei den Kindern mit enthemmter Bindungsstörung mehrheitlich davon ausgegangen werden, dass häufige Erfahrungen von Bindungsabbrüchen oder das Fehlen einer konstanten Bindungsperson mit halbwegs angemessenem Bindungsverhalten ursächlich sind, während die reaktive Bindungsstörung eher mit Erfahrungen von Gewalt und Misshandlung verbunden ist.

Die Prognose bezüglich der weiteren Entwicklung von Kindern mit Bindungsstörungen ist einerseits naheliegender Weise abhängig von der Art der Störung und auch von der Länge der Deprivationserfahrungen. Andererseits spielt eine besondere Rolle, inwieweit es gelingt, bindungsgestörten Kindern kompetente Bezugspersonen an die Seite zu stellen, mit denen sie Bindungserfahrungen nachholen können, wie es eben häufig in Pflege- und Adoptivfamilien geschieht. Es gibt wenige Studien, die über die langfristige Entwicklung betroffener Kinder Auskunft geben. Es spricht allerdings vieles dafür, dass die Länge der Deprivationserfahrung von hoher Bedeutung bei der Prognose ist. Je länger ein Kind unter deprivierenden Bedingungen lebt, desto ausgeprägter ist die Symptomatik (vgl. Rutter, 2006). Die Integration in Pflegefamilien scheint, den Daten einer Studie von Zeneah et al. (2005) zufolge, bei Kindern mit einer reaktiven Bindungsstörung mit größerer Wahrscheinlichkeit zu einer Verbesserung zu führen als bei Kindern mit einer enthemmten Bindungsstörung.

Sollten Kinder mit Bindungsstörung kein geeignetes Bindungsangebot kompetenter Erwachsener erhalten, kann davon ausgegangen werden, dass sich im späteren Kindes- und im Jugendalter weitere erhebliche emotionale und Verhaltensauffälligkeiten anschließen. Die Diagnose der Bindungsstörung selber scheint im weiteren Entwicklungsverlauf nicht mehr passend zu sein, wird dann aber durch andere Störungsbilder abgelöst, im späten Jugend- und im Erwachsenenalter bilden sich häufig Persönlichkeitsstörungen aus.

Hinweise zur Nutzung der Tools

In den folgenden Kapiteln sind die Materialien anhand bestimmter Merkmale zusammengefasst. Bei vielen Materialien finden sich zunächst einige grundlegende Informationen und dann das Arbeitsblatt zur weiteren Bearbeitung durch Therapeut*innen/Berater*innen, Erzieher*innen und andere professionelle Bezugspersonen, Eltern, Jugendliche oder Kinder. Welche Zielgruppe jeweils angesprochen ist, kann an dem Icon rechts oben auf der Seite erkannt werden.

T Mit diesem Zeichen werden Arbeitsblätter gekennzeichnet, die von Psychotherapeut*innen oder auch von anderen Kolleg*innen mit einer weitreichenden Zusatzqualifikation für die psychosoziale Beratung/Betreuung (etwa mehrjährige Weiterbildung oder Master-Studium in Beratung) bearbeitet werden können.

B In der psychosozialen Arbeit mit Kindern und Jugendlichen sind häufig auch professionelle Betreuungspersonen tätig, die keine weitergehenden psychotherapeutischen oder beraterischen Qualifikationen haben, z. B. Erzieher*innen. Für diese professionellen Helfer*innen sind die Materialien mit diesem Zeichen vorgesehen.

E Mit diesem Zeichen versehene Arbeitsblätter können zur Bearbeitung an Eltern ausgegeben werden, sie beziehen sich speziell auf die Beziehung/Bindung zu eigenen Kindern (mit eingeschlossen sind hier selbstverständlich auch Pflege- und Adoptiveltern).

P Die so gekennzeichneten Materialien enthalten Reflexionsangebote, von denen Erwachsene profitieren können, die sich mit ihrer eigenen Bindungsgeschichte und ihren Beziehungen auseinandersetzen wollen – unabhängig davon, ob sie Eltern sind oder nicht.

J Materialien mit diesem Zeichen sind speziell für die Bearbeitung durch Jugendliche konzipiert. Üblicherweise können sie ab einem Entwicklungsalter von etwa 12 Jahren eingesetzt werden.

K Für die Bearbeitung durch jüngere Kinder sind Materialien vorgesehen, die mit diesem Zeichen versehen wurden.

Darüber hinaus werden die Materialien auch noch mit weiteren Zeichen versehen, die einzelne Abschnitte der Materialien kennzeichnen.

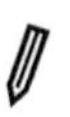 »Ran an den Stift«: Dieses Zeichen fordert auf, die Arbeitsblätter an den entsprechenden Stellen mit einem Stift zu bearbeiten. Falls der Platz nicht reicht, können leere Zusatzblätter benutzt werden.

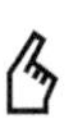 »Hier passiert etwas«: Mit diesem Zeichen markierte Abschnitte enthalten Aufgabenhinweise für die weitere Bearbeitung.

 »Input fürs Köpfchen«: Hier sind weitergehende Informationen und Anregungen zum Weiterdenken zu lesen.

»Ganz Ohr«: Dieses Icon kennzeichnet Arbeitsblätter, bei denen der Therapeut bzw. die Therapeutin oder die professionelle Bezugsperson den Patient*innen/Klient*innen Text oder Aufgaben vorliest und sich ggf. die Antworten notiert.

Arbeits- und Informationsmaterialien

INFO 1 Bindungstypen im Grundschulalter

Dieses Infoblatt gibt eine Übersicht über die verschiedenen Bindungstypen (sicher, unsicher-vermeidend, unsicher-ambivalent, desorganisiert), wie sie im Grundschulalter auftauchen. Da Bindung oft auch ein Mehrgenerationenthema ist, sind hier auch ähnliche Bindungsstile bei Eltern aufgeführt. Die Übersicht wird ergänzt durch Tipps, wie Bindungspersonen die jeweiligen Bindungstypen hilfreich unterstützen können. Diese Tabelle kann auch von professionellen Bindungspersonen genutzt werden.

INFO 2 Bindungstypen bei älteren Kindern

Dieses Infoblatt betrachtet die verschiedenen Bindungstypen bei Kindern/Jugendlichen ab der 5. Klasse. (Teil-)Aspekte dieser Beschreibungen finden sich aber auch schon bei Grundschulkindern und auch bei Erwachsenen. Die Übersicht beschreibt für jeden Bindungstyp außerdem die typischen Bindungserwartungen an die Umwelt sowie hilfreiche Strategien von Erwachsenen im Umgang mit diesen Typen. Diese Tabelle kann auch von professionellen Bindungspersonen genutzt werden.

INFO 3 Typologie von Bindungsstörungen nach Brisch

Brisch (2009) beschreibt eine Typologie von Bindungsmustern, die über die klassischen Bindungstypen hinausgehen. Diese Bindungstypen nach Brisch werden hier beschrieben zusammen mit typischen Bindungserfahrungen dieser Menschen und ihren Differenzialdiagnosen.

INFO 4 Neuropsychologische Grundlagen

Dieses Infoblatt gibt eine Übersicht über die neurologischen Grundlagen von Bindung. Einige der Therapiematerialien beziehen sich konkret auf die Umsetzung neurowissenschaftlicher Erkenntnisse in die Praxis.

Typisches Bindungsexplorationsmuster von Bindung im Grundschulalter:

- Im Grundschulalter sollte ein inneres Arbeitsmodell von Bindung entwickelt sein.
- gesteigertes Erkundungsbedürfnis
- in ein Beziehungsnetz eingebunden: sie müssen unter den Gleichaltrigen einen Platz finden und haben eine Vielzahl weiterer Bezugspersonen (Lehrer*innen, Erzieher*innen, Trainer*innen, etc.)
- Erweiterte Bezugspersonen können als sicher, bedrohlich oder angstmachend eingeschätzt werden.
- Eigene Bindungserfahrungen werden in dieser Phase bei den Eltern reaktiviert, weil sie selbst sich oft noch gut erinnern können.

	Bindungsbasierte Verhalten und Themen beim Kind	**Eltern mit dem gleichen Bindungsstil**	**Hilfreiche Strategien durch und für Bezugspersonen/ Eltern**
Sichere Bindung	▶ Können sich von primären Bindungspersonen lösen und sich auf andere Bindungspersonen einlassen, z. B. auch die Nacht ohne primäre Bindungsperson verbringen, inklusive Stolz darüber. ▶ zunehmende Autonomie und »Welterkundung« = Explorationsbedürfnis ▶ Versuch, in der Peergroup einen Platz zu finden, ist noch eine Herausforderung. ▶ Erweiterte Bezugspersonen können als sicher, bedrohlich oder angstmachend eingeschätzt werden. ▶ Symbol- und Rollenspiel – in der Spielhemmung bringen sie ihre Konflikte und Themen zum Ausdruck.	▶ Können ihr Kind dabei unterstützen, sich auf andere Bindungspersonen einzulassen und zu explorieren. ▶ Unterstützen ihr Kind feinfühlig bei Herausforderungen und in schwierigen Situationen. ▶ Haben ihre eigene Lebensgeschichte verarbeitet.	▶ gelungene Verarbeitung eigener Bindungserlebnisse der Grundschulzeit ▶ Bindungspersonen müssen andere Bindungspersonen zulassen können. ▶ feinfühlige Begleitung und Unterstützung bei Herausforderungen und in schwierigen Situationen

	Bindungsbasierte Verhalten und Themen beim Kind	Eltern mit dem gleichen Bindungsstil	Hilfreiche Strategien durch und für Bezugspersonen/ Eltern
Unsicher vermeidende Bindung	▶ Wenige Gefühle werden gezeigt, weil das Kind gelernt hat, dass es diese nicht zeigen darf. ▶ Kind ist angepasst, hat gelernt, sich selbst zu helfen und nicht, andere um Hilfe zu bitten. Es kann seine Not nicht äußern (Unterwerfung). ▶ Bei Regelspielen werden Gefühle und Affekte vermieden, wenig inszeniert, sie sind zurückhaltend und halten sich sehr eng an Regeln. Drängen Therapeut*innen und Erwachsene darauf, im Spiel Emotionen zum Ausdruck zu bringen, so ziehen sie sich zurück, finden das Spiel langweilig oder verweigern.	▶ Leistungs- und Funktionsorientierung: Bindungsvermeidende Eltern drängen danach, Ratschläge zu bekommen oder dass das Kind möglichst rasch behandelt und wieder funktionsfähig gemacht wird. ▶ Vermeidung von emotionalen Themen: Sie sprechen viel über Regeln und wenig über Gefühle und lehnen Gespräche darüber, warum ihr Kind so ist, ab und sagen schnell Termine ab, wenn die Sitzungen zu emotional werden. ▶ Bindungsvermeidende Eltern haben große Schwierigkeiten, Termine auszumachen, sagen kurzfristig ab, kommen zu spät.	▶ Geduld und langes Durchhalten mit extremer Feinfühligkeit, die Sicherheit vermittelt und sehr langsam vorgeht, bei den Kindern und bei den Eltern ▶ Zeigt das Kind (oder ein Elternteil) seine Not, so muss äußerst vorsichtig darauf eingegangen werden. Emotionale Reaktionen des Erwachsenen sollten sehr vorsichtig und nicht überschwänglich erfolgen. Emotionale Reaktionen darauf machen Angst und erzeugen Rückzug. ▶ Pädagog*innen und Therapeut*innen, die selbst bindungsvermeidende Strategien nutzen, sind eher ungeeignet, weil hier keine heilenden Erfahrungen stattfinden können.

	Bindungsbasierte Verhalten und Themen beim Kind	Eltern mit dem gleichen Bindungsstil	Hilfreiche Strategien durch und für Bezugspersonen/Eltern
Unsicher-ambivalente Bindung	▶ Annäherungs-Vermeidungs-Konflikt und Schein-Autonomie: Kinder mit unsicher-ambivalentem Bindungsstil zeigen sich oft sehr emotional, bringen explosiv ihre Not zum Ausdruck, lassen sich aber nur schwer auf Nähe ein, können sich z. B. nur schwer von den primären Bindungspersonen lösen, wollen diese in der Therapie mit im Zimmer haben. Ist diese dann mit im Zimmer, möchte das Kind sie gerne wieder rausschicken. Wollen nicht zu den Eltern zurückkehren, sondern lieber bei der anderen Bezugsperson bleiben. ▶ Spiele wechseln unberechenbar zwischen »heiß« und »kalt« zwischen Nähe-Suchen und Rückzug, emotional engagiertem Spiel und Ablehnung.	▶ Annäherungs-Vermeidungs-Konflikt: Eltern rufen hoch erregt an und wollen ad hoc einen Termin oder brauchen dringend Beratung, ziehen sich dann aber ebenso unvorhersehbar zurück, brechen die Beratung/Therapie ab, weil es angeblich keinen Fortschritt gibt oder die Symptome weg sind bzw. durch die Therapie noch viel schlimmer werden. ▶ Trennungen sind für alle Beteiligten extrem schwierig. Eltern haben alle Mühe, das therapeutische Setting zu respektieren (z. B. dadurch, dass sie in den Therapieraum hereinplatzen, um noch wichtige Gedanken einzubringen). Großes Bedürfnis, am Therapiegeschehen teilhaben zu dürfen und es kontrollieren zu können. ▶ Sie behandeln ihr Grundschulkind eher wie ein Kindergartenkind und reagieren mit Angst und Sorge, wenn das Kind anfängt, autonom zu werden.	▶ Fachkräfte müssen sowohl mit dem Kind als auch mit den Eltern emotional im Kontakt bleiben und dabei gleichzeitig klare Grenzen und Strukturen vereinbaren und zudem die Einhaltung des Settings schützen.

	Bindungsbasierte Verhalten und Themen beim Kind	**Eltern mit dem gleichen Bindungsstil**	**Hilfreiche Strategien durch und für Bezugspersonen/ Eltern**
Desorganisierte Bindung	▶ Haben meist in früher Kindheit großen Stress erlebt (Trauma, Stress in der Eltern-Kind-Beziehung, Eltern haben selbst Trauma erlebt). ▶ Sucht den Kontakt, reagiert dann aber bei Nähe unberechenbar: bricht Kontakt ab, wird aggressiv; häufig kontrollierendes Verhalten gegenüber den Eltern, aggressives Verhalten gegenüber Gleichaltrigen. ▶ typische Diagnosen: ADHS, Störung des Sozialverhaltens und der Emotionen, im Jugendalter oft Stimulanzienmissbrauch	▶ Reaktivierung eigener stressvoller Kindheitserlebnisse ▶ Überforderung mit dem eigenen Kind: Neigen dazu, vor ihrem Kind davonzulaufen oder es aus dem Zimmer zu schicken.	▶ Gute Strukturierung, Halt, Grenzen und eine gute affektive Co-Regulation mit extremer Feinfühligkeit, um selbst kleinste Stresssignale möglichst früh zu erkennen und auf sie einzugehen – »Ausflippen« sollte verhindert werden. ▶ zeitintensive Versorgung statt Time-out: auch bei Wutausbrüchen emotional verfügbar bleiben und in Kontakt bleiben ▶ Fachkräfte geraten selbst unter größten Stress und brauchen Unterstützung. ▶ Begleitung und Beratung der Eltern, damit diese die Signale ihrer Kinder lesen und ebenfalls co-regulieren können. Traumatisierte Eltern sollten selbst Therapie bekommen.

(in Anlehnung an Brisch, 2019)

Bindungstyp	Typische Merkmale/Verhalten, an denen man diese Kinder erkennen kann	Typische Bindungserwartungen an andere	Hilfreiche Unterstützungsangebote von Erwachsenen
Sicher *Bindung ist ein sicherer Hafen. Ich kann vertrauen.*	▶ altersentsprechendes Kind-Sein ▶ Können um Hilfe bitten und/oder diese annehmen. ▶ Können (konstruktive) Kritik und Lob annehmen. ▶ Können Emotionen zeigen und angstfrei Fehler machen.	▶ Die Welt ist ein sicherer Platz. ▶ Die Menschen sind zuverlässig. ▶ Die Menschen haben ein offenes Ohr und unterstützen mich. ▶ Bei Menschen bin ich in Sicherheit. ▶ Wenn ich Hilfe brauche, bekomme ich sie auch. ▶ Es ist immer jemand da. ▶ Wenn mir etwas Schlimmes/Dummes passiert, dann macht das nichts.	▶ wohlwollende Haltung ▶ authentisch sein (inklusive Emotionen) ▶ Transparenz in Bezug auf die eigene Befindlichkeit ▶ auf Individualität eingehen ▶ Partizipation ▶ Struktur anbieten, klarer Rahmen ▶ klare Aussagen und Entscheidungen ▶ Ressourcen individuell stärken
Unsicher-vermeidend *Ich brauche keine Bindungen. Hilf dir selbst, sonst hilft dir keiner.*	▶ Vermeiden Kontakt, lehnen Erwachsene ab, tun sich auch mit Gleichaltrigen schwer. ▶ Sind häufig die Stillen/Unauffälligen, die vergessen werden. ▶ Wirken stark, haben sich im Griff. ▶ Selbstständig, versorgen sich selbst oder andere (parentifiziert). ▶ Sind streunend unterwegs. ▶ sehr reflektiert inklusive der eigenen dunklen Flecken ▶ Wollen keine Hilfe, teilen ihre Not nicht mit.	▶ Die Welt ist nur dann sicher, wenn ich die Dinge alleine regle. ▶ Komm mir nicht zu nahe (»Das geht dich nichts an …«). ▶ Ich habe aufgegeben: mir hilft eh keiner, es ist sinnlos, … ▶ Das kann ich allein. ▶ Ich mach die Dinge lieber mit mir aus. ▶ Ich muss mich in Acht nehmen, dass niemand merkt, wie ich wirklich bin. ▶ Wenn ich einen Fehler mache, dann verheimliche ich den lieber. ▶ Wenn ich die Welt genügend kontrolliere, dann habe ich sie im Griff.	▶ zuverlässige wohlwollende Beziehungsangebote mit Herz ▶ sehen und aufmerksam sein ▶ immer wieder Kontakt sichern und Angebote machen, auch wenn dies erst einmal nicht angenommen werden kann ▶ »menschliche« Beziehung nebenbei: Gespräche nebenher, Spaziergänge, beim Rauchen etc. ▶ 1:1-Setting ▶ viel Lob und positive Rückmeldung ▶ bremsen (z. B.: »Es ist nicht deine Aufgabe, dich um deine Eltern zu kümmern, dich um die Lösung für XY zu kümmern …«) ▶ Ressourcenorientierung: Stärken erkennen und rückspiegeln bzw. fördern ▶ Befriedigung der Grundbedürfnisse

Bindungstyp	Typische Merkmale/Verhalten, an denen man diese Kinder erkennen kann	Typische Bindungserwartungen an andere	Hilfreiche Unterstützungsangebote von Erwachsenen
Unsicher-ambivalent *Ich möchte dir nah sein. Beziehungen machen mir Angst.* *Ich weiß nicht, wie »Beziehung« geht.*	▶ Interessieren sich für andere. ▶ Wünschen sich Nähe und Kontakt, lassen sich nicht rausschicken, kommen von sich aus, um Kontakt aufzunehmen. ▶ Schwierigkeiten, Nähe und Distanz zu regulieren, zwischen unverhältnismäßig abweisend und klammern, Schwanken zwischen Annäherung und Ablehnung ▶ unbeholfen in der Kontaktaufnahme ▶ Freunde und Bezugspersonen sind austauschbar. ▶ Kontakt zu Jüngeren ist oft einfacher als zu Gleichaltrigen oder Erwachsenen. ▶ In guten Momenten ist Nähe möglich, sie ist aber (noch) nicht dauerhaft tragfähig. ▶ häufig misstrauisch ▶ Kleine Kritik sorgt für Beziehungsabbruch, Wut, Rückzug und andere für außenstehende oft unverständliche Reaktionen.	▶ Beziehungen können sicher, aber auch gefährlich sein. ▶ Ich wünsche mir Nähe. Nähe hilft mir. ▶ Ich bestimme darüber, wie nah ich Menschen an mich heranlasse. ▶ Ich will dich nicht enttäuschen. ▶ Mögen die mich auch noch, wenn ich schwierig bin? ▶ Bindung ist okay, aber mit wem ist nicht so wichtig.	▶ zuverlässige wohlwollende Beziehungsangebote mit Herz ▶ sehen und aufmerksam sein, spiegeln und bestätigen ▶ emotionale und Bindungs-Co-Regulation: dosierte, auf die individuellen Bedürfnisse abgestimmte Beziehungs- und Emotionsangebote ▶ Beziehungen aufrechterhalten, auch wenn es schwierig wird ▶ »menschliche« Beziehung nebenbei in nicht bedrohlichem Setting: Gespräche nebenher, bei Spaziergängen, beim Rauchen, auf dem Weg zum Autohändler etc. ▶ Krisen gemeinsam durchstehen ▶ klare, aber flexible Regelungen ▶ wohldosierte Herausforderungen für den nächsten Entwicklungsschritt und Zutrauen in die Fähigkeiten des Jugendlichen ▶ Weg in Selbstständigkeit einüben, viel begleiten ▶ kindliche Bedürfnisse befriedigen, auch die Grundbedürfnisse ▶ Verhaltensregulierungen nach außen delegieren, z. B. an das Amt oder den Chef/Bereichsleiter

Bindungstyp	Typische Merkmale/Verhalten, an denen man diese Kinder erkennen kann	Typische Bindungserwartungen an andere	Hilfreiche Unterstützungsangebote von Erwachsenen
Desorganisiert *Beziehung lässt sich für mich nicht verstehen. Ich habe mich nicht mehr im Griff, weil die Not so groß ist.*	▶ bizarre Verhaltensweisen und Stressreaktionsmuster ▶ Hospitalismus → heftige emotionale Ausbrüche ▶ Traumafolgestörungen: Aussetzer, Flashbacks, Dissoziationen ▶ Gewalt: Fremd-/Autoaggression (Ritzen) ▶ In guten Zeiten ist Nähe oft möglich, aber nicht sehr lange und nicht zu nah.	▶ Ich verstehe die Welt nicht und mich selbst oft auch nicht! ▶ Die Welt ist gefährlich und ich habe keine passende Strategie, damit umzugehen! ▶ Ich vertraue niemandem, noch nicht mal mir selbst. ▶ Ich weiß nicht, wie mir geschieht!	▶ zuverlässige wohlwollende Beziehungsangebote mit Herz ▶ sehen und aufmerksam sein, spiegeln und bestätigen ▶ emotionale und Bindungs-Co-Regulation: dosiertes auf die individuellen Bedürfnisse abgestimmte Beziehungs- und Emotionsangebote ▶ mich als Wand/Widerstand anbieten, in Konflikt gehen → von Auto- zu Fremdaggression ▶ Beziehungen aufrechterhalten, auch wenn es schwierig wird. ▶ »menschliche« Beziehung nebenbei in nicht bedrohlichem Setting: Gespräche nebenher, bei Spaziergängen, beim Rauchen, auf dem Weg zum Autohändler etc. ▶ Krisen gemeinsam durchstehen ▶ aushalten und gleichzeitig die guten Phasen für Beziehungsangebote und Stärkenarbeit nutzen ▶ klare, aber flexible Regelungen ▶ wohldosierte Herausforderungen für den nächsten Entwicklungsschritt und Zutrauen in die Fähigkeiten des Jugendlichen ▶ an der Selbstregulation arbeiten

Karlheinz Brisch (2009) schlägt für das Kleinkindalter sowie für das Kindes- und Jugendalter eine Klassifikation von Bindungsstörungen basierend auf interaktionellen und bindungsrelevanten Kriterien vor. Es sollte sich um stabile Muster handeln, die über einen längeren Zeitraum hinweg beobachtbar sind (> 6 Monate).

(1) Keine Anzeichen von Bindungsverhalten (ab 8 Monaten)

- keinerlei Anzeichen von Bindungsverhalten gegenüber Bezugspersonen, auch keine unsichere Bindungsstrategie
- keine Suche nach Unterstützung von Bindungspersonen in Gefahr oder bei Aktivierung von Angst, Bindungspersonen haben keine besondere Bedeutung als Ort der Sicherheit
- keine Bevorzugung einer bestimmten Bezugsperson
- Trennungen verlaufen undifferenziert, kein Trennungsprotest
- Extremvariante der unsicher-vermeidenden Bindungsstrategie
- Rückzug in die Isolation

Typische Bindungserfahrungen

- viele Bezugspersonenwechsel in früher Kindheit (Jugendhilfe, Pflegefamilien)

Differenzialdiagnose:

- unsicher-vermeidendes Bindungsmuster: Diese Kinder haben zu ihren Bezugspersonen eine Beziehung.
- Autismus: Dort finden sich noch weitere typisch autistische Verhaltensweisen.

(2) Undifferenziertes Bindungsverhalten: soziale Promiskuität/Unfallrisiko-Typ

- Bezugspersonen werden gesucht, aber sind beliebig austauschbar und ohne tiefere emotionale Bedeutung.
- Sie suchen nach Nähe und Beziehung in Gefahr und bei Angst.
- Sie suchen Trost, können sich aber dadurch nicht beruhigen.

Untertyp soziale Promiskuität (analog F94.2 ICD-10)

- verhalten sich freundlich gegenüber anderen, machen aber keinen Unterschied, ob diese bekannt oder fremd sind, Pseudo-Bindung an jede verfügbare Person, wahllose Beziehungssuche

Untertyp Unfallrisiko-Typ

- häufige spektakuläre Unfälle mit Selbstgefährdungen und Selbstverletzungen und in Kauf nehmen von enormen Risiken
- Unfälle werden als Möglichkeit genutzt, Nähe und Trost zu erhalten.
- keine Rückversicherung bei Erwachsenen, ob diese Situation gefährlich ist
- häufige Besuche in Notaufnahmen und Arztpraxen nach solchen Unfällen
- kein Lerneffekt aus der Unfallerfahrung

Typische Bindungserfahrungen
Untertyp soziale Promiskuität:

- viele Bezugspersonenwechsel in früher Kindheit (Jugendhilfe, Pflegefamilien)
- Aufwachsen in Lebensumfeldern von vielen Personen, von denen keiner klar die Aufgabe als primäre Bindungsperson übernommen hat oder übernehmen konnte

Unfallrisiko-Typ:

- Familiäres Umfeld, in dem Zuwendung vor allem nach Krankheit und Verletzung zu bekommen war oder bei denen die Bindungspersonen nur bei maximaler Gefahr auf ihr Kind reagiert haben. Die Bezugspersonen sind oft persönlich, familiär oder beruflich mit anderen Themen beschäftigt (z. B. Kinder aus Familien mit chronisch erkrankten Geschwisterkindern).

Differenzialdiagnose

- Kinder mit ADHS mit Sensation Seeking: Unfälle passieren aus Unachtsamkeit und schlechter Handlungsplanung heraus.

(3) Übersteigertes Bindungsverhalten/exzessives Klammern

- Exzessives Klammern: Emotionale Ausgeglichenheit ist nur in naher und körperlicher Anwesenheit zu ihrer Bezugsperson möglich.
- Reagieren auf Trennung von Bezugspersonen übermäßig gestresst: weinen, toben, geraten in Panik, sind untröstlich.
- Selbst kurze Trennungen erzeugen heftigen Widerstand, Klammern und Protest, sodass die Trennung oft nicht gelingt.
- Bezugspersonen meiden die Trennung aufgrund schlechter Vorerfahrungen: Um Schulbesuche zu vermeiden bringen Eltern z. B. ärztliche Atteste mit.
- Extreme Variante des unsicher-ambivalenten Bindungsmusters: Die Angst vor Verlust der Bezugsperson ist umfassender und die Suche nach Nähe deutlich ausgeprägter und gleicht Panikanfällen mit ständiger Suche nach Nähe und Körperkontakt (Klammern).

In nicht vertrauten Situationen:

- Überängstlich und auf der Suche nach Beziehung (über das altersgemäße Maß hinaus: z. B. wollen sie noch im Schulalter auf den Arm genommen werden).
- Explorationsverhalten (z. B. Spielen, Erkunden) nur in enger Nähe der Bezugsperson möglich.
- Wirken selbst auf dem Arm der Bezugsperson noch ängstlich, angespannt und misstrauisch.

Typische Bindungserfahrungen

Kinder von Müttern mit einer Angststörung mit extremen Verlustängsten: Mütter stabilisieren sich emotional über ihre Kinder und werden panisch, wenn sich ihre Kinder emotional selbstständig verhalten und sich vorübergehend trennen wollen.

Differenzialdiagnose:

- unsicher-ambivalentes Bindungsmuster
- Trennungsangst (F 93.0): Zeigen eher Angst vor fantasierten oder real bevorstehenden Trennungen, können sich aber in vertrauter Umgebung angstfrei bewegen.

(4) Gehemmtes Bindungsverhalten/übersteigerte Anpassung

- Bindungsverhalten gegenüber ihrer Bindungsperson ist gehemmt und ohne emotionalen Austausch.
- übermäßige Anpassung: Anweisungen und Aufforderungen von Bezugspersonen erfüllen sie umgehend und ohne Protest
- in Abwesenheit ihrer vertrauten Bezugsperson deutlich freier und offener gegenüber fremden Personen

Typische Bindungserfahrungen

- Kinder aus Kontexten von körperlicher Misshandlung, Gewalt und Gewaltandrohung
- Sie haben gelernt, ihre Bindungswünsche und eigenen Bedürfnisse zu unterdrücken, um der Gefahr aus dem Weg zu gehen. Gleichzeitig wünschen sie sich Nähe, Trost, Schutz und Geborgenheit.

(5) Aggressives Bindungsverhalten

- Bindungsnähe wird durch körperliche oder verbale Gewalt hergestellt mit deutlich aggressivem Interaktionsverhalten.
- Emotionale Beruhigung dann, wenn sich eine Beziehung zu entwickeln beginnt, was aber selten passiert.
- Neigung zu sozial auffälligem Verhalten und dem entsprechend schwierige Stellung bei Gleichaltrigen mit viel Zurückweisung anderer, aggressive Stimmung in der Familie, häufig Vorstellung bei Kinder- und Jugendpsychiatern.

Typische Bindungserfahrungen

- Kinder, deren primäre Bindungswünsche oft zurückgewiesen wurden. Dadurch wird das Bindungssystem massiv aktiviert und die Äußerung von Bindungswünschen aggressiv kämpferisch gestaltet.
- Lebenskontexte, in den Bezugspersonen nur reagieren, wenn das Kind aggressiv wird.

Differenzialdiagnose:

- Dissoziale Verhaltensstörung: deutlich vielfältigere dissoziale Symptomatik, die sich nicht allein auf ein Interaktionsverhalten beschränkt

(6) Bindungsverhalten mit Rollenumkehr/Parentifizierung

- Umkehrung der Eltern-Kind-Beziehung, Kind muss »sichere emotionale Basis« für erwachsene Bindungsperson sein.
- Kinder, die überfürsorglich gegenüber ihrer Bezugsperson erscheinen und viel Verantwortung übernehmen.
- Eigenes Erkunden der Umwelt wird eingestellt, sobald die Bezugsperson Unterstützungsbedarf äußert.
- Bleiben in der Nähe ihrer Bezugsperson, sowohl in vertrauten und unvertrauten Situationen.
- Ungewöhnlich große Feinfühligkeit des Kindes der Bezugsperson gegenüber und deren Wohlbefinden.
- Bei manchen Kindern: Kontrollieren der Bezugsperson (»Beschatten«)

Typische Bindungserfahrungen

- Kinder, die Angst haben um einen realen Verlust ihrer Bindungsperson (z. B. bei drohender Scheidung, Suiziddrohungen oder nach Suizidversuch).
- Kinder, die Bezugspersonen verloren haben und Angst haben, das verbleibende Elternteil zu verlieren.

Differenzialdiagnose:

- Sichere Bindung: die Interaktion zwischen Bezugsperson und Kind ist intensiver und stärker wechselseitig, insbesondere vonseiten der Bezugsperson. Die Beziehung ermöglicht dem Kind zu explorieren.

(7) Bindungsstörung mit Suchtverhalten

- Wunsch nach Bindung (Nähe, Schutz, Geborgenheit) und Stressregulation wird über Suchtverhalten gestillt.
- Gleichzeitig große Schwierigkeiten, sich auf echte Bindungen und Beziehungen einzulassen (auch zu Therapeuten und anderen Fachkräften).

Typische Bindungserfahrungen

- Frühe Erfahrungen von Deprivation oder unfeinfühligen Pflegeverhaltensweisen, die beim Säugling großen Stress auslösten. Der Wunsch nach Nähe, Schutz, Geborgenheit wurde statt mit Körperkontakt undifferenziert z. B. mit Essensangeboten beantwortet → erlernte Stressregulation durch Nahrung, später auch durch Substanzen und Suchtverhalten.

(8) Bindungsstörungen mit psychosomatischen Störungen

- Bindungsstörungen, die sich in Form von psychosomatischen Symptomen äußern, z. B. bei emotionaler und körperlicher Vernachlässigung.
- Psychogene Wachstumsverzögerungen: trotz ausreichender körperlicher Pflege verlangsamtes oder zum Stillstand gekommenes Körperwachstum, das sich dann verbessert, wenn das Kind wieder bessere Bindungserfahrungen machen kann (z. B. durch familientherapeutische Angebote oder Wechsel in eine Pflegestelle).
- Häufig frühe psychogene Symptombildung: Ess-, Schrei- und Schlafstörungen. Die Eltern werden in der Regel beim Kinderarzt vorstellig – eine Bindungsdiagnostik sollte bei psychosomatischen Symptomen immer zusätzlich erfasst werden.

Typische Bindungserfahrungen

- Emotionale Vernachlässigung: emotional vermeidend bis distanzierte Haltung der Bezugspersonen, in allen gesellschaftlichen Klassen zu finden.
- Körperliche Vernachlässigung, frühkindliche Deprivation, Hospitalismus.
- Kinder von Eltern mit psychischer Erkrankung mit großer Unberechenbarkeit der Bezugspersonen, die beim Kind massive Angst und emotionale Irritation hinterlassen.
- Mütter mit extrem ambivalenten Gefühlen ihren Kindern gegenüber (meist aufgrund eigener schwieriger Bindungserfahrungen).
- Häufig Kinder, bei denen zusätzlich auch eine weitere Bindungsstörung diagnostiziert werden kann.

Differenzialdiagnose:

- Körperliche Wachstumsstörungen oder Symptomatiken mit organischer Ursache (auch Mangelernährung durch Vernachlässigung, aber auch Erkrankungen aller Art z. B. Reflux bei Säuglingen oder auch neurologische Erkrankungen). Die körperliche Verursachung sollte unbedingt ausgeschlossen werden.

Wie sich Kinder in ihrer Persönlichkeit und ihrer Bindungsfähigkeit entwickeln, hat ihren Ursprung schon vor der Geburt. Bestimmte **Gen-Varianten** verändern beim Kind sowie bei der Mutter die Grundvoraussetzungen für den gemeinsamen Bindungsaufbau. Sie haben Einfluss auf die Glücks-Neurotransmitter Serotonin und Dopamin, aber auch auf unser Bindungshormon Oxytocin. Dabei geht man von einer Gen-Umwelt-Interaktion aus. Das bedeutet, dass die Feinfühligkeit insbesondere der Mutter bestimmt, auf welche Weise sich die Genausprägungen auf die Entwicklung und das spätere Leben des Kindes auswirken (Epigenetik). Wird ein Kind feinfühlig versorgt, so gilt dies als enormer Schutzfaktor selbst bei ungünstigen Gen-Varianten. Umgekehrt erhöhen ungünstige Gen-Varianten aber auch das Risiko für Schwierigkeiten beim Bindungsaufbau. So kann man sagen, dass Kinder mit bestimmten **Temperamenten** geboren werden. Wie diese das Leben des Kindes beeinflussen, hängt jedoch auch von der Feinfühligkeit der Bezugspersonen und der Bindung ab. Es gibt zudem bestimmte Temperamentsfaktoren, die es Eltern außerordentlich schwer machen, eine Bindung einzugehen, egal wie feinfühlig sie selbst ihr Kind emotional versorgen können. Dies erleben wir z. B. bei Kindern mit einer Autismus-Diagnose, die oft wenig Bindungsverhalten zeigen.

Vertiefung

Bindung und Gene – Gen-Umwelt-Interaktion

Oxytocin-Rezeptor-Gen. Dieses Gen bestimmt mit, wie empfindlich Mütter für die Botschaft ihrer Kleinkinder sind und wie einfühlsam sie auf die Kleinen eingehen und ob sie ihre Kinder berühren. Es beeinflusst auch das Auftreten aggressiven und emotional gleichgültigen Verhaltens beim Kind.

5HTP-Transporter-Gen – Serotonin. Die s-Variante gilt als Risiko für schlechtere Bindungsqualitäten, aber auch für alle Arten von psychischen Symptomatiken, u. a. für Depressionen, Angststörungen und Aggressivität. Gut gelungene Bindung macht hierbei einen großen Unterschied, selbst wenn ein Kind die risikoreichere Gen-Variante hat. Feinfühlige Eltern sorgen dafür, dass die Gen-Unterschiede ausgeglichen werden können.

Dopamin-Rezeptor-Gen D4, DRD4, Einfluss u. a. auf das Belohnungszentrum. Mit der 7R-Variante haben Kinder ein größeres Risiko für aggressives Verhalten und problematische Bindungsbeziehungen. Dies wird aber durch feinfühliges Verhalten der Mutter ausgeglichen. Werden sie von feinfühligen Eltern erzogen, so sind sie ausgesprochen friedlich und friedlicher als andere Gen-Varianten.

Die **Schwangerschaft** und der Stress, den die Mutter während dieser Zeit erlebt, haben einen enormen Einfluss auf das Stresssystem des Kindes. Größere Mengen des Stresshormons Cortisol genauso wie eine Erschöpfung des Stresshormonsystems der Mutter wirken sich negativ auf die Stressempfindlichkeit des Kindes aus, sodass es nach der Geburt schneller aus dem emotionalen Gleichgewicht rutscht. Dies kann als eine Art Temperamentsfaktor verstanden werden, der ein Gelingen der Bindung erschweren kann.

Um die **Geburt** auszulösen, schüttet der Körper der Mutter den Hirnbotenstoff Oxytocin aus. Oxytocin wirkt dabei als Neurotransmitter sowie als Hormon. Während der Geburt setzt es neurophysiologische Prozesse bei der Mutter und auch beim Baby in Gang, die für die Bewältigung der jetzt anstehenden Ereignisse wichtig sind. Oxytocin hat u. a. eine stressreduzierende Wirkung, was für die Mutter während der Geburt enorm wichtig ist. Gleichzeitig bereitet es die Mutter darauf vor, mit ihrem Kind nach der Geburt eine Bindung aufzubauen. Aus dem Tierreich wissen wir z. B., dass Tiermütter, die vor der Geburt einen niedrigeren Oxytocinspiegel haben, ihre Jungen nicht annehmen. **Oxytocin wird deswegen oft auch als Bindungs- oder Kuschelhormon bezeichnet.** Auch nach der Geburt wird Oxytocin bei der Mutter immer dann ausgeschüttet, wenn sie mit ihrem Baby in Hautkontakt ist oder stillt – aber nur dann, wenn der Oxytocinspiegel während der Geburt ausreichend hoch war.

Oxytocin aktiviert außerdem das Belohnungssystem und fördert die Freisetzung körpereigener Opioide – es macht die Mutter glücklich und euphorisch, wenn sie mit ihrem Baby zusammen ist, und verknüpft mit dem Anblick ihres Babys, mit dem Geruch und mit dem Stillen Freude. Man geht davon aus, dass dies eine sensible Phase für Bindung darstellt und spricht deswegen auch von **Prägungsbindung**. Auch beim Baby lösen der enge Hautkontakt zur Mutter und das Saugen an der Brust Oxytocinschübe aus und verstärken somit die Bindung, aber auch das gute Gefühl zur Mutter. Nach und nach erweitert sich dieses Gefühl und auch die Oxytocinausschüttung auf das Riechen, Sehen und Hören der Mutter bis hin zur alleinigen Vorstellung der Mutter. Im Gehirn des Kindes wird das Belohnungssystem stimuliert. Das Gehirn speichert dadurch, wer bzw. ob überhaupt jemand unterstützend zur Verfügung steht und wie man sich verhalten muss, um diese Unterstützung zu erhalten. Neurowissenschaftlich werden hier also die Weichen dafür gestellt, ob ein Kind an Beziehungen interessiert ist, diese Beziehungen grundsätzlich als hilfreich erlebt und wie groß die Wahrscheinlichkeit in Zukunft ist, dass es vertraute Personen bei Stress zur Unterstützung aufsucht.

Gleichzeitig entfaltet sich aber auch hier die **stresslösende Wirkung von Oxytocin**. Das genetisch und vorgeburtlich vorgeprägte Stresssystem des Kindes wird dadurch gehemmt und das Kind ist jetzt in der Lage, seine Umwelt zu erkunden. Diese Entstressung sorgt für eine optimale Lernumgebung im Gehirn, um eigene Erfahrungen zu machen und ein gesundes Selbstbewusstsein zu entwickeln. Durch feinfühlige Begleitung von Alltagssituationen lernt das Kind zudem, wie die Welt funktioniert und was in ihm selbst vorgeht, also was es fühlt, was es denkt und wie es erlebt wird.

Durch feinfühlige Unterstützung in schwierigen Situationen kann das Kind Herausforderungen durchstehen und so neue wichtige Selbstwirksamkeitserfahrungen machen. Gleichzeitig hilft ihm die Oxytocinausschüttung, z. B. durch das Streicheln und Trösten der Mutter, sein Stresssystem auch physiologisch wieder zu beruhigen. Im Gehirn reduzieren sich dadurch beim Kind die Stresshormone. Es lernt so, nach und nach sein eigenes Stresssystem zu justieren, und entwickelt ein inneres Gefühl der Sicherheit. Gelingt dieser Prozess nicht, so wird das Gehirn des Kindes auch bei kleinen Anforderungen von Stresshormonen geflutet, das sympathische Stresssystem aktiviert und die basalen Überlebensreaktionen wie Kampf, Flucht und Erstarrung stehen im Vordergrund. Diese Mechanismen bilden sich teilweise auch in den Bindungsmustern und Bindungsstörungen ab. Man geht von einer ganz besonders sensiblen Zeit bis zum Alter von ca. 2 bis 3 Jahren aus. Lernt das Stresssystem in dieser Zeit nicht ausreichend, sich selbst zu beruhigen, so hat es das Gehirn außerordentlich schwer, nachzureifen, selbst wenn danach (wie z. B. in vielen Pflegefamilien und Jugendhilfesettings) eine sehr tragfähige Bindungsversorgung angeboten wird. Viele dieser Menschen werden ihr Leben lang immer wieder von Stresshormonen im Gehirn überflutet und reagieren dementsprechend mit instinktiven Überlebensreaktionen, die gleichzeitig dafür sorgen, dass weitere Beziehungen aufgrund dessen Schaden nehmen. Denn nur wenn wir innerhalb des Stress-Toleranzfensters sind, sind wir im sozialen Kontaktsystem und können Beziehungen eingehen. Menschen ohne Stress-Toleranz bewegen sich so in einem Teufelskreis, der oft nur sehr mühsam und mit viel Geduld unterbrochen werden kann. Geht dieser Prozess viele Jahre oder Jahrzehnte, so haben diese Menschen das Interesse und den Glauben an jegliche Bindungen und Beziehungen verloren, auch weil sich die beruhigende Wirkung im Gehirn nicht entfalten kann und die Belohnungsareale über den Mechanismus Bindung nicht anspringen können.

Bindung ist überlebenswichtig. Aus neurowissenschaftlicher Perspektive kann man Kinder im Hinblick auf die Bindung nicht verwöhnen, sondern gute und zuverlässige Bindungserfahrungen sind für das Kind und seine Entwicklung auch im Gehirn essenziell. Gleichzeitig geht es bei der Feinfühligkeit und beim Bindungsangebot nicht um Perfektion, sondern um ein Gut-Genug, denn Kinder und ihre Gehirne können Fehleinstimmungen durchaus aushalten, solange sie nicht traumatisch sind und eine Einstimmung im Nachhinein wieder gelingt. Bekommen Säuglinge keine Bindungsangebote, so können sie sogar sterben.

Unser Gehirn ist von Natur aus ein soziales Organ und so vorgeprägt, sich Bindungserlebnisse zu schaffen, um zu überleben. Das passiert selbst mit Bindungspersonen, die das Kind nicht optimal versorgen (können). **Haben Eltern selbst eigene schwierige oder sogar traumatische Bindungserfahrungen gemacht,** so kann es sein, dass die Anwesenheit eines Babys das eigene Stresssystem antriggert und damit eigene Überlebensreaktionen auslöst. Gerade Fachkräfte, die mit psychisch erkrankten Eltern arbeiten, berichten, dass es bei traumatisierten Eltern zu Erstarrungsreaktionen und Dissoziationen kommen kann. Das Weinen ihres Babys sorgt dann beispielsweise dafür, dass sie selbst einen Filmriss bekommen und erst nach einiger Zeit wieder zu sich kommen. In der Zwischenzeit bleibt das Baby unversorgt und damit erhöht sich die Wahrscheinlichkeit für dieses , selbst ein erhöhtes Entwicklungsrisiko davon zu tragen. Deswegen ist es wichtig, bei der Anamnese auch den Aspekt der eigenen Bindungserlebnisse der Eltern nicht außer Acht zu lassen. Trotzdem gehen diese Kinder mit ihren Eltern (meist unsichere) Bindungen ein, sogar im Kontext von emotionaler und körperlicher Vernachlässigung. Wenn die Kinder etwas älter sind, suchen sie sich häufig selbst Überlebensstrategien, um ihre unzureichende Bindungsversorgung auszugleichen. So kann eine Strategie sein, sich wahllos Personen auszusuchen, die vorübergehend Schutz und Trost spenden können. Das Stresssystem lernt so, sich durch Beziehung zu beruhigen, bildet aber keine Bindungshierarchie aus, in der eine Person bindungsmäßig wichtiger als die andere ist.

Die Rolle der Eltern. Mütter und Väter haben beim Bindungsaufbau unterschiedliche Rollen, die sich auch im Gehirn abbilden. Bei beiden verändert es sich durch das Elternsein. Mütter sind vor allem für die feinfühlige Fürsorge zuständig. Durch neurochemische Prozesse verändern sich ihre Vernetzung emotionaler Hirnbereiche, sodass sie Gefühle besser wahrnehmen können, gleichzeitig wird die Bereitschaft für Oxytocin im Gehirn erhöht, sodass die Mutter soziale Signale besser wahrnehmen kann. Mütter sind neurowissenschaftlich also vor allem dann wichtig, wenn es darum geht, schwierige Situationen im Leben auszuhalten. Bei Vätern senkt sich durch die Vaterschaft der Testosteronspiegel und damit verbessert sich auch seine Empathiefähigkeit und das Erkennen von Gefühlen. Gleichzeitig liegt die biologisch geprägte Rolle des Vaters aber vor allem darin, mit dem Kind auf Basis einer sicheren Beziehung die Welt zu explorieren und so auch Spaß und Freude (und damit eine andere Art der Stimulierung des Belohnungssystems) miteinander zu erleben. Dies trainiert genauso das Stresssystem des Kindes, aber in einem anderen Bereich, nämlich im Bereich der Exploration.

Oxytocinausschüttung. Auch ältere Kinder und Erwachsene schütten Oxytocin aus, z. B. wenn sie mit anderen zusammen sind, vertrauensvoll miteinander umgehen und auch bei Hautkontakt. Auch hier bewirkt Oxytocin den gleichen stresslösenden Effekt wie bei Säuglingen, sodass es Sinn ergibt, diesen Aspekt in eine Behandlungsplanung miteinzubeziehen und sich zu fragen, wie man den Oxytocinspiegel erhöhen kann, zumal es einen Zusammenhang zwischen Oxytocin und dem Serotoninspiegel gibt. Wir können deshalb auch bei Störungsbildern aus dem depressiven Formenkreis über bindungsorientierte Therapieangebote nachdenken. Hier steht insbesondere die Idee der korrigierenden emotionalen Erfahrung und der emotionalen Nachreifung im Vordergrund. Ein Nachreifen des Bindungs- und

Stresssystems ist in einigen Fällen möglich, dauert aber oft lange und braucht intensive und oft auch multiprofessionelle Therapieangebote.

In vielen Studien können z. B. folgende Zusammenhänge zwischen Oxytocin und Alltagssituationen gezeigt werden, aus denen sich auch **oxytocinbasierte Therapieansätze** entwickeln lassen oder die für die therapeutische Arbeit Relevanz haben:

Oxytocin wird u. a. ausgeschüttet durch …

- eine wohlwollende und schöne Atmosphäre, in der man sich wohlfühlt: Dies wird z. B. auch durch die Raumgestaltung im Therapiezimmer und durch das Joining am Anfang jeder Sitzung begünstigt.
- gemeinsame positive Zeit mit anderen Menschen, wenn möglich mindestens 20 Minuten positive Zeit am Tag. Dazu gehört in der Kinderpsychotherapie auch das gemeinsame Spiel. Oft müssen wir Menschen zudem erst einmal dabei unterstützen, wieder positiv mit anderen in Kontakt zu kommen. Auch gemeinsame Mahlzeiten und sozialer Austausch über Medien erhöhen den Oxytocinspiegel.
- in Momenten, wo ich mit meinen Fähigkeiten angenommen und gesehen werde: Hier bieten sich ressourcenorientierte Methoden an.
- Hautkontakt und Zärtlichkeit, wenn diese erwünscht sind. Dabei spielt es keine Rolle, ob das ein Freund oder ein Verwandter ist. Hier kann z. B. über den Einsatz von Massage oder Haustieren nachgedacht werden.
- Sexualität: Eine Paartherapie erhöht beispielsweise die Wahrscheinlichkeit dafür.
- gemeinsames Singen und Musizieren.
- gemeinsam durchgestandene Krisen, insbesondere wenn Therapeut*innen gut zuhören und die Klient*innen erst einmal emotional gut versorgen. Dazu gehört auch, schwierige Gefühle zu würdigen, bevor man sich gemeinsam auf Lösungssuche macht. Dieses Durchstehen von Krisen ist insbesondere wichtig für Kinder und Jugendliche, die früh schwierige Bindungserfahrungen gemacht haben und deren Stresssystem noch nicht gelernt hat, sich zu regulieren.
- Soziales Engagement für andere: Auch wir haben etwas davon, wenn wir für andere da sind.

Literatur zum Thema

Amen, D. G. (2010). Das glückliche Gehirn. München: Goldmann

Benzen, M. & Hart, S. (2016). Neuroaffektive Therapie mit Kindern und Jugendlichen. Lichtenau: Probst.

Cozolino, L. (2007). Die Neurobiologie zwischenmenschlicher Bindungen. Kirchzarten: VAK.

Porges, S. W. (2019). Die Polyvagal-Theorie und die Suche nach Sicherheit. Lichtenau: Probst.

Strüber, N. (2017). Die erste Bindung. Wie Eltern die Entwicklung des kindlichen Gehirns prägen. Stuttgart: Klett-Cotta.

Wallin, D. J. (2016). Bindung und Veränderung in der psychotherapeutischen Beziehung. Lichtenau. Probst.

2 Bindungspsychologische Basisthemen

Bei der Betrachtung von Bindungsbeziehungen sind bestimmte Themen von besonderer Bedeutung. Zunächst ist hier das Wechselspiel von Bindung (Sicherheit) und Exploration (Auseinandersetzung mit der Umwelt) zu nennen. Dann ist ein zentrales Konstrukt, das der Feinfühligkeit. Es handelt sich dabei um das Verhalten, das vonseiten der Eltern/Bezugspersonen gezeigt werden muss, damit auf der anderen Seite beim Kind eine sichere Bindung entstehen kann.

Das Bindungsbedürfnis steuert einerseits unser Verhalten, andererseits gibt es aber auch eine Verinnerlichung von Bindungserfahrungen, die als »inneres Arbeitsmodell von Bindung« bezeichnet wird und die unsere Haltung zu anderen Menschen, unsere Herangehensweise an Beziehungen langfristig entscheidend beeinflusst.

Schließlich wollen wir noch auf den engen Zusammenhang zwischen Bindung und Emotionsregulation hinweisen. Die Entwicklung von Emotionsregulation ist kein autonomer Reifungsprozess, sondern die Fähigkeit zur Emotionsregulation entwickelt sich in engem Zusammenspiel zwischen dem Kind und seinen Bindungspersonen, die es dabei unterstützen müssen, schrittweise eine angemessene Emotionsregulation zu erwerben.

Die folgenden Informationen und Materialien befassen sich mit diesen Kernbereichen von Bindung. Dabei sind insbesondere selbstreflexive Übungen vorgesehen.

Arbeits- und Informationsmaterialien

INFO 5 Bindung und Sicherheit – Erkundung und Autonomie
Dieses Infoblatt informiert über das nicht triviale Verhältnis von Bindungsverhalten einerseits und Explorationsverhalten andererseits und enthält für die Arbeit mit Betroffenen relevante Schlussfolgerungen.

INFO 6 Der Kreis der Sicherheit
Der »Kreis der Sicherheit« erklärt, wie die Bindungsperson als sichere Basis für das Kind fungiert, sobald das Kind seine Umwelt »alleine« erkundet und dann in einen Zustand von Unsicherheit und Überforderung gerät.

AB 1 Imaginationsübung: Erfüllung des Bindungsbedürfnisses
Auf diesem Arbeitsblatt gibt es eine Übung für die Arbeit mit Erwachsenen/Eltern, die dabei hilft, sich mit der eigenen Bindungsgeschichte auseinanderzusetzen.

AB 2 Reflexion eigener Bindungserfahrungen
Dieses Arbeitsblatt kann im Anschluss an die Imaginationsübung (AB 1) bearbeitet werden, aber auch unabhängig davon eingesetzt werden, um die eigene Bindungsgeschichte zu reflektieren.

AB 3 Imaginationsübung: Erfüllung des Autonomiebedürfnisses
Diese Übung eignet sich für die Arbeit mit Erwachsenen/Eltern. Sie thematisiert eigene Erfahrungen hinsichtlich der Autonomieentwicklung in deren Unterstützung durch die Eltern.

AB 4 Reflexion der eigenen Autonomieentwicklung
Dieses Arbeitsblatt kann im Anschluss an die Imaginationsübung (AB 3) bearbeitet werden, aber auch unabhängig davon eingesetzt werden, um die eigene Autonomieentwicklung zu reflektieren.

AB 5 Bindungs- und Erkundungsbestreben des Kindes vs. Nähe- und Autonomiebestreben der Bezugsperson I
Dieses Arbeitsblatt kann von Bindungspersonen bearbeitet werden, um gemeinsame Interaktionen mit dem Kind in Abhängigkeit von den jeweils aktivierten Bedürfnissen hinsichtlich des Gelingens einzuschätzen.

AB 6 Bindungs- und Erkundungsbestreben des Kindes vs. Nähe- und Autonomiebestreben der Bezugsperson II
Aufbauend auf AB 5 hilft dieses Arbeitsblatt zu erkennen, was in Situationen mit möglicherweise auch unterschiedlicher Bedürfnislage zwischen Erwachsenem und Kind hilfreich sein kann.

AB 7 Loslassen (üben) und Autonomie fördern
Dieses Arbeitsblatt kann Eltern helfen, angemessener mit den Autonomiebestrebungen ihres Kindes umzugehen, indem das Verhalten des Kindes und die eigene Gefühlslage reflektiert werden.

INFO 7 Feinfühligkeit
Auf diesem Infoblatt für professionelle Helfer*innen wird dargelegt, inwiefern »Feinfühligkeit« kein methodisches Handeln darstellt, sondern eine Grundhaltung für die Beziehungsgestaltung mit dem Kind ist.

INFO 8 Die vier Schritte feinfühligen Verhaltens
Anhand dieses Infoblatts können Eltern im Überblick erfahren, was die verschiedenen Aspekte feinfühligen Verhaltens sind. Es kann die differenzierte Auseinandersetzung mit dem eigenen, mehr oder weniger feinfühligen Verhalten mittels der folgenden Arbeitsblätter vorbereiten.

AB 8 Signale aufmerksam wahrnehmen
Dieses Arbeitsblatt für Eltern dient dazu, den ersten Schritt feinfühligen Verhaltens zu reflektieren. Es kann sinnvoll sein, dieses Arbeitsblatt gemeinsam mit einem/einer professionellen Helfer*in zu bearbeiten.

AB 9 Signale richtig interpretieren und verstehen
Mit diesem Arbeitsblatt wird das Verständnis für kindliche Signale reflektiert. Es kann sinnvoll sein, dieses Arbeitsblatt gemeinsam mit einem/einer professionellen Helfer*in zu bearbeiten.

AB 10 Auf Signale prompt reagieren
Mit diesem Arbeitsblatt kann der Aspekt der prompten Reaktion auf kindliche Signale reflektiert werden. Es kann sinnvoll sein, dieses Arbeitsblatt gemeinsam mit einem/einer professionellen Helfer*in zu bearbeiten.

AB 11 Auf Signale angemessen reagieren
Die Angemessenheit der Reaktionen auf kindliche Bedürfnisse kann mit diesem Arbeitsblatt reflektiert werden. Es kann sinnvoll sein, es gemeinsam mit einem/einer professionellen Helfer*in zu bearbeiten.

AB 12 Gefühle und Gedanken von Kleinkindern verbalisieren
Die gemeinsame Interaktionen begleitende Verbalisierung kindlicher Gefühle durch Bezugspersonen/Eltern kann dem Kind helfen, eigene Wünsche/Bedürfnisse besser erkennen zu können. Dieses Arbeitsblatt hilft, dieses elterliche Verhalten zu unterstützen.

AB 13 Feinfühlige Herausforderung
Mit diesem Arbeitsblatt kann reflektiert werden, inwiefern auch emotional herausfordernde Spiel- und Interaktionssequenzen im Hinblick auf die Bindung angemessen gestaltet werden.

INFO 9 Bindungserwartungen und Überzeugungen – Innere Arbeitsmodelle
Dieses Infoblatt gibt grundlegende Informationen zum Zusammenhang zwischen bindungsrelevanten Erfahrungen und der Entwicklung eines inneren Arbeitsmodelles von Bindung.

AB 14 Reaktionen meiner Eltern auf meine Gefühle
Dieses Arbeitsblatt für Kinder und Jugendliche dient dazu, ihnen zu helfen, elterliches Verhalten auf ihre Gefühle differenziert zu beschreiben.

AB 15 Wie meine Beziehungen funktionieren
Kinder, Jugendliche und Erwachsene können mit diesem Arbeitsblatt reflektieren, wie eigenes beziehungsbezogenes Verhalten entstanden ist und aufrechterhalten wird.

AB 16 Was leitet mich in meinem Handeln?
Dieses Arbeitsblatt für Eltern und für professionelle Bezugspersonen kann dabei helfen zu verstehen, welche unterschiedlichen Einflüsse beziehungsbezogenes Verhalten prägen und wie ein Verhalten aussehen kann, welches mehr den eigenen Wünschen/Empfindungen als den Anforderungen von außen entspricht.

INFO 10 Bindung und Emotionsregulation
Bindungsmuster werden insbesondere dann sichtbar, wenn emotional anspruchsvolle Situationen auftreten. Dieses Infoblatt beschreibt die sog. »Fremde Situation« aus Sicht der Bindungs- und der Emotionsregulationsperspektive und die notwendigen Voraussetzungen, die Kind und Bindungsperson erfüllen müssen, damit die jeweiligen Schritte gelingen können.

INFO 11 Bindung und Emotionsregulation bei verschiedenen Bindungstypen
Dieses Infoblatt beschreibt die einzelnen Bindungstypen auf der Basis von INFO 10.

AB 17 Beobachtungsbogen Bindung und Emotionsregulation
Vor dem Hintergrund der in den voranstehenden Informationen (INFO 10, 11) bietet dieses Arbeitsblatt die Möglichkeit für Therapeut*innen und andere professionelle Helfer*innen, die Interaktionen zwischen Bezugspersonen und Kindern hinsichtlich der Aspekte Bindung und Emotionsregulation zu beobachten und einzuschätzen.

Bedürfnisse des Kindes

Ein Kind strebt ab dem Zeitpunkt seiner Geburt nach Autonomie: Es möchte sich zu irgendeinem Zeitpunkt in seinem Leben selbstständig und unabhängig von seinen Eltern in der Welt zurechtfinden. Dafür ist es wichtig, dass ein Kind seine Umwelt schrittweise kennenlernen und erkunden kann. Dies gelingt allerdings nur, wenn es sich ausreichend sicher fühlt, d. h., eine für das Kind wichtige Bindungsperson als sichere Basis zur Verfügung steht. Ist dies nicht gegeben, wird das Bindungssystem des Kindes aktiviert; das Kind versucht dann zunächst wieder in einen physischen und/oder emotionalen Kontakt mit seiner Bindungsperson zu gelangen. Das Erkundungsverhalten wird eingestellt und erst wieder aufgenommen, wenn ein hinreichendes Gefühl von Sicherheit wiederhergestellt werden konnte. Daraus lässt sich ableiten, dass Bindung und Erkundung keine Gegensätze bilden, sondern untrennbar miteinander verbunden sind. Eine sichere Basis macht es einem Kind erst möglich, unabhängig zu werden und seine Umwelt zu entdecken.

Ein Kind braucht zum einen die Sicherheit und das Vertrauen, aber auch die Freiheit, dass es sich von seiner Bindungsperson wegbewegen darf und diese ihm – wenn nötig – helfend zur Seite steht und sich mit ihm über seine Entwicklungsschritte freut. Zum anderen benötigt es die Sicherheit, jederzeit zu seiner Bindungsperson zurückkehren zu können; es sucht Nähe, Geborgenheit und Trost, fühlt sich angenommen und beschützt. Und neben all dem ist es unerlässlich, dass die Bindungsperson eine führende Rolle für das Kind übernimmt, um dem kindlichen Bedürfnis nach Kontrolle und Orientierung nachzukommen.

Eltern und/oder andere Bindungspersonen stehen immer wieder vor der Aufgabe, die Bedürfnisse des Kindes zu erkennen und richtig zu deuten, welches System bei dem Kind gerade aktiviert ist, das Bindungs- oder das Erkundungsverhaltenssystem, und dann entsprechend darauf zu reagieren. In der Regel laufen diese Prozesse im Alltag oft nebenbei und fast unbemerkt ab:

Beispiel

Ein Vater und seine 5-jährige Tochter machen einen Ausflug zu einem noch nicht bekannten Spielplatz: Zunächst erkunden sie gemeinsam die Spielgeräte und verbringen aktiv Zeit miteinander. Nach einer gewissen Zeit möchte sich der Vater auf eine Bank in die Sonne setzen und seine Tochter erkundet weiter die Spielgeräte, tritt in Kontakt mit anderen Kindern und zeigt dabei große Freude, schaut aber in regelmäßigen Abständen zu ihrem Vater, um sich rückzuversichern, dass alles in Ordnung ist und er noch immer am selben Ort sitzt, wo sie ihn erwartet. Dann passiert es: Sie klettert auf eine Schaukel und rutscht dabei ungünstig ab, sie landet im Sand und beginnt zu weinen. Wahrscheinlich ist es mehr ein Schreck als starke Schmerzen, aber sie braucht nun ihren Vater, um sich wieder regulieren zu können. Der Vater tröstet seine Tochter, nimmt sie in den Arm und vermittelt ihr das Gefühl, dass sie sicher ist und er ihrem Bedürfnis nach Nähe nachkommt. Anschließend kann das Mädchen zu ihrem ursprünglichen Plan zurückkehren und beginnt zu schaukeln. Nach wenigen Minuten kann sich auch der Vater wieder auf die Bank setzen.

Ein heranwachsender Mensch, der eine gute Balance zwischen Bindungs- und Erkundungsverhalten erleben durfte, kann u. a. folgende Fähigkeiten herausbilden, die ihm in seinem Leben sehr hilfreich sein können:

- Auf der einen Seite lernt er, sich in andere Menschen hinein zu fühlen (Empathie), sich zu öffnen, anderen zuzuhören, sich anzupassen und zu vertrauen sowie auch schwierige Situation aushalten zu können.
- Auf der anderen Seite lernt er, sich unabhängig von anderen zu erleben, eigene Entscheidungen zu treffen, Ziele zu verfolgen, sich durchzusetzen und sich von anderen zu trennen bzw. allein zu sein.

Wenn es zu Störungen in der Kommunikation zwischen Eltern bzw. Bindungspersonen und dem Kind kommt, kann dies unterschiedliche Ursachen haben: Eine Möglichkeit ist, dass die Eltern den Wunsch des Kindes nach Nähe oder Autonomiestreben nicht erkennen oder richtig deuten und dementsprechend nicht darauf reagieren (können). Dann wäre es hilfreich, genau hinzuschauen, welche Hinweise das Kind gibt, um auf sein Bedürfnis aufmerksam zu machen, oder aber auch welche Faktoren auf elterlicher Seite verhindern, dass sie diese Hinweise wahrnehmen oder korrekt deuten (s. Infoblatt 8 »Die vier Schritte feinfühligen Verhaltens«).

Bedürfnisse der Bezugspersonen

Einen weiteren wichtigen und nicht unerheblichen Effekt auf das Verhalten des Kindes hat der Wunsch der Bezugsperson nach Nähe und Autonomie. Denn nicht nur Kinder streben nach der Erfüllung genau dieser Bedürfnisse. Auch Erwachsene und Eltern benötigen physische, aber auch emotionale Nähe bzw. Zeit für sich, mit ihrem Partner oder anderen Sozialpartnern. Da Kinder in der Regel ein sehr feines Gespür dafür haben, wie sich ihre Eltern fühlen, und oft danach bestrebt sind, ihre Eltern glücklich und zufrieden zu stellen, kann es vorkommen, dass Kinder ihre eigenen Bedürfnisse gegenüber denen ihrer Eltern(-teile) hintenanstellen. Insbesondere wenn dies längerfristig der Fall ist, wird das Kind in seiner Entwicklung deutlich eingeschränkt und es kann zu psychischen und emotionalen Problemen beim Kind kommen. Eltern stehen damit vor der Herausforderung, ihre eigenen (unbefriedigten) Bedürfnisse im Blick zu behalten und sich zur Erfüllung dieser passende Interaktionspartner zu suchen oder aber auch Möglichkeiten zu schaffen, Freiräume zu erleben und eigenen Interessen nachkommen zu können. Selbstverständlich wünschen auch Eltern, sich ihrem Kind nah zu fühlen, und dies ist auch vollkommen in Ordnung, solange sie ihr Kind in seiner Entwicklung damit nicht einschränken. Eltern haben in ihrer eigenen Kindheit ebenfalls Erfahrungen gemacht, welche sie sowohl in ihrem Bindungs- und Beziehungsverhalten als auch in ihrem Autonomiebestreben noch im Erwachsenenalter beeinflussen und steuern. Dies hat Einfluss auf die Beziehung zwischen ihnen und ihren Kindern. Es kann ein Risiko bestehen, dass Eltern die Bedürfnisse ihrer Kinder durch die Brille ihrer eigenen Kindheitserfahrungen wahrnehmen und damit nicht im Sinne ihrer Kinder agieren und reagieren.

Konflikte

Zu einem emotionalen oder auch verbalen Konflikt zwischen Bindungsperson und Kind kommt es in dem Fall, wenn Bindungsperson und Kind zum selben Zeitpunkt nach Befriedigung unterschiedlicher Bedürfnisse streben, d. h., einer von den beiden Interaktionspartnern sucht Nähe, der andere wünscht seinem Bedürfnis nach Autonomiebestreben nachkommen zu können. Je jünger ein Kind ist, desto mehr müssen Eltern ihre eigenen Bedürfnisse in den Hintergrund rücken und für ein ausreichendes Sicherheitsgefühl oder Möglichkeiten zur Erkundung sorgen. Wird ein Kind älter, können auch andere ihm bekannte Personen für die Bedürfnisbefriedigung einstehen, sodass Eltern(-teile) wieder mehr ihren eigenen Interessen folgen können. Kommt es in diesem Zusammenhang zu immer wiederkehrenden Konflikten zwischen Eltern bzw. Bindungspersonen und dem Kind, sollten die ursächlichen Faktoren genau untersucht und analysiert werden.

Kinder erleben und lernen somit in den ersten Lebensjahren eine ganze Menge darüber, wie Beziehungen funktionieren und gleichzeitig viel über ihre Umwelt. Besteht ein dauerhaftes Ungleichgewicht in dieser Balance zwischen Bindungs- und Autonomiebedürfnisbefriedigung, kann das zur Folge haben, dass ein Kind sich entweder stark harmoniebedürftig, überangepasst und/oder wenig durchsetzungsstark zeigt sowie aus Angst vor Ablehnung versucht, die Erwartungen des Gegenübers bestmöglich zu erfüllen, oder das Kind zeigt Verhalten, welches geprägt ist durch wenig Kompromissbereitschaft und der Neigung zu Aggressionen, wenn es Einschränkungen erlebt. Es zeigt sich wenig nahbar, beäugt seine Sozialpartner*innen eher kritisch und fasst nicht so schnell vertrauen.

Fazit

Bei ausreichender Befriedigung des kindlichen Bindungsbedürfnisses und dem Erleben von emotionaler Sicherheit ist das Kind seinem Alter entsprechend in der Lage, seine Umwelt mit Neugierde zu erforschen und sich von seiner Bindungs- oder Bezugsperson zu lösen, ohne dabei emotionalen Stress zu erleben. Kommt es allerdings zu einer Aktivierung des Bindungssystems z. B. aufgrund einer vom Kind wahrgenommenen Gefahr, wird die Erkundungsbereitschaft sofort eingestellt. Dann ist das Kind zunächst auf feinfühliges Verhalten der Eltern oder Bezugspersonen angewiesen, um sich wieder regulieren zu können. Zusammengefasst bedeutet dies, dass das Bindungs- wie auch das Erkundungsverhalten durch das Kind initiiert und gesteuert wird. Sind die Eltern des Kindes allerdings aufgrund eigener Erfahrung in Bezug auf Bindungs- und Autonomiebestreben nur eingeschränkt fähig, auf ihr Kind angemessen zu reagieren, kann sich dies auf die Entwicklung des Kindes negativ auswirken.

Der von den Bindungsforschern Cooper et al. (2000) entwickelte »Kreis der Sicherheit« soll die Beziehungsdynamik einer sicheren Bindung grafisch verdeutlichen. Es ist äußert wichtig, dass die Bindungspersonen ein Gleichgewicht zwischen den Bedürfnissen nach Bindung und Nähe sowie nach Autonomie und Exploration herstellen und für das Kind als sicheren Hafen präsent sind, wenn dieses in Not gerät. Je häufiger ein Kind diesen Kreis der Sicherheit durchläuft, desto mehr Vertrauen kann es in sich und seine Bindungspersonen entwickeln.

Kreis der Sicherheit

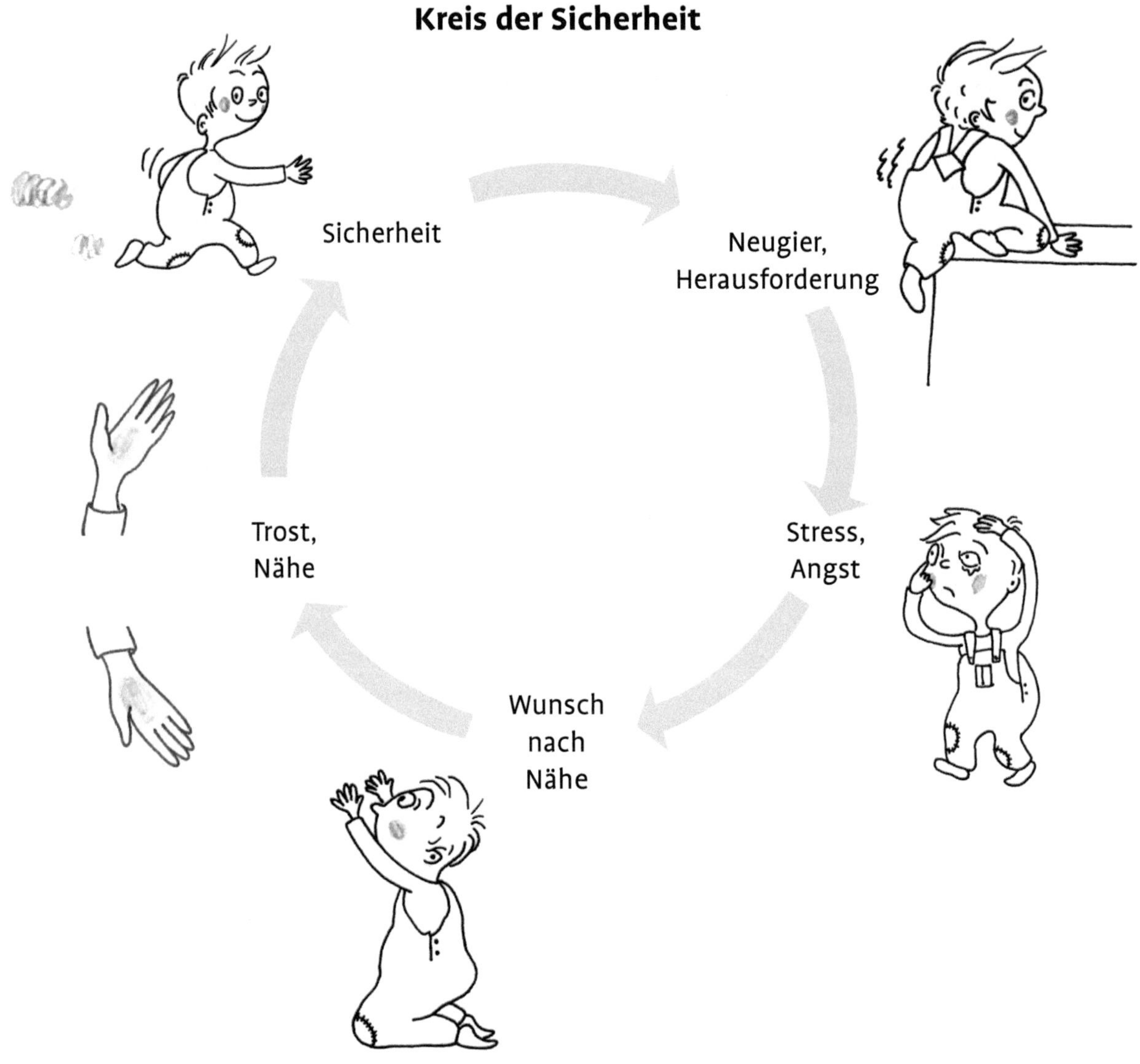

(aus: Fabienne Becker-Stoll / Kathrin Beckh / Julia Berkic, Bindung – eine sichere Basis fürs Leben © 2018, Kösel-Verlag, München, in der Penguin Random House Verlagsgruppe GmbH)

Wichtig

Therapeut*innen sollten beurteilen, ob eine biografische Imaginationsübung mit den Eltern/Erwachsenen bzw. Jugendlichen sinnvoll erscheint oder ob eventuell die Gefahr einer Aktualisierung von traumatischen Kindheitserfahrungen besteht. Daher sollte im Vorfeld dieser Übung mit den Eltern bzw. Jugendlichen ein ausführliches Gespräch stattfinden, um eine Einschätzung vornehmen zu können.

Anleitung: Biografische Reise für Erwachsene

Nehmen Sie eine bequeme Sitzhaltung ein und kommen Sie einen Moment zur Ruhe. Sie dürfen Ihre Augen schließen oder einen Punkt im Raum fixieren. Beobachten Sie Ihren Atem und nehmen Sie Ihre Gedanken wahr. Nun wandern Sie in Ihre Kindheit zurück und erinnern sich an den Ort, an dem Sie in den ersten Lebensjahren aufgewachsen sind. Betreten Sie die Wohnung oder das Haus, in welchem Sie gewohnt haben, und schauen Sie sich ganz in Ruhe um. Was sehen Sie? Wie ist die Atmosphäre? Können Sie sich noch an Gerüche aus dieser Zeit erinnern? Wer hat alles gemeinsam mit Ihnen dort gelebt und wer war ansonsten noch oft dort?

Nun erinnern Sie sich bitte einmal daran, wie die Beziehung zu Ihren Eltern zu dieser Zeit aussah. Wie ist Ihre Mutter und wie Ihr Vater mit Ihnen in Beziehung getreten? Haben Sie sich bedingungslos geliebt gefühlt? Oder war die Liebe Ihrer Eltern an bestimmte Erwartungen an Sie geknüpft? Wenn ja, was hatten Sie zu erfüllen? Fühlten Sie sich vielleicht von einem Elternteil mehr oder weniger geliebt als von dem anderen? Wie sah es mit emotionaler und auch mit körperlicher Nähe aus? Und dann schauen Sie einmal darauf, wie sicher haben Sie sich gefühlt in Ihrem Elternhaus? Was hat Ihnen dabei geholfen, sich ausreichend sicher zu fühlen? Oder aber auch, was hat Unsicherheiten ausgelöst? Haben Ihre Eltern Sie in schwierigen Situationen unterstützt? Wie sind sie mit Ihnen umgegangen, wenn es Ihnen nicht gut ging, wenn Sie Schmerzen hatten oder Trost brauchten? Sie können sich auch verschiedene Situationen vorstellen, die Sie mit Ihren Eltern erlebt haben, um diese Fragen einfacher für sich zu beantworten.

Nun kommen wir auch schon zum Ende dieser kleinen biografischen Reise. Welches Gefühl spüren Sie gerade? Wo in Ihrem Körper spüren Sie dieses Gefühl am stärksten? Fühlen Sie sich geborgen? Sind Sie traurig oder vielleicht sogar wütend geworden? Nehmen Sie die Emotionen einfach nur wahr.

Im Folgenden möchte ich Sie bitten, sich noch einen Moment Zeit zu nehmen und ein paar Notizen zu den aufgekommenen Erinnerungen zu machen. Sie können dafür das Arbeitsblatt 2 »Reflexion eigener Bindungserfahrungen« nutzen.

Anleitung: Biografische Reise für Jugendliche

Nimm eine bequeme Sitzhaltung ein und komme einen Moment zur Ruhe. Du darfst deine Augen schließen oder einen Punkt im Raum fixieren. Beobachte deinen Atem und nimm deine Gedanken wahr. Nun wandere in deine Kindheit zurück und erinnere dich an den Ort, an dem du in den ersten Lebensjahren aufgewachsen bist. Betrete die Wohnung oder das Haus, in welchem du gewohnt hast, und schaue dich ganz in Ruhe um. Was siehst du? Wie ist die Atmosphäre? Kannst du dich noch an Gerüche aus dieser Zeit erinnern? Wer hat alles gemeinsam mit dir dort gelebt und wer war ansonsten noch oft dort?

Nun erinnere dich bitte einmal daran, wie die Beziehung zu deinen Eltern zu dieser Zeit aussah. Wie ist deine Mutter und wie dein Vater mit dir in Beziehung getreten? Hast du dich bedingungslos geliebt gefühlt? Oder war die Liebe deiner Eltern an bestimmte Erwartungen an dich geknüpft? Wenn ja, was hattest du zu erfüllen? Fühltest du dich vielleicht von einem Elternteil mehr oder weniger geliebt als von dem anderen? Wie sah es mit emotionaler und auch mit körperlicher Nähe aus? Und dann schaue mal darauf, wie sicher hast du dich gefühlt in deinem Elternhaus? Was hat dir dabei geholfen, dich ausreichend sicher zu fühlen? Oder aber auch, was hat Unsicherheiten ausgelöst? Haben deine Eltern dich in schwierigen Situationen unterstützt? Wie sind sie mit dir umgegangen, wenn es dir nicht gut ging, wenn du Schmerzen hattest oder Trost brauchtest? Du kannst dir auch verschiedene Situationen vorstellen, die du mit deinen Eltern erlebt hast, um diese Fragen einfacher für dich zu beantworten.

Nun kommen wir auch schon zum Ende dieser kleinen biografischen Reise. Welches Gefühl spürst du gerade? Wo in deinem Körper spürst du dieses Gefühl am stärksten? Fühlst du dich geborgen? Bist du traurig oder vielleicht sogar wütend geworden? Nimm die Emotionen einfach nur wahr.

Im Folgenden möchte ich dich bitten, dir noch einen Moment Zeit zu nehmen und ein paar Notizen zu den aufgekommenen Erinnerungen zu machen. Du kannst dafür das Arbeitsblatt 2 »Reflexion eigener Bindungserfahrungen« nutzen.

Die emotionale Beziehung zu meiner Mutter war geprägt von:

....

....

....

....

Die emotionale Beziehung zu meinem Vater war geprägt von:

....

....

....

....

Wie haben meine Eltern mir das Gefühl vermittelt, geliebt zu werden?

....

....

....

....

Wodurch habe ich mich in der Beziehung zu meinen Eltern sicher gefühlt?

....

....

....

....

Wie haben meine Eltern mich (emotional) unterstützt, wenn dies notwendig war?

....

....

....

....

Wie würde ich heute meine Erfahrungen in Bezug auf Bindung selbst beurteilen?

....

....

....

....

Welche Auswirkungen haben diese heute für mich in der Beziehung zu meinen Kindern?

....

....

....

....

Wichtig

Therapeut*innen sollten beurteilen, ob eine biografische Imaginationsübung mit den Eltern/Erwachsene oder Jugendliche sinnvoll erscheint oder ob eventuell die Gefahr einer Aktualisierung von traumatischen Kindheitserfahrungen besteht. Daher sollte im Vorfeld dieser Übung mit den Eltern bzw. dem/der Jugendlichen ein ausführliches Gespräch stattfinden, um eine Einschätzung vornehmen zu können.

Anleitung: Biografische Reise für Erwachsene

Nehmen Sie eine bequeme Sitzhaltung ein und kommen Sie einen Moment zur Ruhe. Sie dürfen Ihre Augen schließen oder einen Punkt im Raum fixieren. Beobachten Sie Ihren Atem und nehmen Sie Ihre Gedanken wahr. Nun wandern Sie in Ihre Kindheit zurück und erinnern sich an den Ort, an dem Sie in den ersten Lebensjahren aufgewachsen sind. Betreten Sie die Wohnung oder das Haus, in welchem Sie gewohnt haben und schauen Sie sich ganz in Ruhe um. Was sehen Sie? Wie ist die Atmosphäre? Können Sie sich noch an Gerüche aus dieser Zeit erinnern? Wer hat alles gemeinsam mit Ihnen dort gelebt und wer war ansonsten noch oft dort?

Nun erinnern Sie sich bitte einmal daran, wie sind Ihre Eltern mit Ihrem Wunsch nach Selbstständigkeit umgegangen? Wie sah die elterliche Unterstützung aus, autonom zu werden? Wenn Sie vor neuen Herausforderungen gestanden haben, haben Ihre Eltern Sie gestärkt und Ihnen Mut zugesprochen, diese bewältigen zu können? Oder haben Ihre Eltern viel für Sie übernommen und in Ihnen ist vielleicht das Gefühl entstanden, vieles nicht allein schaffen zu können? Haben Sie sich frei in Ihren Entscheidungen gefühlt? Was haben Ihre Eltern Ihnen für einen Eindruck vermittelt, wenn Sie eigene Wege gehen wollten? Sie können sich auch verschiedene Situationen vorstellen, die Sie mit Ihren Eltern erlebt haben, um diese Fragen einfacher für sich zu beantworten.

Nun kommen wir auch schon zum Ende dieser kleinen biografischen Reise. Welches Gefühl spüren Sie gerade? Wo in Ihrem Körper spüren Sie dieses Gefühl am stärksten? Fühlen Sie sich geborgen? Sind Sie traurig oder vielleicht sogar wütend geworden? Nehmen Sie die Emotionen einfach nur wahr.

Im Folgenden möchte ich Sie bitten, sich noch einen Moment Zeit zu nehmen und ein paar Notizen zu den aufgekommenen Erinnerungen zu machen. Sie können dafür das Arbeitsblatt 4 »Reflexion der eigenen Autonomieentwicklung« nutzen.

Anleitung: Biografische Reise für Jugendliche

Nimm eine bequeme Sitzhaltung ein und komme einen Moment zur Ruhe. Du darfst deine Augen schließen oder einen Punkt im Raum fixieren. Beobachte deinen Atem und nimm deine Gedanken wahr. Nun wandere in deine Kindheit zurück und erinnere dich an den Ort, an dem du in den ersten Lebensjahren aufgewachsen bist. Betrete die Wohnung oder das Haus, in welchem du gewohnt hast und schaue dich ganz in Ruhe um. Was siehst du? Wie ist die Atmosphäre? Kannst du dich noch an Gerüche aus dieser Zeit erinnern? Wer hat alles gemeinsam mit dir dort gelebt und wer war ansonsten noch oft dort?

Nun erinnere dich bitte mal daran, wie sind deine Eltern mit deinem Wunsch nach Selbstständigkeit umgegangen? Wie sah die elterliche Unterstützung aus, autonom zu werden? Wenn du vor neuen Herausforderungen gestanden hast, haben deine Eltern dich gestärkt und dir Mut zugesprochen, diese bewältigen zu können? Oder haben deine Eltern viel für dich übernommen und in dir ist vielleicht das Gefühl entstanden, vieles nicht alleine schaffen zu können? Hast du dich frei in deinen Entscheidungen gefühlt? Was haben deine Eltern dir für einen Eindruck vermittelt, wenn du eigene Wege gehen wolltest? Du kannst dir auch verschiedene Situationen vorstellen, die du mit deinen Eltern erlebt hast, um diese Fragen einfacher für dich zu beantworten.

Nun kommen wir auch schon zum Ende dieser kleinen biografischen Reise. Welches Gefühl spürst du gerade? Wo in deinem Körper spürst du dieses Gefühl am stärksten? Fühlst du dich geborgen? Bist du traurig oder vielleicht sogar wütend geworden? Nimm die Emotionen einfach nur wahr.

Im Folgenden möchte ich dich bitten, dir noch einen Moment Zeit zu nehmen und ein paar Notizen zu den aufgekommenen Erinnerungen zu machen. Du kannst dafür das Arbeitsblatt 4 »Reflexion der eigenen Autonomieentwicklung« nutzen.

In welcher Weise hat meine Mutter mich in meiner Autonomieentwicklung unterstützt?

....

....

....

....

In welcher Weise hat mein Vater mich in meiner Autonomieentwicklung unterstützt?

....

....

....

....

Wie sind meine Eltern mit mir umgegangen, wenn ich vor neuen bzw. schwierigen Herausforderungen stand?

....

....

....

....

Und wie war meine Reaktion darauf, wenn meine Bemühungen um Selbstständigkeit scheiterten?

....

....

....

....

Wie würde ich heute meine Erfahrungen in Bezug auf Autonomieentwicklung selbst beurteilen?

....

....

....

....

Welche Auswirkungen haben diese heute für mich in der Beziehung zu meinen Kindern?

....

....

....

....

AB 5 Bindungs- und Erkundungsbestreben des Kindes vs. Nähe- und Autonomiebestreben der Bezugsperson I

B E

Ich strebe nach	**Mein Kind strebt nach ...**	
	Bindung	**Erkundung**
Nähe	Das funktioniert in diesen Situationen gut:	Das funktioniert in diesen Situationen gut:
	Das ist in diesen Situationen schwierig:	Das ist in diesen Situationen schwierig:
Autonomie	Das funktioniert in diesen Situationen gut:	Das funktioniert in diesen Situationen gut:
	Das ist in diesen Situationen schwierig:	Das ist in diesen Situationen schwierig:

Bindungs- und Erkundungsbestreben des Kindes vs. Nähe- und Autonomiebestreben der Bezugsperson II

E B

Ich strebe nach	**Mein Kind strebt nach ...**	
	Bindung	**Erkundung**
Nähe	Das tut meinem Kind in diesen Situationen gut:	Das tut meinem Kind in diesen Situationen gut:
	Das tut mir in diesen Situationen nicht gut:	Das tut mir in diesen Situationen nicht gut:
Autonomie	Das tut meinem Kind in diesen Situationen gut:	Das tut meinem Kind in diesen Situationen gut:
	Das tut mir in diesen Situationen nicht gut:	Das tut mir in diesen Situationen nicht gut:

Kinder zeigen nicht nur ein starkes Bedürfnis nach Nähe und Bindung, sondern sie haben auch den starken Drang, Selbstständigkeit zu entwickeln: sich selbst auszuprobieren, ihre Umwelt zu erkunden und Kontakt aufzunehmen zu Mitmenschen in ihrer Umgebung. Je kleiner die Kinder sind, desto mehr brauchen sie noch elterliche Unterstützung. Im besten Fall wird ihnen diese soweit angeboten, wie es nötig ist, um größtmögliche Autonomie zu erleben.

Welche Signale zeigt mir mein Kind, wenn es Selbstständigkeit erleben möchte? Woran kann ich erkennen, dass mein Kind gerade seine Umwelt (allein) entdeckten möchte?

....

....

....

Wann fällt es mir leicht – und wann schwer, mein Kind loszulassen?

Leicht	**Schwer**
....	....
....	....
....	....
....	....

Was brauche ich, um mit einem besseren Gefühl loslassen zu können?

....

....

....

....

....

Der Begriff Feinfühligkeit geht auf die Entwicklungspsychologin Mary Ainsworth zurück.

Definition

Feinfühligkeit bezeichnet die Qualität der Reaktionsweise der Bezugsperson auf die Bedürfnisse des Babys oder Kindes.
Elterliche Feinfühligkeit heißt:
(1) aufmerksam und achtsam auf die kindlichen Signale zu reagieren,
(2) indem Mutter oder Vater die Bedeutung der gesendeten Signale empathisch verstehen,
(3) diese im nächsten Schritt verlässlich, prompt und
(4) angemessen erfüllen.

Feinfühligkeit als Grundhaltung. Elterliche Feinfühligkeit sollte weniger als ein methodisches Vorgehen oder ein Komplex aus Verhaltensweisen gesehen werden, sondern vielmehr als eine von Liebe geprägte Grundhaltung gegenüber dem Kind, welche diesem vermittelt, dass es als Person gesehen, wertgeschätzt und respektiert wird. Dazu gehört auch ein Verständnis dafür, dass die eigenen Bedürfnisse und die eigene Wahrnehmung nicht immer mit denen des Kindes übereinstimmen.

Feinfühligkeit als Grundlage für die Bindungsentwicklung. Ein auf die Reaktion, die Bedürfnisse und die kindlichen Grenzen ausgerichtetes Verhalten bildet die Grundlage dafür, wie sicher und stabil sich die Bindung eines Kindes an seine Eltern entwickelt. Dieses Handeln erfordert ein hohes Maß an Empathie, also die Fähigkeit, sich in die Handlungsabsichten, Motivationen, aber auch in die Gedanken und die Gefühle seines Gegenübers, in diesem Fall in das Kind, hineinzuversetzen.

Eltern stehen also von Geburt ihres Kindes an vor der Herausforderung, die Signale des Kindes richtig zu verstehen. Je jünger ein Baby ist, desto undifferenzierter sind seine Signale gegenüber seinen Bezugspersonen. Und doch lassen sich auch im Schreien des Babys Unterschiede feststellen: So wollen sie etwa darauf aufmerksam machen, dass sie sich Nähe wünschen, Hunger haben, müde sind, Schmerzen haben oder aber auch überreizt sind bzw. Stress erleben. Eine neurowissenschaftliche Hypothese lautet: Aufgrund der sogenannten »Spiegelneuronen« im Gehirn fällt es Eltern leichter zu erkennen, was ihr Baby jetzt gerade braucht. Spiegelneuronen sind dafür verantwortlich, im Gehirn entsprechende Areale zu aktivieren, um sich in die Emotionswelt des Gegenübers hineinzuversetzen und die entsprechenden Gefühle wie Angst, Trauer, Freude, Wut, aber auch Schmerz empathisch mitzufühlen. Daraus lassen sich dann für die beobachtende Person Handlungen ableiten. Somit stellen Spiegelneurone eine neurobiologische Grundlage dar, mit Empathie und Mitgefühl auf andere Menschen feinfühlig zu reagieren. Manchmal, so zeigen klinische Beobachtungen von Eltern-Kind-Interaktionen, können Eltern insbesondere bei ihrem ersten Kind zunächst Schwierigkeiten erleben, die Signale ihres Babys richtig zu verstehen, und es braucht eine Phase des Kennenlernens und Ausprobierens. Eine einfühlsame Begleitung des Kindes macht es notwendig, dass Eltern physisch und auch emotional verfügbar sind. Gelingt es Eltern, ihr Kind in dieser Weise in seiner Entwicklung zu begleiten und zu unterstützen, lernen ihre Kinder daraus, dass sie in ihren Gefühlen, Bedürfnissen und auch mit ihren Persönlichkeitsaspekten (z. B. ihrem Temperament) angenommen werden. Dadurch fällt es auch Kindern und Jugendlichen später leichter, ein stabiles und positives Selbstbild sowie eine hohe Selbstwirksamkeitserwartung zu entwickeln und in der Folge auch ihre Emotionen zunehmend besser selbst zu regulieren. Zeigen Kinder oder Jugendliche ein Verhalten, welches unangemessen, unerwünscht oder unkooperativ erscheint, kann dies ein Hinweis darauf sein, dass sie sich in ihren Gefühlen und Bedürfnissen nicht ausreichend wahrgenommen und unterstützt fühlen.

Mithin ist die feinfühlige Wahrnehmung und Interpretation sowie die prompte und angemessene Reaktion auf die Signale des Kindes ein wesentlicher positiver Einflussfaktor auf die Entwicklung des Kindes.

Wichtig

Das Erleben von Gefühlen soll Menschen in ihren Handlungen unterstützen. Dafür ist es notwendig, Emotionen wahrzunehmen und diese richtig zu bewerten. Ebenso wichtig ist es zu lernen Gefühle regulieren zu können und sich von diesen nicht übermannen zu lassen. Je jünger ein Kind ist, desto mehr Unterstützung benötigt es in diesem Prozess von seinen Bezugspersonen. Dies soll allerdings nicht heißen, dass Eltern ihre eigenen Bedürfnisse, Gefühle und Wünsche grundlegend dem ihrer Kinder hintenanstellen. Für die Entwicklung von autonomem und selbstreflektiertem Handeln, angemessener Impulskontrolle und der Fähigkeit zur Selbstregulation stellt auch das liebevolle Setzen von Grenzen einen wichtigen Baustein in der Begleitung der Kinder dar. Zusammengefasst geht es vielmehr darum, eine gesunde und funktionale Balance zwischen dem Kind und den Eltern herzustellen.

Die vier Schritte feinfühligen Verhaltens

Eine sichere Bindung zwischen Ihnen und Ihrem Kind entsteht am ehesten dann, wenn Sie sich Ihrem Kind gegenüber *feinfühlig* verhalten. Feinfühliges Verhalten besteht aus den folgenden Anteilen.

(1) Wahrnehmen der kindlichen Signale
Die Eltern müssen zunächst aufmerksam sein und die von ihrem Kind gesendeten Signale wahrnehmen. Dafür ist es notwendig, dass die Bindungsperson körperlich, aber insbesondere auch emotional für das Kind verfügbar ist. Hierbei ist es wichtig, eine ausreichend gute Balance zwischen aufmerksamem Wahrnehmen und einer möglichen Überinterpretation sehr feiner Signale herzustellen. Nicht jede vom Kind ausgesandte Lautäußerung bedarf einer Reaktion der Eltern.
Dieser Prozess kann sowohl durch innere als auch durch äußere Einflüsse gestört werden.

(2) Signale des Kindes richtig deuten/interpretieren
Die Fähigkeit, die Signale des Kindes richtig zu deuten und damit ein Verständnis davon zu entwickeln, was das Kind seiner Bindungsperson mitteilen möchte, entwickelt sich zumeist in den ersten Lebenswochen bis -monaten. Dies hat u. a. damit zu tun, dass auch Säuglinge ihre Sprache, welche zunächst sehr unspezifisch scheint, weiter ausdifferenzieren und somit immer klarer äußern können, welches Bedürfnis gerade nicht ausreichend befriedigt ist. Es besteht das Risiko, dass eine Fehlinterpretation aufgrund eigener Gefühle, Bedürfnisse und Wünsche stattfindet. Somit liegt eine Herausforderung darin, sich von diesen zu lösen und sich auf die Perspektive des Kindes einzulassen und es in seinen Empfindungen ernst zu nehmen.

(3) Angemessene Reaktion auf die Signale
Die elterliche Reaktion auf ihr Kind sollte immer auf die aktuelle Situation, den Entwicklungsstand und die individuelle Persönlichkeit des Kindes angepasst werden. Konkret bedeutet dies, dass im ersten Lebensjahr die Bedürfnisse des Kindes – soweit nur irgendwie möglich – immer im Vordergrund stehen sollten. Im weiteren Verlauf der kindlichen Entwicklung ist es die elterliche Aufgabe, eine gute Balance zwischen angemessener Bedürfnisbefriedigung und der Notwendigkeit, manchmal Grenzen zu setzen, zu finden. Das Setzen von Grenzen sollte in einer Weise gestaltet werden, dass die emotionalen Grundbedürfnisse des Kindes weiterhin ausreichend befriedigt bleiben. Ebenso wichtig ist, dass Eltern die Interaktion mit ihrem Kind so gestalten, dass diese die Situation als nachvollziehbar erleben.

(4) Prompte Reaktion
Als letzter wichtiger Schritt, ist zu nennen, dass die Bindungsperson auf die Signale des Kindes in einer für das Kind tolerierbaren Frustrationszeit reagieren muss. Je jünger ein Kind ist, desto geringer sollte diese Zeitspanne sein. Diese weitet sich dann im weiteren Entwicklungsverlauf langsam aus. Für das Kind ist es notwendig, einen Zusammenhang zwischen seinem Verhalten und der Reaktion seiner Eltern erkennen zu können. Dadurch steigt das Selbstwirksamkeitserleben eines Kindes, denn es erfährt, dass es die Kompetenzen besitzt, für seine Bedürfnisse zu sorgen, wenngleich es nicht selbstständig in der Lage ist, diese zu befriedigen. Eine Gefahr bei einer Überreizung der Zeitspanne ist, dass das Baby oder Kleinkind in einen Zustand von großer erlebter Not kommt und zunächst kaum zu beruhigen ist. Die Bindungsperson kann, um dem entgegen zu wirken, auch wenn sie nicht direkt auf das konkrete Bedürfnis des Kindes reagieren kann, dem Kind durch liebevolles Zusprechen Ruhe und Sicherheit vermitteln.

Signale aufmerksam wahrnehmen

Grundvoraussetzung für die Befriedigung kindlicher Bedürfnisse ist es, die vom Kind ausgesendeten Signale und die damit verbundene Nachricht an seine Bezugsperson ohne nennenswerte Verzögerung wahrzunehmen. Dies erfordert eine große Aufmerksamkeit, welche allerdings durch innere und/oder äußere Reize negativ beeinflusst werden kann.

Wie gut gelingt es Ihnen nach eigener Einschätzung, die Signale Ihres Kindes wahrzunehmen?

☐	☐	☐	☐	☐	☐	☐	☐	☐	☐
1	**2**	**3**	**4**	**5**	**6**	**7**	**8**	**9**	**10**
gar nicht									**hervorragend**

Wie oft gelingt es Ihnen nach eigener Einschätzung, die Signale Ihres Kindes wahrzunehmen?

☐	☐	☐	☐	☐	☐	☐	☐	☐	☐
1	**2**	**3**	**4**	**5**	**6**	**7**	**8**	**9**	**10**
nie									**immer**

Welche Signale Ihres Kindes nehmen Sie gut und welche weniger gut wahr?

Signale, die ich gut wahrnehme:	**Signale, die ich weniger gut wahrnehme:**
▶	▶ ....
▶	▶ ....
▶	▶ ....
▶	▶ ....

Welche Faktoren erschweren die Wahrnehmung der Bedürfnisse Ihres Kindes?

....

....

....

Worauf könnten Sie in Zukunft vermehrt achten, um die Signale Ihres Kindes besser wahrzunehmen?

....

....

Signale richtig interpretieren und verstehen

E

Grundvoraussetzung für die Befriedigung kindlicher Bedürfnisse ist es, die vom Kind ausgesendeten Signale und die damit verbundene Nachricht an seine Bezugsperson ohne nennenswerte Verzögerung wahrzunehmen. Dies erfordert große Aufmerksamkeit, welche allerdings durch innere und/oder äußere Reize negativ beeinflusst werden kann.

Wie gut gelingt es Ihnen nach eigener Einschätzung, die Signale Ihres Kindes richtig zu interpretieren und zu verstehen?

☐	☐	☐	☐	☐	☐	☐	☐	☐	☐
1	**2**	**3**	**4**	**5**	**6**	**7**	**8**	**9**	**10**
gar nicht									**hervorragend**

Wie oft gelingt es Ihnen nach eigener Einschätzung, die Signale Ihres Kindes richtig zu interpretieren?

☐	☐	☐	☐	☐	☐	☐	☐	☐	☐
1	**2**	**3**	**4**	**5**	**6**	**7**	**8**	**9**	**10**
nie									**immer**

Welche Signale Ihres Kindes sind für Sie leicht bzw. schwer zu verstehen?

Signale, die ich gut verstehe:	**Signale, die ich nicht gut verstehen kann:**
▶	▶ ....
▶	▶ ....
▶	▶ ....
▶	▶ ....

Unter welchen Bedingungen ist es für Sie schwerer, die Signale Ihres Kindes richtig zu verstehen?

....

....

Worauf könnten Sie in Zukunft vermehrt achten, um die Signale Ihres Kindes besser zu verstehen?

....

....

Grundvoraussetzung für die Befriedigung kindlicher Bedürfnisse ist es, die vom Kind ausgesendeten Signale und die damit verbundene Nachricht an seine Bezugsperson ohne nennenswerte Verzögerung wahrzunehmen. Dies erfordert eine große Aufmerksamkeit, welche allerdings durch innere und/oder äußere Reize negativ beeinflusst werden kann.

Wie gut gelingt es Ihnen nach eigener Einschätzung, auf die Signale Ihres Kindes prompt zu reagieren?

☐	☐	☐	☐	☐	☐	☐	☐	☐	☐
1	**2**	**3**	**4**	**5**	**6**	**7**	**8**	**9**	**10**
gar nicht									**hervorragend**

Wie oft gelingt es Ihnen nach eigener Einschätzung, auf die Signale Ihres Kindes prompt zu reagieren?

☐	☐	☐	☐	☐	☐	☐	☐	☐	☐
1	**2**	**3**	**4**	**5**	**6**	**7**	**8**	**9**	**10**
nie									**immer**

Daran erkenne ich, dass ich auf die Signale meines Kindes prompt reagiere?

Hinweise, dass es mir gut gelingt:	**Hinweise, dass es mir weniger gut gelingt:**
▶	▶ ....
▶	▶ ....
▶	▶ ....
▶	▶ ....

Wenn es Ihnen schwerer fällt, auf die Signale Ihres Kindes prompt zu reagieren: Was, glauben Sie, sind mögliche Ursachen und/oder Gründe?

....

....

Worauf könnten Sie in Zukunft vermehrt achten, um auf die Signale Ihres Kindes zeitnäher zu reagieren?

....

....

Grundvoraussetzung für die Befriedigung kindlicher Bedürfnisse ist es, die vom Kind ausgesendeten Signale und die damit verbundene Nachricht an seine Bezugsperson ohne nennenswerte Verzögerung wahrzunehmen. Dies erfordert eine große Aufmerksamkeit, welche allerdings durch innere und/oder äußere Reize negativ beeinflusst werden kann.

Wie gut gelingt es Ihnen nach eigener Einschätzung, auf die Signale Ihres Kindes angemessen zu reagieren?

☐	☐	☐	☐	☐	☐	☐	☐	☐	☐
1	**2**	**3**	**4**	**5**	**6**	**7**	**8**	**9**	**10**
gar nicht									**hervorragend**

Wie oft gelingt es Ihnen nach eigener Einschätzung, auf die Signale Ihres Kindes angemessen zu reagieren?

☐	☐	☐	☐	☐	☐	☐	☐	☐	☐
1	**2**	**3**	**4**	**5**	**6**	**7**	**8**	**9**	**10**
nie									**immer**

Daran erkenne ich, dass ich auf die Signale meines Kindes angemessen reagiere:

Hinweise, dass es mir gut gelingt:	**Hinweise, dass es mir weniger gut gelingt:**
▶	▶ ....
▶	▶ ....
▶	▶ ....
▶	▶ ....

Wenn es Ihnen schwerer fällt, angemessen auf die Signale Ihres Kindes zu reagieren: Was, glauben Sie, sind mögliche Ursachen und/oder Gründe?

....

....

Worauf könnten Sie in Zukunft vermehrt achten, um angemessener auf die Signale Ihres Kindes zu reagieren?

....

Gefühle und Gedanken von Kleinkindern verbalisieren

B E

Damit Kinder die Fähigkeit entwickeln, eigene Wünsche und Bedürfnisse zu erkennen und ausdrücken zu können, benötigen sie im Kleinkindalter zwingend unsere Unterstützung. Als Eltern sollten wir, auch wenn unser Kind selber noch nicht sprechen kann, seinen Gefühlen, Gedanken und Handlungen Worte geben, indem wir ihr Handeln verbal begleiten. Dies fällt uns nicht immer leicht und erfordert von uns, unser Kind zunächst einfühlsam zu beobachten, um seine Gefühle und möglicherweise seine Gedanken erkennen zu können.

Nehmen Sie sich also vor, Ihr Kind in bestimmten Situationen einfühlsam zu beobachten, sich in Ihr Kind hineinzuversetzen und seine Gefühle und Gedanken zu erschließen. Spiegeln Sie vor allem die Gefühle Ihres Kindes, etwa mit Äußerungen wie »Jetzt bist du ganz schön ärgerlich« oder »Das macht dir ja eine Riesenfreude« oder »Da bist du unsicher und fragst dich, was du tun sollst« usw.

Ihr Kind lernt auf diese Weise, seine Gefühle zu erkennen und zu regulieren, was in seiner weiteren Entwicklung sehr hilfreich für es sein wird.

In welchen Alltagssituationen will ich mein Kind einfühlsam beobachten und seine Gefühle aussprechen?

....

....

....

Wie gut ist es mir gelungen, mich in mein Kind einzufühlen? Was ist mir dabei möglicherweise schwergefallen?

....

....

....

....

....

Wie hat mein Kind reagiert, wenn ich seine Gefühle und Handlungen ausgesprochen habe?

....

....

....

....

....

Ein Aspekt der Bindungsentwicklung ist die fürsorgebezogene Feinfühligkeit, ein anderer ist die Kombination von Herausforderung (= Unterstützung der Auseinandersetzung mit der Umwelt) und Feinfühligkeit. Beide Aspekte sind wichtig. Es ist häufig zu beobachten, dass Väter »wilder« und verunsichernder mit ihren Kindern spielen als Mütter, dass sie etwa häufiger »Raufspiele« mit den Kindern machen oder sie mit lauter Stimme erschrecken. Auch diese Art des Spiels ist für die kindliche Entwicklung wichtig, denn die Kinder können dabei in einem sicheren Rahmen Stresstoleranzgrenzen erweitern und die Erfahrung machen, dass sie auch Neues und Beängstigendes aushalten können. In diesen Situationen kommt es darauf an, die Herausforderungen an das Kind richtig zu dosieren und zu erkennen, wenn das Kind sich tatsächlich ängstigt, und dann angemessen darauf zu reagieren (vgl. Zimmermann, 2017). Ist dies gegeben, handelte es sich um eine »feinfühlige Herausforderung«, die dem Kind und der Bindung zwischen Kind und Elternteil guttut.

Mit den folgenden Fragen können Sie für sich überprüfen, ob Sie solche verunsichernden bzw. herausfordernden Situationen bindungsförderlich gestalten.

Wie häufig und in welchen Situationen zeige ich emotional für das Kind herausforderndes Verhalten, etwa indem ich es zum Spaß erschrecke oder ein »Raufspiel« mit ihm starte?

....

....

....

....

....

Wie reagiert mein Kind meist in diesen Situationen (freudig, ängstlich, …)? Woran kann ich das erkennen?

....

....

....

....

....

Zeigt mein Kind in solchen Spielsituationen oder im Anschluss daran auch unangenehme Gefühle, weint es zum Beispiel?

....

....

....

....

Wie könnte ich mein »wildes Spiel« so gestalten, dass es ein »Nervenkitzel« ist, der zu möglichst viel Freude beim Kind führt?

....

....

....

....

....

Falls mein Kind durch mein Erschrecken oder mein wildes Spiel Angst bekommt und/oder anfängt zu weinen, was kann ich dann tun, damit es sich schnell wieder sicher und geborgen fühlt, sodass ein an den Bedürfnissen des Kindes orientiertes Wechselspiel zwischen Herausforderung und Geborgenheit entsteht?

....

....

....

....

....

....

Bindungserwartungen und Überzeugungen – Innere Arbeitsmodelle

Eine grundlegende Annahme der Bindungstheorie von John Bowlby ist, dass Erfahrungen aus frühen Beziehungen das Erleben und Verhalten eines Menschen in späteren Beziehungen beeinflussen. Bereits ein Säugling lernt in den ersten Lebenswochen, Zusammenhänge zwischen seinem Verhalten und dem seiner Bezugspersonen sowie seiner sozialen Umwelt herzustellen. Er lernt, dass die Reaktionen anderer zu einem gewissen Grad vorhersehbar sind, was den Anfang einer kognitiven Repräsentation von sich und seinen Mitmenschen darstellt. Mit einem wachsenden Verständnis von sozialen Interaktionen entstehen auch neue Möglichkeiten eigenen Verhaltens. Mit zunehmendem Alter probiert das Kind immer neue Verhaltensweisen aus: So formt sich in ihm ein Bild, wie seine (soziale) Welt funktioniert, welches sich dann weiter ausdifferenziert. Macht das Kind neue Erfahrungen, z. B. wenn es in eine Kindertagesstätte zur Betreuung kommt, werden diese Informationen auf der Grundlage der bisherigen Erfahrungen sowie den damit verbundenen Gedanken und Gefühlen interpretiert und ausgewertet.

Bowlbys These war also, dass das Gehirn kognitive Modelle des sozialen Umfeldes erstellt, um die Welt besser zu verstehen, sich darin zurechtzufinden, Kontrolle zu erleben und Regeln abzuleiten. Diese Modelle entstehen aufgrund von Sinneseindrücken und zwischenmenschlichen Erfahrungen, die zu angenehmen oder unangenehmen Gefühlen führen. Erlebt ein Säugling seine Bezugspersonen als feinfühlige und verlässliche Wesen, welche ihm Schutz und Fürsorge bieten, gelingt es ihm in der Regel, emotionale sowie soziale Kompetenzen zu entwickeln. Zudem entsteht eine mentale Repräsentation seiner selbst, anderer Menschen und der Beziehung zwischen sich und anderen. Bowlby ging ebenfalls davon aus, dass die Qualität der Erfahrungen, die ein Kind in den ersten Lebensjahren in Beziehungen sammelt, einen großen Einfluss auf sein Selbstwerterleben sowie sein Vertrauen in andere Menschen ausübt. Erlebt ein Kind allerdings, dass seine Bezugspersonen ihm physische oder psychische Schmerzen zufügen, es ihnen gleichgültig ist oder die Reaktionen dieser nicht vorhersehbar oder unzuverlässig sind und es demnach nicht ausreichend Schutz sowie Trost bekommt, fließen diese Erfahrungen ebenfalls in seine Persönlichkeitsentwicklung mit ein. Das Kind entwickelt Bindungsstrategien, die es ihm ermöglichen, sich in der Zukunft vor diesen negativen Erfahrungen zu schützen. »Es ist wichtig, sich vor Augen zu halten, dass verschiedene Bindungsstrategien und die aus ihnen resultierenden inneren Arbeitsmodelle das Produkt echter, gelebter Erfahrungen sind, insbesondere von Erlebnissen in den Beziehungen zu Eltern und anderen engen Familienmitgliedern« (Howe, 2015, S. 53).

In den inneren Arbeitsmodellen, die sich lebenslänglich weiterentwickeln, speichert das Kind nun Erwartungen und Überzeugungen zu seinen wichtigsten Bezugspersonen in Form von Beziehungsregeln: »Wenn ich … tue, dann reagiert Mama oft mit …« oder »Ich darf keinesfalls … machen, sonst reagiert Papa mit …«. Die in den Funktionsmodellen enthaltenen Erwartungen und Annahmen und die so erschlossenen Regeln sind für das Kind extrem hilfreich, um sein Verhalten so auszurichten, dass es eine möglichst gute Befriedigung seiner Bedürfnisse, insbesondere seiner Bindungsbedürfnisse, erfährt. Diese inneren Arbeitsmodelle repräsentieren das eigene Bild über sich in sozialen Beziehungen, aber auch über das Gegenüber, und steuern damit das Verhalten und die Gefühle in der Situation. Hat ein Kind eine gewisse Vorstellung über sich entwickelt, wie es von anderen wahrgenommen wird, wird es sich mit hoher Wahrscheinlichkeit auch in dieser Weise verhalten, wie es glaubt, dass es von ihm erwartet wird, oder wie es für das Kind funktional scheint. Somit werden neue Beziehungen zunächst immer auf der Grundlage früherer Beziehungserfahrungen gestaltet. Die Erfahrungen bleiben also die gleichen, die Funktionsmodelle stabilisieren sich selbst. Innere Funktionsmodelle, die in ihnen enthaltenen Erwartungen, Überzeugungen und Regeln haben also einen starken Einfluss auf das aktuelle Bindungsverhalten von Kindern.

Die entwickelten Modelle sind zwar auf lange Sicht stabil, sind aber im Verlauf eines Lebens auch korrigier- und veränderbar. So können auch bei weniger guten Kindheitserfahrungen in Bezug auf Bindung durch stabile, vertrauensvolle und enge Beziehungen funktionalere Überzeugungen über eigenes und fremdes Verhalten entstehen. So ist es möglich, sich selbst als wertvoll, akzeptiert und geliebt zu erleben sowie durch andere Menschen Sicherheit zu bekommen.

Fazit

Die entwickelten kognitiven Modelle über sich und die eigene soziale Umwelt sowie eigenes und fremdes Verhalten, welche aufgrund von frühen Erfahrungen mit engen Bezugspersonen entstanden sind, werden als innere Arbeitsmodelle bezeichnet. Den größten Einfluss auf die entwickelten inneren Arbeitsmodelle weisen die wichtigsten Bezugspersonen – zumeist die Eltern –, mit denen das Kind in den ersten Lebensjahren zusammengelebt hat, auf. Damit wirken Eltern auf grundlegende Persönlichkeitsmerkmale ihrer Kinder ein. Die Qualität der Beziehung zwischen Eltern und ihrem Kind ist entscheidend dafür, welche inneren Überzeugungen und Glaubensgrundsätze das Kind über Beziehungen entwickelt. Auch wenn diese später noch veränderbar sind, haben sie einen großen Effekt auf die gelebten Beziehungen bis ins Erwachsenenalter.

Reaktionen meiner Eltern auf meine Gefühle

J K P

Deine Gefühle haben großen Einfluss auf dein Verhalten.

	... reagiert meine Mutter so:	... reagiert mein Vater so:
Wenn ich mich freue, …		
Wenn ich ängstlich bin, …		
Wenn ich traurig bin, …		
Wenn ich wütend bin, …		
Wenn ich mich schäme, …		
Wenn ich hilflos bin, …		
Wenn ich erschöpft bin, …		
Wenn ich angespannt bin, …		
Wenn ich mir Sorgen mache, …		
Wenn ich überfordert bin, …		
Wenn ich enttäuscht bin, …		

Wie meine Beziehungen funktionieren

J K P E

Alle Menschen haben ein Grundbedürfnis nach Orientierung und Kontrolle. *Regeln* geben uns Orientierung und erlauben uns, Kontrolle zu erleben. Auch in Beziehungen gelten – häufig unausgesprochene – Regeln. Kleine Kinder lernen sehr schnell, wie Beziehungen mit ihren Eltern, Geschwistern und anderen Bezugspersonen funktionieren, welche Beziehungsregeln für ihre Mutter, welche für ihren Vater, welche für andere wichtige Menschen gelten. Menschen bilden Modelle von ihren Beziehungen, in denen abgespeichert wird, wie *Beziehungen*, also auch spätere Beziehungen, funktionieren. Manche dieser Regeln sind sehr hilfreich und nützlich, um aktuell und auch im späteren Leben gute enge Freundschaften und Partnerschaften zu führen, z. B.: »Ich gehe offen und interessiert auf andere Menschen zu«. Andere erlernte, beobachtete oder auch erschlossene Regeln sind mit Blick auf zukünftige Beziehungen möglicherweise weniger günstig: »Wenn du dich auf einen Menschen einlässt, wirst du verletzt werden!« oder auch: »Wenn du in eine Beziehung eintrittst, dann versuche möglichst schnell, die größtmöglichen Vorteile daraus zu ziehen!«

Es ist nicht leicht, diesen früh gelernten, häufig unbewussten Regeln auf die Spur zu kommen. Mit etwas Hilfe können wir aber entdecken, wie wir uns in Beziehungen verhalten. Regeln lassen sich am besten als »Wenn …, dann …«-Sätze formulieren. In der Tabelle unten finden sich zunächst einige Beispiele; darunter können eigene Regeln genannt werden:

Regeln	**»Wenn …«**	**»Dann …«**	**Folgen für spätere Beziehungen**
Beispiel 1	»Wenn meine Mutter/mein Vater angespannt oder schlecht gelaunt ist, …«	»… dann verhalte ich mich besonders ruhig und rücksichtsvoll und stelle eigene Bedürfnisse zurück.«	Für andere Personen werden eigene Bedürfnisse zurückgestellt.
Beispiel 2	»Wenn ich etwas nicht allein schaffe, …«	»… dann wende ich mich an meine Eltern und die helfen mir.«	Ich bin gut darin, mir Hilfe zu holen und vertraue darauf, dass ich sie auch erhalte.
(1)			
(2)			
(3)			

Was leitet mich in meinem Handeln?

Elterliches Verhalten ist zum einen biologisch angelegt, aber es wird natürlich auch geprägt durch Erfahrungen und individuelles Lernen, aber auch durch Erwartungen, die man an sich selbst stellt oder die einem von außen – zum Beispiel durch die (Schwieger-)Eltern, Freunde, Bekannte, Institutionen oder auch die Gesellschaft – nahegelegt werden. Die biologische Basis – also intuitives Handeln – kann selbstverständlich auch durch eigene Kindheitserfahrungen negativ geprägt bzw. beeinflusst werden. Daher ist es ratsam, seine Grundüberzeugungen zu reflektieren und nach Wegen zu suchen, welche bindungsorientiertes Handeln fördern und ermöglichen und damit die Beziehung zwischen Eltern(-teilen) und ihren Kindern stärken.

Beschreibung der Situation	**Das sind meine Erwartungen an mich und an mein Kind**
(1)	
(2)	
(3)	

Das sind die (vermuteten) Erwartungen meiner Umwelt an mich und an mein Kind:	Das sagt meine Intuition:	So handle ich bindungs- und beziehungsstärkend für mich und mein Kind:

Bindung hat immer auch viel mit Emotionsregulation zu tun, denn gute und gelungene Bindungsmomente entstehen vor allem dann, wenn wir uns in Situationen befinden, in denen es uns gut geht und wir einigermaßen entspannt sind, oder aber in Situationen, wo Bindung und die daraus resultierende Unterstützung als wichtige Schutzfaktoren zu sehen sind. Betrachtet man die sogenannte »Fremde-Situation«, so ist dies eine Situation, in der das Kleinkind vor eine enorme emotionale Herausforderung gestellt wird, nämlich den vorübergehenden Verlust bzw. der Abwesenheit einer wichtigen Bezugsperson. Das vorliegende Bindungsmuster wird dann u. a. daran abgelesen, welche Bindungserwartungen das Kind hat und in welche Form es auf Bindung als emotionale Unterstützung zurückgreifen kann. Überträgt man die Fremde-Situation auf andere Altersstufen und auf Situationen, die in diesem Lebensalter emotional herausfordernd sind, und auf andere Kontexte, in denen emotionale Unterstützung durch Bindung und Bindungserwartungen ebenso eine Rolle spielen (u. a. in Therapie- und Pädagogikkontexten), so lässt sie sich über die gesamte Lebensspanne als Diagnostikinstrument nutzen.

Hilfreich dazu können Beobachtungen in Interaktionssequenzen im Alltag sein oder auch Video-Aufnahmen solcher Interaktionen.

Phasen der Fremde-Situation mit Blick auf die Emotionsregulation und Bindungsaspekte: Was können wir wann beobachten?

Phase 1: Ruhephase/Baseline: Beobachtung des Bindungssystems in emotional ruhigen Situationen
Fremde-Situation: Das Kind befindet sich in einer entspannten (Spiel-)Situation gemeinsam mit einer Bezugsperson.

Ältere Kinder: Wir beobachten, wie sich Kinder und Jugendliche und Bezugspersonen im Kontakt miteinander verhalten (auch in Gruppen).

Im Fokus stehen dabei das *Bindungsbedürfnis, die Bindungserwartungen und auch die Interaktionen mit Bezugspersonen in Situationen innerhalb des Stresstoleranzfensters.*

Was können wir hier beobachten?

- Bindungs-/Nähebedürfnis von Kindern und Bezugspersonen
- Bindungserwartungen in entspannten Situationen
- Anwesenheit von Bezugspersonen als Sicherheitsfaktor
- Interaktionsgeschehen zwischen Kind und Bezugsperson, Feinfühligkeit und soziale Fähigkeiten aller Beteiligten
- Balance zwischen Bindungssuche und Exploration und Nähe und Distanz

Kind	Bezugsperson (Eltern, Erzieher*in, Therapeut*in)
▶ Welches Bedürfnis nach Nähe zeigt das Kind?	▶ Nimmt die Bezugsperson Kontakt zum Kind auf und interessiert sich für dieses?
▶ Nimmt das Kind Signale von anderen wahr?	▶ Weiß die Bezugsperson, wie man sich beim Kind attraktiv machen kann?
▶ Ist das Nähe-Distanz-Verhalten alters- und situationsangemessen?	▶ Wie gestaltet die Bezugsperson den Moment unter Berücksichtigung der Bedürfnisse des Kindes (z. B. ohne zu überfordern, so, dass Erfolge möglich sind etc.)?
▶ Kann das Kind passende Kontakt- und Bindungsversuche initiieren oder auch zurückstellen bzw. abwarten, bis die Situation passend ist?	▶ Nimmt die Bezugsperson die Bedürfnisse und (Re-)Aktionen des Kindes wahr, interpretiert sie richtig und passt ihr Handeln dementsprechend an?
▶ Wirkt das Kind in Anwesenheit der Bindungs- und Bezugsperson entspannt?	▶ Kann die Bezugsperson dem Kind zur Situation passende alters- und bedürfnisgerechte Kontakt- und Näheangebote machen und den richtigen Moment und das richtige Maß dafür finden?
▶ Fühlt sich das Kind in Anwesenheit einer Bezugsperson sicher genug, um zu explorieren/sein Umfeld zu erkunden und mutig neue Dinge auszuprobieren? Kann es eigene Spielideen entwickeln?	▶ Wechselt die Bezugsperson zwischen Kontakt- und Arbeitsmomenten? Das Bewältigen von Aufgaben, aber auch das gemeinsame Spielen gelingt dann immer besonders gut, wenn wir neben der Aufgabe zwischendrin immer wieder auch Kontaktmomente miteinander erleben. Dies erkennen wir beispielsweise daran, dass ein kurzer Blickkontakt entsteht, dass sich Erwachsener und Kind anlächeln, dass das Thema zu Beziehungsthemen wechselt etc.
▶ Unterscheidet das Kind zwischen Bindungs- und Bezugspersonen? Was passiert, wenn jemand anders die Betreuung übernimmt?	▶ Kann die Bezugsperson ihre Initiative zurücknehmen, wenn sie merkt, dass es für das Kind unpassend ist, z. B. weil es noch mit anderen Themen und/oder Spielideen beschäftigt ist?
▶ Kann das Kind auch mit fremden (und damit wenig sicheren Personen) Kontakt aufnehmen? (Dies lässt sich auch in Kindergruppen beobachten.)	▶ Folgt die Bezugsperson den Initiativen des Kindes und greift Ideen, Themen oder Gedanken auf, die vom Kind kommen?

Kind	Bezugsperson (Eltern, Erzieher*in, Therapeut*in)
► Kann das Kind sich bei anderen attraktiv machen, sodass andere gerne mit dem Kind in Kontakt und Beziehung sind?	► Bestätigt die Bezugsperson erwünschtes Verhalten des Kindes. Der Erwachsene erkennt das an, was vom Kind kommt, durch Worte (»Prima«, »Gut gemacht«, »Das ist dir gut gelungen« etc.), Mimik (lächeln, mit Kopf nicken) und Gesten (Daumen hoch)?
	► Leitet die Bezugsperson das Kind bei nicht erwünschtem Verhalten?
	► Unterstützt die Bezugsperson das Kind beim Explorieren? Das Kind/der Jugendliche bekommt die Gelegenheit, sich auszuprobieren oder etwas Neues zu erkunden.
	► Bringt die Bezugsperson das Kind mit anderen in Verbindung? Macht sie das Kind auf andere und ihre Bedürfnisse sozial aufmerksam und unterstützt das Kind dabei, mit anderen (Gleichaltrige, Erwachsene) sozial-emotionale Verbindung herzustellen?
	► Wirkt die Bezugsperson entspannt, ruht sie in sich und strahlt in ihrer Haltung und in ihrem Tun Sicherheit aus?

Phase 2: Erschütterungs-/Stressphase: Das Kind gerät aus dem emotionalen Gleichgewicht
Fremde-Situation: Die Mutter geht aus dem Raum. Es steht eine Person als emotionale Unterstützung zur Verfügung, die Fremde (1. Durchlauf). In der klassischen Fremde-Situation ist das Kind im 2. Durchlauf erst einmal allein, bevor die Fremde in den Raum kommt.

Bei älteren Kindern: Wir beobachten Situationen, die für die Kinder generell emotional schwierig sind (z. B. eine kleine Verletzung, eine schlechte Schulnote, ein Konflikt mit anderen Kindern).

Im Fokus dieser Beobachtungsphase steht vor allem das *emotionale Reaktionsmuster auf die jeweilige Herausforderung.*

Was können wir hier beobachten?

- Aspekte des Stresstoleranzfensters bei Kindern und Bezugspersonen
- Anwesenheit von Bezugspersonen als »Puffer« für emotionale Herausforderungen
- Feinfühligkeit der Bezugspersonen im Hinblick auf emotional herausfordernde Situationen
- Notfall-/Überlebensreaktionen bei Kindern, aber auch bei Bezugspersonen

Kind	**Bezugsperson (Eltern, Erzieher*in, Therapeut*in)**
▶ Bei kleineren Kindern: Bemerkt das Kind, dass die Bezugsperson nicht mehr anwesend ist? Protestiert oder sucht es?	Im Fokus steht hier vor allem die Bezugsperson, die in oder vor der emotional herausfordernden Situation anwesend ist.
▶ Was genau bringt das Kind aus dem Stresstoleranzfenster? Was kann noch ausgehalten werden?	▶ Kann die Bezugsperson schwierige Situationen voraussehen und sie dem Kind rechtzeitig ankündigen und mit ihm vorbesprechen?
▶ Welche Reaktionsmuster zeigt das Kind, wenn es aus dem Stresstoleranzfenster gerät (Sich-Trösten-Lassen, Weinen, Flucht, Kampf, Erstarrung etc.)?	▶ Gestaltet die Bezugsperson die anstehende Stresssituation, wenn dies möglich ist, alters- und situationsangemessen, um die Wahrscheinlichkeit für das Gelingen der Situation so groß wie möglich zu machen?
▶ Nimmt das Kind wahr, was in ihm vorgeht und kann es dies benennen (z. B. Gefühle: »Ich bin traurig, wütend, …«, »Ich habe Angst«)?	▶ Bemerkt die Bezugsperson, dass das Kind/der Jugendliche aus dem inneren Gleichgewicht gerät, und passt ihr Verhalten der Situation an? (Sie unterbricht beispielsweise aktuelle oder die gemeinsame Tätigkeit und wendet sich dem Kind emotional haltend zu.)
▶ Welche Selbstregulationsstrategien kann das Kind für sich nutzen? Und wie gut kann sich das Kind darüber regulieren?	▶ Kann die Bezugsperson ruhig bleiben und Sicherheit ausstrahlen, auch dann, wenn das Kind in Aufregung gerät und sich Stressreaktionen zeigen?
▶ Kann das Kind mit anderen in sozial-emotionalem Kontakt bleiben?	▶ Gelingt es der Bezugsperson in sozial-emotionalem Kontakt und in Zuwendung zum Kind zu bleiben?
	▶ Kann die Bezugsperson die emotionale Überlebensreaktionen des Kindes (Ärger, Wut, Weglaufen) aushalten, ohne selbst aus dem inneren Gleichgewicht zu geraten?
	▶ Kann die Bezugsperson besonnen abwägen, wann Begrenzungen der Überlebensreaktionen sinnvoll sind, und wann sie besser aus Deeskalationsgründen vorerst ausbleiben sollten?

Phase 3: Trost- und Unterstützungsphase: Eine (Bezugs-)Person steht als Unterstützung in herausfordernden Situationen zur Verfügung

Fremde-Situation: Die Fremde versucht, das Kind zu beruhigen. Später steht auch die Mutter wieder als Beruhigungsperson zur Verfügung.

Bei älteren Kindern: Wir beobachten, inwiefern Bindungssuche für das Kind ein wichtiger Regulationsmechanismus ist. Ältere Kinder suchen dabei von sich aus oft Bezugspersonen auf, wenn sie emotional herausgefordert werden.

Was können wir hier beobachten?

- Bindungserwartungen in emotional herausfordernden Situationen
- Bindungsmuster in emotional herausfordernden Situationen
- Bindungssuche als eine Bewältigungsstrategie, die das Kind in herausfordernden Situationen nutzen kann
- Stresssystem der Bindungspersonen: Um Stress co-regulieren zu können, muss ich selbst im Stresstoleranzfenster bleiben können.
- Feinfühligkeit und Bindungsmuster der Bindungspersonen

Kind	**Bezugsperson (Eltern, Erzieher*in, Therapeut*in)**
▶ Kann und will das Kind die Unterstützung durch Bezugspersonen für die Regulation nutzen?	▶ Reagiert die Bezugsperson darauf, wenn das Kind sie um Unterstützung bittet? Steht sie als emotionale*r Ansprechpartner*in zur Verfügung, auch dann, wenn sie mit anderen Dingen beschäftigt ist?
▶ Unterscheidet das Kind zwischen Bezugspersonen und anderen Menschen, die ihm Unterstützung anbieten? Lässt sich das Kind beispielsweise von seiner Bindungsperson besser trösten?	▶ Bietet sie emotionale Unterstützung an (z. B. durch Trösten, Zuhören, Benennen der Gefühle des Kindes etc.)?
▶ Werden Unterstützung und Trost durch andere Menschen vom Kind gesucht oder eingefordert?	▶ Kann die Bezugsperson abwarten, bis sich das Kind beruhigt hat? Achtet sie auf die verbalen und non-verbalen Signale des Kindes und weiß, wann der richtige Moment ist, wieder in den Spiel- oder Arbeitsprozess einzusteigen? Kann die Bezugsperson abwarten, bis die Unterstützung im Moment vom Kind wieder angenommen werden kann?
▶ Kann es altersangemessen um Hilfe bitten und andere dafür gewinnen? Dabei kann Weinen auch als eine Bitte um Unterstützung verstanden werden.	▶ Hilft die Bezugsperson durch das Problem (z. B. erklärt sie erneut, strukturiert die Situation in kleinere Untereinheiten, die vom Kind noch zu bewältigen sind etc.) und sorgt dafür, dass das Kind erfolgreich sein kann?

Kind	**Bezugsperson (Eltern, Erzieher*in, Therapeut*in)**
▶ Kann das Kind sich auf die Unterstützung durch eine andere Bezugsperson (oder auch andere Kinder) einlassen? Beispielsweise ist dies im Überlebensmodus »Erstarrung« den Kindern oft kaum möglich.	▶ Vermittelt sie Zuversicht, dass die Situation überstanden werden kann?
▶ Kann das Kind sich in einer angemessenen Zeit wieder so beruhigen, dass Exploration, Spiel, Aufgabenbewältigung wieder möglich ist?	▶ Bei größeren Kindern und Jugendlichen: Kann die Bezugsperson die Situation wohlwollend und wertschätzend nachbesprechen und eine Perspektive erarbeiten, wie diese Situation das nächste Mal besser gelingen kann?
▶ Kann das Kind der Bezugsperson so vertrauen, dass es sich von ihr durch die Situation leiten lässt?	▶ Sucht sich die Bezugsperson Unterstützung in der Situation oder nach der Situation, wenn sie selbst an ihre Grenzen kommt?
▶ Welche Bindungserwartungen können beim Kind vermutet werden (»Andere helfen mir«, »Ich muss das allein lösen«, »Ich bin mir nicht sicher, ob mir andere helfen können« etc.)?	

Legt man eine Betrachtungsweise von Bindung und Emotionsregulation zugrunde, so können wir die verschiedenen Bindungstypen dementsprechend beschreiben. Dabei lässt sich diese Beschreibung mit fast allen Altersstufen sowie mit Eltern und Fachkräften durchführen.

	Beobachtungen/Hypothesen/Bindungsbotschaften	**Sichere Bindung**	**Unsicher-vermeidende Bindung**	**Unsicher-ambivalente Bindung**	**Desorganisierte Bindung**
Ruhephasen = Baseline	Mögliche Bindungserwartungen	Bindung ist ein sicherer Hafen. Ich kann dir vertrauen.	Bindung ist kein sicherer Hafen. Ich kann dir nicht vertrauen. Bindung – Nein Danke!	Bindung ist kein sicherer Hafen. Ich bin an Bindung interessiert, aber ich kann dir nicht vertrauen, ohne dass ich Angst bekomme. Bindung nur, solange ich die Kontrolle habe	Bindung ist kein sicherer Hafen. Das Interesse an Bindung variiert zwischen vermeidend und ambivalent.
	Bindungsverhalten in ruhigen Situationen, z.B. allein oder mit einer Bezugsperson Nähe-Distanz-Bedürfnis Bindungsbotschaften, die der junge Mensch aussendet?	Das Kind sucht den Kontakt und interessiert sich für andere. Es unterscheidet zwischen Bindungspersonen. Ist eine Bindungsperson vor Ort oder verinnerlicht, so kann exploriert werden.	Das Kind vermeidet Bindungsangebote. Das Kind/der Jugendliche exploriert fast ausschließlich, wirkt selbstständig und auf sich selbst gestellt.	Das Kind ist an Bindung interessiert, sucht die Nähe zu anderen, lehnt Bindungsangebote aber ab, sobald sie zu nah werden. Bindung wird dann gesucht, wenn sie nicht gefährlich ist oder wenn sie vom Kind/Jugendlichen kontrolliert werden kann.	Die bizarren Reaktionen des Kindes/Jugendlichen machen es fast nicht möglich, diese Frage zu beantworten. Insgesamt ist das Kind/der Jugendliche hier nicht festgelegt und sein Verhalten auch schwer vorhersehbar.

	Beobachtungen/Hypothesen/Bindungsbotschaften	Sichere Bindung	Unsicher-vermeidende Bindung	Unsicher-ambivalente Bindung	Desorganisierte Bindung
Erschütterungsphase = Kind/Jugendlicher gerät aus dem Gleichgewicht	Verhalten, wenn das Kind/der Jugendliche aus dem Gleichgewicht gerät: Stressreaktionen und Bewältigungsstrategien, physiologischer Erregungsbereich, in dem sich der junge Mensch typischerweise befindet	Stressreaktionen im altersgerechten und sozial verträglichen Rahmen: Ein Kind weint, wird auch mal wütend oder läuft aus dem Zimmer. Die Reaktionen haben eine übliche Dauer und Heftigkeit. Sie liegen noch im Stresstoleranzfenster oder nur leicht darüber oder darunter.	Viele junge Menschen versuchen, allein zurecht zu kommen. Die Bindungspersonen erfahren nicht oder erst sehr spät davon, dass etwas nicht stimmt. Die Kinder und Jugendlichen wirken äußerlich gelassen, cool und abgebrüht. Manchmal hat man das Gefühl, dass es innerlich brodelt.	Bindung wird zuerst gesucht, kann aber oft kaum ausgehalten werden. Es kann sehr plötzlich zwischen intensiver Nähe-Suche und deutlicher Ablehnung kippen. Solche Kipp-Prozesse stehen auch in Zusammenhang mit heftigeren Stressreaktionsmustern. Manchmal kann dieser Annäherungs-Vermeidens-Konflikt sogar beobachtet werden.	Das Kind/der Jugendliche neigt zu bizarren Reaktionsmustern, die in der Regel im Bereich der Traumaverarbeitung liegen. Typisch sind individuelle Muster von Flucht, Kampf und sogar Dissoziation. Diese Muster tauchen auch auf, wenn sich das Kind/der Jugendliche scheinbar nicht in Gefahr befindet.
	Bindungsbotschaften in Stress- und Anspannungssituationen	Das Kind/der Jugendliche sucht Unterstützung	Ich komme allein zurecht! Hilf dir selbst, sonst hilft dir keiner!	Wasch mich, aber mach mich nicht nass! Diese Reaktionsmuster sind für andere häufig sehr schwer zu verstehen.	Ich bin mir selbst hilflos ausgeliefert! Diese Reaktionsmuster sind für andere häufig sehr schwer zu verstehen.

	Beobachtungen/Hypothesen/Bindungsbotschaften	Sichere Bindung	Unsicher-vermeidende Bindung	Unsicher-ambivalente Bindung	Desorganisierte Bindung
Beruhigungsphase = Co-Regulation zwischen Kind/Jugendlichem und Erwachsenem	Zu welchen Reaktionen des Gegenübers lädt das Kind/der Jugendliche ein?	Das Kind/der Jugendliche lädt zu Unterstützung durch andere ein. Es sucht Hilfe und Kontakt zu anderen, fragt um Rat, weint und lässt sich trösten.	Das Kind/der Jugendliche wirkt abweisend, lässt sich oft nicht helfen.	Das Kind/der Jugendliche wirkt entweder klammernd und distanzlos oder abweisend und lässt sich nicht helfen.	Andere kommen mit diesen Reaktionsmustern oft überhaupt nicht zurecht. Sie laden ein zu Gegenreaktionen (Bullying, Aggressivität etc.).
	Wenn Sie Gelegenheit haben, eine Eltern-Kind-Interaktion zu beobachten: Zu welchen Beruhigungsreaktionen sind die Eltern in der Lage?	Das Kind sucht die Eltern auf, wenn es aus dem Gleichgewicht geraten ist. Die Eltern sind aufmerksam und können passende Unterstützung geben und durch das Problem helfen.	Das Kind versucht selbstständig, seine Probleme allein zu lösen. Die Eltern sind oft wenig aufmerksam und können kaum passende Unterstützung geben und durch das Problem helfen. Oft haben sie selbst wenig Interesse an Beziehung und Bindung und können selbst auch schlecht Unterstützung annehmen.	Das Kind sucht bei den Eltern Unterstützung, macht aber im letzten Moment einen Rückzieher oder erlebt Reaktionen der Bezugspersonen, die Angst machen. Viele Eltern können sich selbst nur ungenügend emotional regulieren und verstärken durch ihr Tun die Erregung beim Kind. Oft gibt es eine Bindungsperson, die besser co-regulieren kann.	In der Eltern-Kind-Interaktion finden sich Hinweise auf traumatisierende Erlebnisse. Oft haben die Eltern selbst Traumata erlebt.

Beobachtungsbogen für	
Datum:	**Beobachtungen/Hypothesen/Bindungsbotschaften**
Ruhephasen = Baseline	
Wie verhält sich das Kind/der Jugendliche in ruhigen Situationen, z. B. allein oder mit einer Bezugsperson?	
Welche Erwartungen können wir beim Kind/Jugendlichen im Hinblick auf Bezugspersonen vermuten?	
Welches Nähe-Bedürfnis ist beobachtbar? Welche Bindungsbotschaften sendet der junge Mensch aus?	
Erschütterungsphase = Kind/Jugendlicher gerät aus dem Gleichgewicht	
Was passiert, wenn das Kind/der Jugendliche aus dem Gleichgewicht gerät? Welche Stressreaktionen und -strategien sind erkennbar?	
Welche Bindungsbotschaften lassen sich in Stress- und Anspannungssituationen beobachten oder vermuten?	
In welchem physiologischen Erregungsbereich befindet sich das Kind/der Jugendliche typischerweise?	
Beruhigungsphase = Co-Regulation zwischen Kind/Jugendlichem und Erwachsenem	
Zu welchen Reaktionen des Gegenübers lädt das Kind/der Jugendliche ein?	
Inwiefern stimmen die Einladungen mit dem überein, was seinen Bedürfnissen am ehesten entspricht?	
Wenn Sie Gelegenheit haben, eine Eltern-Kind-Interaktion zu beobachten: Zu welchen Beruhigungsreaktionen sind die Eltern in der Lage?	
Fazit für Ihr Handeln: Welche konkreten Überlegungen nehmen Sie für Ihren Fall mit? Was ist Ihr nächster Schritt?	

3 Bindungsdiagnostik

Wie in anderen Feldern der klinischen Diagnostik können auch im Kontext von Bindungsdiagnostik (mindestens) drei verschiedene Zugänge unterschieden werden, auf die im Folgenden genauer eingegangen wird:

(1) die kategoriale oder klassifikatorische Diagnostik, bei der es um die Einordnung vorliegender Symptome zu einer von mehreren Klassen (z. B. Störungsbildern oder Syndromen) geht

(2) die standardisierte Bindungsdiagnostik mit dafür konstruierten Verfahren (z. B. dem *Adult Attachment Interview* [Gloger-Tippelt, 2012] oder einem Bindungsfragebogen)

(3) die individualisierte Diagnostik, die vor allem das Verhalten eines Kindes oder Jugendlichen zu erfassen und zu erklären versucht.

Eine frühe und ausführliche Diagnostik mit einer daraus entstehenden Möglichkeit zur Einleitung von Hilfemaßnahmen für das Kind – aber auch für die Bezugspersonen – verringert deutlich das Risiko einer Bindungsstörung und damit in Zusammenhang stehende Verhaltensauffälligkeiten. Die Diagnostik von Bindungsstilen sowie Bindungsstörungen sollte multimodal erfolgen: Dies schließt eine ausführliche Anamnese und Exploration – soweit möglich – mit beiden Elternteilen, dem betreffenden Kind sowie weiteren Betreuungspersonen wie Tagesmutter bzw. Tagesvater, Erzieherin*innen und Lehrer*innen ein. Die Anamnese sollte die Art, die Dauer, den Beginn, die Ausprägung und die Kontextbedingungen des kindlichen Problemverhaltens beinhalten. Neben der Exploration sind auch Verhaltensbeobachtungen sowohl im Einzelsetting mit dem Kind, aber vor allem auch in der Interaktion zwischen den Bezugspersonen und dem Kind durchzuführen. Dazu gibt es im vorliegenden Kapitel einige geeignete Arbeitsmaterialien. Diese geben häufig Aufschluss darüber, wie die Bezugspersonen auf die Bedürfnisse des Kindes eingehen können. Im Kontakt mit dem Kind eignen sich verschiedene Diagnoseinstrumente wie z. B. Puppenspiele. Diese Methode eignet sich ab dem Kindergartenalter bis zum Ende der Grundschulzeit. Hierbei werden Kindern Hinweisreize zu verschiedenen bindungsrelevanten Themen geboten und beobachtet, wie das Kind auf diese reagiert. Eine Aufzeichnung der Spielsituation zur anschließenden Auswertung wird empfohlen. Mithilfe dieser Intervention können im Kind angelegte Bindungsmuster besser erkannt und verdeutlicht werden.

Fremdanamnese. Wenn möglich sind fremdanamnestische Urteile von weiteren Fachpersonen wie Jugendhilfemitarbeiter*innen einzuholen. Zudem ist es erforderlich, eine körperliche Untersuchung durch den Kinderarzt/die Kinderärztin durchführen zu lassen. Dadurch können eventuell vorliegende neurologische Erkrankungen, Stoffwechselstörungen oder geistige Behinderungen ausgeschlossen werden, da diese ebenfalls zu Entwicklungsverzögerungen oder anderen Verhaltensauffälligkeiten führen können.

Wichtig

Die Diagnose einer Bindungsstörung soll laut Brisch (2020) frühestens ab einem Lebensalter von 12 Monaten gestellt werden. Wissenschaftliche Untersuchungen zeigen jedoch, dass weitere Beobachtungen des Kindes auch im 2. und eventuell 3. Lebensjahr erforderlich sein können, um eine valide Aussage über das Vorliegen einer Bindungsstörung zu treffen. Aufgrund der entwicklungsbedingten Angst vor fremden Personen von Babys bis zum 9. Lebensmonat ist von einer Diagnose im ersten Lebensjahr eher abzuraten. Auch in der weiteren Entwicklung von Kindern kann es immer wieder zu auffälligem Verhalten in z. B. Trennungssituationen kommen. Daher sollten psychopathologische Auffälligkeiten mindestens über einen Zeitraum von 6 Monaten beobachtet werden. Zur Diagnosestellung ist zudem ein Kriterium in der ICD-10 als auch im DMS-5, dass die abnormen Beziehungsmuster sich bereits vor dem Alter von 5 Jahren entwickelt haben müssen.

Differenzialdiagnostik

ASS. In jedem Fall ist das Vorliegen einer Autismus-Spektrum-Störung auszuschließen: Kinder mit dieser Störung zeigen zum Teil Verhaltensmuster, welche mit der reaktiven Bindungsstörung verwechselt werden könnten. Kinder mit frühkindlichem Autismus haben in der Regel große Schwierigkeiten im interaktionellen Verhalten, können aber auch durch ihr stereotypes oder zurückgezogenes Verhalten die Frage nach einer möglichen Bindungstraumatisierung aufwerfen. Allerdings zeigen Kinder mit einer autistischen Störung das auffällige Verhalten durchgängig – sie können nicht anders, während Kinder mit einer Bindungsstörung ihr Verhalten von Beziehung zu Beziehung und auch situationsabhängig variieren können.

Störung des Sozialverhaltens. Eine emotionale Belastung oder eine Verhaltensauffälligkeit können auch auf das Vorliegen einer Störung des Sozialverhaltens hinweisen. Hier zeigen sich Ähnlichkeiten zur reaktiven Bindungsstörung insbesondere in einem Mangel an emotionaler Ansprechbarkeit sowie fremd- und evtl. auch autoaggressiven Verhaltensweisen. Das Nichtbeachten von Regeln sowie starke Impulsdurchbrüche können sowohl bei Kindern mit reaktiver Bindungsstörung als auch bei Kindern mit einer Störung des Sozialverhaltens auftreten. Anamnestisch lassen sich in beiden Fällen unangemessene Umgangsformen vonseiten der Eltern gegenüber ihren Kindern finden, wie z. B. Vernachlässigung, psychischer oder physischer Missbrauch und damit einhergehend eine ständige Missachtung der kindlichen Grundbedürfnisse. Allerdings ist die emotionale Beeinträchtigung häufig bei Kindern mit einer Bindungsstörung deutlich ausgeprägter, Erregungszustände sind heftiger. Nicht selten erhalten Kinder, die zunächst die Diagnose einer reaktiven Bindungsstörung erhalten haben, im weiteren Entwicklungsverlauf die Diagnose einer Störung des Sozialverhaltens und noch später, im Jugend- oder Erwachsenenalter entspricht die Symptomatik nicht selten einer Persönlichkeitsstörung, etwa einer Borderline-Störung.

ADHS. Abgrenzend zur Bindungsstörung mit Enthemmung ist eine Hyperkinetische Störung in Betracht zu ziehen, welche auch als Ausschluss für die Bindungsstörung gilt. Überschneidungen finden sich hier im aufmerksamkeitssuchenden und zum Teil distanzlosen Verhalten des Kindes. Hinzu kommen allerdings bei den Kindern mit einer Bindungsstörung mit Enthemmung die mangelnde Differenzierung und scheinbare Wahllosigkeit in sozialen Beziehungen.

Komorbidität

Das Vorliegen einer Bindungsstörung birgt das Risiko der Entwicklung von weiteren psychopathologischen Auffälligkeiten mit sich. Eine Studie von Pritchett et al. (2013) zeigt, dass 85 % der Kinder mit einer Bindungsstörung die Kriterien für mindestens eine weitere Störung erfüllen.

Traumafolgestörung. Zunächst sollte das Vorliegen einer Traumafolgestörung über die Bindungsstörung hinaus diagnostisch abgeklärt werden. Insbesondere bei einer Bindungsstörung ist – wie in der ICD-10 beschrieben – grundsätzlich von zum Teil schweren Traumatisierungen durch Vernachlässigung und/oder Missbrauch auszugehen. Dies heißt im Umkehrschluss allerdings nicht, dass alle Kinder, die diesen Entwicklungsbedingungen ausgesetzt sind, in jedem Fall auch eine Bindungsstörung entwickeln.

Exkurs

Allgemein kann davon ausgegangen werden, dass Bindungsstörungen vorangegangene und/oder anhaltende Bindungstraumata zugrunde liegen, also Bindungserfahrungen, die beim Kind psychische Wunden, Narben, Schäden hinterlassen haben. Diese traumatischen Erfahrungen können, müssen aber nicht den Traumakriterien der Diagnosemanuale (ICD und DSM) für die Posttraumatische Belastungsstörung entsprechen, welche auch keine Differenzierungen für verschiedenen Lebensalter vorsehen.

Die nachfolgenden Informationen und Materialien unterstützen die Bindungsdiagnostik in verschiedenen Lebensaltern und mit unterschiedlichen Schwerpunkten, etwa Fürsorgeverhalten, Erziehungsfähigkeit u. a.

Arbeits- und Informationsmaterialien

INFO 12 Bindungsrelevante diagnostische Testverfahren: Übersicht
Dieses Infoblatt bietet einen kurzen Überblick über aktuelle Testverfahren zur Bindungsdiagnostik.

INFO 13 Das Familienbrett
Auf diesem Infoblatt findet sich eine Kurzanleitung für Therapeut*innen zum Einsatz des Familienbrettes im Kontext von Diagnostik und Therapie.

AB 18 Systematische Bindungsbeobachtung bei jüngeren Kindern
Auf diesem Arbeitsblatt findet sich eine Anleitung und ein Beobachtungs- bzw. Auswertungsbogen für eine standardisierte Bindungsbeobachtung, die von einer/einem dem Kind unbekannte*n Therapeut*in durchzuführen ist.

AB 19 Bindungsgeschichten für Grundschulkinder
Dieses Arbeitsblatt stellt ein Geschichtenerzählverfahren für Grundschulkinder mit Beobachtungs- und Auswertungsbogen zur Unterstützung der Einschätzung der Bindungssituation des Kindes zur Verfügung.

AB 20 Beobachtungsbogen zur Typologie von Bindungsstörungen nach Brisch
Auf diesem Arbeitsblatt findet sich eine Checkliste/ein Einschätzungsbogen zur differenzierten Erfassung des Bindungstyps nach Brisch.

AB 21 Fürsorgeverhalten in den ersten 3 Lebensmonaten
Dieses Arbeitsblatt ist als Beobachtungsbogen für professionelle Helfer*innen konzipiert, der allerdings auch von (kompetenten) (Pflege- oder Adoptiv-)Eltern – ggf. mit Unterstützung durch eine*n professionellen Helfer*in – zur Selbstbeobachtung verwendet werden kann.

AB 22 Interview- und Beobachtungsbogen zur bindungsbezogenen Erziehungsfähigkeit
Auf diesem Arbeitsblatt findet sich ein halbstandardisiertes Interview, welches im Kontext von Kindeswohlgefährdungen eine fundierte Einschätzung der bindungsbezogenen Erziehungsfähigkeit unterstützt.

AB 23 Diagnostische Checklisten für Bindungsstörungen
Auf diesem Arbeitsblatt findet sich eine an den ICD- und DSM-Kriterien orientierte Checkliste für die Klassifikation klinischer Bindungsstörungen.

Bezeichnung	**Verfasser**	**Altersempfehlung**	**Themenbereiche/Skalen**
Adult Attachment Interview (AAI)	Gloger-Tippelt (2012)	Erwachsene	ein- bis zweistündiges Interview mit 18 Fragen; Auswertung bedarf intensiver Schulung
Adult Attachment Projective Picture System (AAP)	Buchheim & George (2012)	Jugendliche (in Forschungsstudien ab 12 Jahren) und Erwachsene	Projektivset bestehend aus 1 Aufwärmbild plus 7 Bildern mit Bindungsszenen zur Bestimmung sicherer (F), distanzierter (DS), verstrickter (E) und desorganisierter (U) Bindungsrepräsentationen
Beziehungsspezifische Bindungsskalen für Erwachsene (BBE)	Asendorpf et al. (1997)	Erwachsene	Selbsteinschätzung des Bindungsstils gegenüber Mutter und Vater getrennt auf zwei Dimensionen: sicher – ängstlich sowie abhängig – unabhängig
Beziehungs- und Bindungs- Persönlichkeitsinventar (BB-PI)	Andresen (2012)	ab 18 Jahren	8 Skalen mit jeweils 18 Items: Liebe, Erotik und Verständnis; Sexualität, Abenteuer und Begehren; Unsicherheit, Enttäuschung und Zweifel; Dominanz, Streitbarkeit und Aggressivität; Bindung, Nähebedürfnis und Abhängigkeit; Verführung, Charme und Attraktivität; Treue, Moral und Beständigkeit; Marktorientierung, Anspruch und Stolz
Bielefelder Fragebogen zur Klientenerwartung (BFKE)	Höger (1999)	keine Angaben	Fragebogen mit 33 Items auf 3 Skalen: Akzeptanzprobleme, Öffnungsbereitschaft, Zuwendungsbedürfnis; der Autor verweist auf erweiterte Auswertungsmöglichkeiten (http://www.dpgg.de/Bielefelder Bindungsskalen.htm)
Bindung in der Kindheit. Das Geschichtenergänzungsverfahren zur Bindung	Gloger-Tippelt & König (2016)	5–8 Jahre	Geschichtenergänzungsverfahren: standardisierte Durchführung von 6 standardisierten Spielsituationen. Projektive Diagnostik von sicheren, unsicher-vermeidenden, unsicher-ambivalenten und desorganisierten Bindungsrepräsentationen (incl. Beispiel-Filme auf DVD)

Bezeichnung	**Verfasser**	**Alters-empfehlung**	**Themenbereiche/Skalen**
DISYPS III – Bindungs- und Beziehungsstörungen	Döpfner & Görz-Dorten (2017)	4–18 Jahre	gehemmtes, emotional zurückgezogenes Verhalten, andauernde soziale und emotionale Störung, Distanzminderung, unzureichende Fürsorge in der Vorgeschichte
Eltern-Belastungsinventar (EBI)	Tröster (2010)	Erwachsene (Eltern)	Die 48 Items sind 12 Subskalen zugeordnet: ▶ 5 Subskalen, die vom Kind induzierte Belastungsmomente erheben: Ablenkbarkeit/Hyperaktivität, Akzeptierbarkeit, Anforderung, Anpassungsfähigkeit, Stimmung; ▶ 7 Subskalen zu Beeinträchtigungen elterlicher Funktionsbereiche erfassen: Bindung, Soziale Isolation, Zweifel an der elterlichen Kompetenz, Depression, Gesundheit, Persönliche Einschränkung, Partnerbeziehung
Projektives Diagnostikum zum Beziehungserleben von Kindern (ProDiBez)	Sticker et al. (2018)	6–12 Jahre	16 Bildvorlagen, überwiegend getrennt für Jungen und Mädchen, angelehnt an OPD-KJ-2, zu den vier Lebensbereichen: Familie, Schule, Freizeit, Gesundheit/Krankheit/Tod
Revised Adult Attachment Scale (AAS-R)	Schmidt et al. (2016)	ab 14 Jahre	Versionen für Partnerschaften (P) und sog. Close-Relationships (CR; enge Beziehungen außerhalb von Partnerschaften). Auswertung mit 3-Skalenmodell: Nähe, Vertrauen, Angst oder 2-Skalenmodell: Nähe/Vertrauen, Angst

Das Familienbrett stellt ein szenisches Verfahren dar: Dafür werden ein Brett (etwa so groß wie ein Schachbrett) und Figuren (in unterschiedlichen Formen, Farben, Größen usw., möglich sind z. B. Playmobil®-Figuren oder Schleich®-Tiere o. Ä.) benötigt. Die Methode kann sowohl mit Kindern als auch mit Eltern sowie im gemeinsamen Setting durchgeführt werden. Auf dem Brett werden alle relevanten Personen aus dem sozialen System platziert, mit dem Fokus darauf, in welcher Beziehung die einzelnen Familienmitglieder zueinander stehen. Dabei spielt die Entfernung zwischen den Figuren, die Blickrichtung der jeweiligen Figuren, die allgemeine Platzierung auf dem Brett (eher am Rand oder eher mittig), die Größe und Form der ausgewählten Figuren und die gestalterische Anordnung der Figuren bzw. der Personen eine wichtige Rolle. Über dieses Medium können Kinder, Eltern und Familien innerhalb kurzer Zeit zu einer szenischen Abbildung ihrer Familie gelangen. Es gibt zudem die Möglichkeit, neben den Familienmitgliedern auch Problemverhalten, Erkrankungen, Gefühle usw. als eigene Systemelemente auf dem Brett zu platzieren. Mithilfe dieser Methode können die Beziehungen innerhalb der Familie visualisiert werden. Darüber erhalten dann sowohl die Familie als auch die Therapeut*innen Informationen, wie es den einzelnen Familienmitgliedern möglicherweise im Zusammenleben ergehen mag.

Familiensysteme lassen sich für unterschiedliche Situationen und Zeitpunkte aufstellen. So können z. B. auch gewünschte Zielvorstellungen und Lösungsbilder dargestellt werden. Eine Möglichkeit wäre, dass jedes Familienmitglied zum Finden alternativer Lösungsmöglichkeiten nur die eigene Figur – nicht aber die der anderen – hinsichtlich Position, Blickrichtung usw. verändern darf.

Insbesondere bei Eltern mit psychischer Erkrankung kann das Herstellen, Wahrnehmen und Einhalten von Grenzen ein häufig wiederkehrendes Thema darstellen: Im Zusammenhang mit Bindungs- und Beziehungsschwierigkeiten zwischen Eltern und ihren Kindern geht es dann insbesondere um die Achtung der körperlichen und psychischen Grenzen der Kinder.

Mithilfe des Familienbrettes lassen sich Grenzen symbolisch aufstellen und untersuchen. Leitfragen können sein: »Wer darf mir wie nah kommen?«, »Wie nah möchte ich welchem Mitglied meines Systems kommen?«, »Wie wahre ich meine Grenzen? Wo gelingt dies gut, wo weniger gut?«, »Wann achte, wann missachte ich die Grenzen anderer, insbesondere die meiner Kinder? Wie können sie mir dies signalisieren und was werde ich tun, wenn ich ein solches Signal erhalte?«

Das Familienbrett kann sowohl in der Diagnostikphase als auch im Therapieverlauf eingesetzt werden.

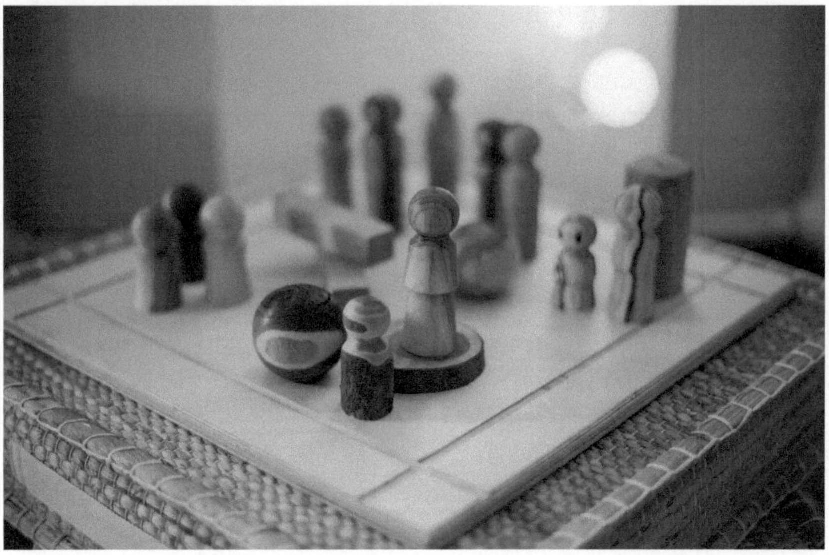

AB 18 Systematische Bindungsbeobachtung bei jüngeren Kindern

T

Die *American Academy for Child and Adolescent Psychiatry* (2005) schlägt in Anlehnung an Boris et al. (2004) einen standardisierten Beobachtungsablauf vor, der zwar an die »Fremde-Situation« erinnert, dieser aber nicht genau entspricht. Die vorliegende Beobachtungsvorlage stellt eine leicht modifizierte Version dieser Vorlage dar. Die Untersuchung setzt voraus, dass eine dem Kind unbekannte Untersuchungsperson die Untersuchung durchführt. Der/die Untersuchende beobachtet auch das kindliche Verhalten, weitere Beobachter*innen sind nicht erforderlich. In der Episode 5, in der die Untersuchungsperson den Raum verlässt, kann sie sich das Verhalten des Kindes im Nachgang von der Bezugsperson berichten lassen. Noch valider wäre, falls möglich, die Beobachtung des Kindes durch eine Einwegscheibe während Episode 5 oder eine Videoaufzeichnung des gesamten Untersuchungsablaufes (aller Episoden). Zwingend notwendig ist dies aber nicht.

Systematische Bindungsbeobachtung

Episode	Dauer	Situation	Anzeichen gelingender Bindung	Anzeichen problematischen Bindungsverhaltens
1	5 Min.	Beobachtung von Bezugsperson (BP) und Kind im freien Spiel	vertrautes, liebevolles Spiel	wenig Vertrautheit und Nähe; Kind geht nicht auf Bitten oder Aufforderungen der BP ein *oder* befolgt sie ängstlich.
		Beobachtung:		
2	3 Min.	Unbekannte*r Untersucher*in nimmt Kontakt mit dem Kind auf, versucht mit ihm zu spielen.	Kind zeigt der fremden Person (fP) gegenüber zumindest zu Anfang eine sichtbare Zurückhaltung.	Kind lässt sich ohne Zögern auf Spiel mit der fP ein, sucht ggf. auch übermäßige körperliche Nähe.
		Beobachtung:		

Episode	Dauer	Situation	Anzeichen gelingender Bindung	Anzeichen problematischen Bindungsverhaltens
3	3 Min.	Die fP nimmt das Kind auf den Arm und zeigt ihm ein Bild an der Wand oder schaut mit ihm aus dem Fenster.	Das Kind zeigt ein gewisses Ausmaß an Stress.	Das Kind zeigt Anzeichen (unpassenden) Vertrauens und (unpassender) Nähe zur fP.
		Beobachtung:		
4	3 Min.	Die BP nimmt das Kind auf den Arm und zeigt ihm ein Bild an der Wand oder schaut mit ihm aus dem Fenster.	Das Kind zeigt vertrauensvolleres Verhalten als in Episode 3, wirkt zufriedener mit der Situation.	Es ist kein Unterschied in der Vertrautheit im Vergleich zu Episode 3 erkennbar oder das Kind wirkt jetzt sogar weniger zufrieden.
		Beobachtung:		
5	3 Min.	Die fP verlässt den Raum.	Das Kind zeigt keine besondere emotionale Reaktion.	Das Kind scheint die fP zu vermissen.
		Beobachtung:		
6	1 Min.	Die fP kommt zurück.	Das Kind zeigt keine besondere emotionale Reaktion.	Das Kind reagiert mit unangemessen wirkender Emotionalität.
		Beobachtung:		

Episode	Dauer	Situation	Anzeichen gelingender Bindung	Anzeichen problematischen Bindungsverhaltens
7	3 Min.	Die BP verlässt den Raum.	Das Kind zeigt, dass es die Situation zur Kenntnis nimmt. *Falls* es Anzeichen von Stress zeigt (das muss nicht der Fall sein), lässt es sich kaum von der fP trösten.	Das Kind scheint sich für den Weggang der BP nicht zu interessieren *oder* zeigt massiven Stress.
		Beobachtung:		
8	1 Min.	Die BP kehrt zurück.	Das Kind zeigt Anzeichen von Freude und nimmt angemessen Kontakt auf, etwa durch Zeigen von Spielzeug oder durch Erzählen. *Falls* das Kind während der Trennung gestresst war, lässt es sich von der BP trösten.	Das Kind zeigt keine Freude. Es ignoriert die BP oder zeigt ablehnendes und/oder kontrollierendes Verhalten. *Falls* es während der Trennung Stress gezeigt hat, gelingen Trostversuche durch die BP nicht.
		Beobachtung:		

In der bindungsbezogenen Diagnostik bei Grundschulkindern haben sich Geschichtenergänzungsverfahren etabliert. Im deutschsprachigen Raum ist hier insbesondere das aufwendig untersuchte und mit sehr differenzierten Auswertungsvorgaben versehene Verfahren von Gloger-Tippelt und König (2016) zu erwähnen.

Die Idee der Geschichtenergänzungsverfahren ist, dass durch die Vorgabe von bindungsrelevanten Themen die Kinder angeregt werden, vor dem Hintergrund ihrer eigenen diesbezüglichen Erfahrungen die Geschichten fortzusetzen, sodass Rückschlüsse auf deren Bindungsrepräsentationen möglich sind. Die hier vorgeschlagenen Geschichten sind nicht normiert und weitergehend untersucht. Sie erlauben daher keine valide Diagnostik der Bindungsrepräsentation. Vielmehr bieten sie einen Gesprächsanlass. Eventuelle Auffälligkeiten in der Geschichtenfortsetzung können in konkreten Nachfragen zur persönlichen Einschätzung der eigenen Bindungssituation im Zuge eines weiterführenden Gespräches geklärt werden.

Die nachfolgend aufgeführten Geschichtenanfänge beziehen sich auf folgende beziehungs- bzw. bindungsrelevante Themen (z. T. in Anlehnung an Bretherton et al., 2001, bzw. Gloger-Tippelt & König, 2016):

Geschichte 1 ist noch nicht bindungsrelevant, sie soll als Einstieg dienen, damit die Kinder sich auf das Geschichtenerzählen einlassen können und sich mit der Anforderung zurechtfinden.
Geschichte 2: Fürsorge bei Verletzung
Geschichte 3: Zusammenarbeitende Hilfestellung bei Problemlösungen
Geschichte 4: Interesse und Empathie
Geschichte 5: Umgang mit unerwünschtem Verhalten des Kindes (Konflikt)
Geschichte 6: Trennung
Geschichte 7: Wiedervereinigung

Idealerweise steht Spielmaterial (Playmobil®-Figuren o. Ä.) zur Verfügung, mit welchem die Geschichte spielerisch dargestellt und vom Kind fortgesetzt werden kann. Der/Die Therapeut*in nutzt die Figuren und das Spielmaterial, um die Geschichte zu beginnen. Im Anschluss daran wird das Kind aufgefordert, die Geschichte fortzusetzen. Nach Bearbeitung aller Geschichten stellt der/die Therapeut*in bei Auffälligkeiten in der Geschichtenfortsetzung durch das Kind Nachfragen zur Einschätzung des Kindes in Bezug auf seine persönliche Situation (s. u.).

Geschichtenergänzungen für Grundschulkinder

Episode	Geschichte	Auswertungshinweise
1 Einstieg	Schau [*Untersucher*in spielt die Geschichte mit den Figuren*], hier sind Mira/Ben [*Kinderfigur und Name entsprechen dem Geschlecht des untersuchten Kindes*] und ihre/seine Eltern [*ggf. bei fehlendem Kontakt zu einem Elternteil ist nur ein Elternteil im Spiel*]. Sie gehen bei schönem Wetter gemeinsam im Park spazieren. Spiel und erzähl, was passiert.	Das Kind soll – ggf. mit Unterstützung – die Szenen spielen und erzählen, dabei auch für die Figuren sprechen. keine bindungsrelevante Auswertung
	Weiterführung der Geschichte:	
2 Fürsorge	Jetzt ist Mira/Ben mit ihren/seinen Eltern auf dem Spielplatz. Sie/er rennt über die Wiese, stolpert und fällt hin. Ihre/Seine Knie sind zerkratzt und ihre/seine Hand blutet sogar. Nun spiel und erzähl du die Geschichte weiter.	Unsicher-vermeidend: Verletzung/Schmerz wird bagatellisiert und/oder Eltern weisen Kind zurück. »Alles ist gut.« Unsicher-ambivalent: Verletzung/Schmerz wird dramatisiert und/oder Eltern helfen nicht. Ärger, Aggression, Hilflosigkeit. Ggf. ausufernde Erzählungen. Desorganisiert/bindungsgestört: Kind fragt nicht nach Hilfe; fremde Personen helfen; bizarre Geschichtenverläufe, Brüche, usw.
	Weiterführung der Geschichte:	

Episode	Geschichte	Auswertungshinweise
3 Zusammen-arbeit	Mira/Ben baut mit Stöcken, Steinen und Blättern neben dem Waldweg ein kleines Dorf auf, während die Eltern auf einer Bank sitzen und sich unterhalten. Das macht ihr/ihm großen Spaß. Sie/Er schafft es aber nicht, den Zaun rund um das Dorf zu bauen, der fällt ihm immer wieder um. Bitte spiel/erzähl die Geschichte weiter.	Unsicher-vermeidend: Kind fragt nicht nach Hilfe, baut allein weiter; oder Eltern weisen Kind zurück. Unsicher-ambivalent: Kind fordert massiv Unterstützung ein und/oder Eltern sind nicht/schwer zur Unterstützung zu bewegen. Ggf. ausufernde Erzählungen. Desorganisiert/bindungsgestört: Kind fragt nicht nach Hilfe; bizarre Geschichtenverläufe, Brüche usw.
	Weiterführung der Geschichte:	
4 Interesse und Empathie	Mira/Ben hat sich eine spannende Geschichte zu dem von ihm gebauten Dorf ausgedacht. Er geht zu seinen Eltern und erzählt davon. Wie geht die Geschichte wohl weiter?	Unsichere Bindung: Eltern zeigen kein Interesse; Handlung nimmt Verlauf, der nicht mit der Geschichte bzw. dem selbst gebauten Dorf zusammenhängt.
	Weiterführung der Geschichte:	
5 Konflikt	Die Eltern sagen Mira/Ben nach einiger Zeit, dass sie jetzt weitergehen möchten. Er/sie hat aber keine Lust dazu, weil sie/er gerade so schön mit seinem selbstgebauten Dorf spielt und tut so, als würde er/sie seine/ihre Eltern nicht hören. Wie geht es weiter?	Unsichere Bindung: Die Eltern reagieren aggressiv/strafend/abwertend und/oder Kind lässt sich überhaupt nicht zum Mitgehen bewegen und/oder wird aggressiv. Bizarrer oder unpassend anmutender Geschichtenverlauf.
	Weiterführung der Geschichte:	

Episode	Geschichte	Auswertungshinweise
6 Trennung	Oma kommt überraschend in den Wald und erzählt, dass Opa dringend Hilfe von Mama und Papa braucht. Die Eltern müssen schnell zu Opa gehen. Oma bleibt so lange bei Mira/Ben. Die Eltern verabschieden sich von ihr/ihm. Zeig mir, wie es weitergeht.	Unsicher-vermeidend: Kind interessiert sich nicht/wenig für Verabschiedung der Eltern. Unsicher-ambivalent: Kind hindert die Eltern daran, wegzugehen und/oder klammert, wird aggressiv. Ggf. ausufernde Erzählungen. Desorganisiert/bindungsgestört: Kind reagiert widersprüchlich, bizarr. Oder Trennung spielt keine Rolle.
	Weiterführung der Geschichte:	
7 Wiedervereinigung	Mama und Papa bleiben recht lange weg. Schließlich sieht Mira/Ben aber, dass sie noch ein bisschen entfernt auf dem Waldweg sind und zurückkommen. Spiel weiter, was nun passiert.	Unsicher-vermeidend: Kind interessiert sich nicht/wenig für Wiederkehr der Eltern. Unsicher-ambivalent: Kind klammert, ist hoch emotional. Ggf. ausufernde Erzählungen. Desorganisiert/bindungsgestört: Kind reagiert widersprüchlich, bizarr. Oder Wiederkehr spielt keine Rolle.
	Weiterführung der Geschichte:	
8 Nachfragen	[*Bezüglich aller auffälligen Antworten wird nachgefragt:*] Vorhin hast du erzählt, wie es Mira/Ben ergangen ist, als er/sie … [*jeweilige Episode*]. Ist dir schon einmal etwas Ähnliches passiert? Wie würden das wohl ablaufen, wenn so etwas bei euch passiert?	
	Antworten:	

Beobachtungsbogen für: ....

Datum: .... Ausgefüllt von: ....

Keine Anzeichen von Bindungsverhalten (ab 8 Monaten)

- ☐ keinerlei Anzeichen von Bindungsverhalten gegenüber Bezugspersonen, auch keine unsichere Bindungsstrategie
- ☐ Keine Suche nach Unterstützung von Bindungspersonen in Gefahr oder bei Aktivierung von Angst, Bindungspersonen haben keine besondere Bedeutung als Ort der Sicherheit.
- ☐ keine Bevorzugung einer bestimmten Bezugsperson
- ☐ Trennungen verlaufen undifferenziert, kein Trennungsprotest.
- ☐ Rückzug in die Isolation
- ☐ viele Bezugspersonenwechsel in früher Kindheit (Jugendhilfe, Pflegefamilien)
- ☐ kein Vorliegen von Autismus oder Vorliegen einer einfachen unsicher-vermeidenden Bindungsstrategie

Undifferenziertes Bindungsverhalten: soziale Promiskuität/Unfall-Risiko-Typ

- ☐ Sucht nach Bezugspersonen, diese sind aber beliebig austauschbar und ohne tiefere emotionale Bedeutung.
- ☐ Sucht nach Nähe und Beziehung in Gefahr und bei Angst.
- ☐ Sucht Trost, kann sich aber dadurch nicht beruhigen.

Untertyp soziale Promiskuität (analog F94.2 ICD-10)

- ☐ Verhält sich freundlich gegenüber anderen, macht aber keinen Unterschied, ob diese bekannt oder fremd sind, Pseudobindung an jede verfügbare Person, wahlloses Beziehungssuche.
- ☐ viele Bezugspersonenwechsel in früher Kindheit (Jugendhilfe, Pflegefamilien)
- ☐ Ist in Lebensumfeldern mit vielen Personen aufgewachsen, von denen keiner klar die Aufgabe als primäre Bindungsperson übernommen hat oder übernehmen konnte.

Untertyp Unfall-Risiko-Typ

- ☐ häufige spektakuläre Unfälle mit Selbstgefährdungen und Selbstverletzungen und in Kauf nehmen von enormen Risiken
- ☐ Unfälle werden als Möglichkeit genutzt, Nähe und Trost zu erhalten.
- ☐ keine Rückversicherung bei Erwachsenen, ob diese Situation gefährlich ist
- ☐ häufige Besuche in Notaufnahmen und Arztpraxen nach solchen Unfällen
- ☐ kein Lerneffekt aus der Unfallerfahrung
- ☐ Familiäres Umfeld, in dem Zuwendung vor allem nach Krankheit und Verletzung zu bekommen war oder bei denen die Bindungspersonen nur bei maximaler Gefahr auf ihr Kind reagiert haben. Die Bezugspersonen sind oft persönlich, familiär oder beruflich mit anderen Themen beschäftigt (z. B. Kinder aus Familien mit chronisch erkrankten Geschwisterkindern).
- ☐ Verhalten kann nicht allein durch das Vorliegen einer ADHS-Symptomatik mit Sensation Seeking erklärt werden: Unfälle passieren aus Unachtsamkeit und schlechter Handlungsplanung heraus.

Übersteigertes Bindungsverhalten/exzessives Klammern

- ☐ Exzessives Klammern: emotionale Ausgeglichenheit ist nur in naher und körperlicher Anwesenheit zu seiner Bezugsperson möglich.
- ☐ Reagiert auf Trennung von Bezugspersonen übermäßig gestresst: weinen, toben, gerät in Panik, ist untröstlich.
- ☐ Selbst kurze Trennungen erzeugen heftigen Widerstand, Klammern und Protest, sodass die Trennung oft nicht gelingt.
- ☐ Bezugspersonen meiden die Trennung aufgrund schlechter Vorerfahrungen: Um Schulbesuche zu vermeiden, bringen Eltern z. B. ärztliche Atteste mit.
- ☐ Extreme Variante des unsicher-ambivalenten Bindungsmusters: die Angst vor Verlust der Bezugsperson ist umfassender und die Suche nach Nähe deutlich ausgeprägter und gleicht Panikanfällen mit ständiger Suche nach Nähe und Körperkontakt (Klammern).
- ☐ Mutter zeigt Hinweise auf eine Angststörung mit extremen Verlustängsten: Die Mutter stabilisiert sich emotional über ihre Kinder und wird panisch, wenn sich ihre Kinder emotional selbstständig verhalten und sich vorübergehend trennen wollen.
- ☐ Verhalten wird nicht besser durch das Vorliegen von einem einfachen unsicher-ambivalenten Bindungsmuster oder durch Trennungsangst (F93.0) erklärt: Bei Trennungsangst zeigt das Kind eher Angst vor fantasierten oder real bevorstehenden Trennungen, können sich aber in vertrauter Umgebung angstfrei bewegen.

In nicht vertrauten Situationen:

- ☐ Überängstlich und auf der Suche nach Beziehung (über das altersgemäße Maß hinaus: z. B. wollen sie noch im Schulalter auf den Arm genommen werden).
- ☐ Explorationsverhalten (z. B. Spielen, Erkunden) nur in enger Nähe der Bezugsperson möglich.
- ☐ Wirkt selbst auf dem Arm der Bezugsperson noch ängstlich, angespannt und misstrauisch.

Gehemmtes Bindungsverhalten/übersteigerte Anpassung

- ☐ Bindungsverhalten gegenüber der Bindungsperson ist gehemmt und ohne emotionalen Austausch.
- ☐ Übermäßige Anpassung: Anweisungen und Aufforderungen von Bezugspersonen erfüllen sie umgehend und ohne Protest.
- ☐ In Abwesenheit seiner vertrauten Bezugsperson deutlich freier und offener gegenüber fremden Personen.
- ☐ Hat gelernt, seine Bindungswünsche und eigenen Bedürfnisse zu unterdrücken, um der Gefahr aus dem Weg zu gehen. Gleichzeitig wünscht sich das Kind Nähe, Trost, Schutz und Geborgenheit.
- ☐ Kommt aus einem Kontext von körperlicher Misshandlung, Gewalt und Gewaltandrohung.

Aggressives Bindungsverhalten

- ☐ Bindungsnähe wird durch körperliche oder verbale Gewalt hergestellt mit deutlich aggressivem Interaktionsverhalten.
- ☐ Emotionale Beruhigung dann, wenn sich eine Beziehung zu entwickeln beginnt, was aber selten passiert.
- ☐ Neigung zu sozial auffälligem Verhalten und dem entsprechend schwierige Stellung bei Gleichaltrigen mit viel Zurückweisung anderer, aggressive Stimmung in der Familie
- ☐ Vorstellung bei Kinder- und Jugendpsychiatern wegen Verhaltensthemen
- ☐ Eltern, die primäre Bindungswünsche oft zurückweisen
- ☐ Lebenskontext, in dem die Bezugspersonen nur reagieren, wenn das Kind aggressiv wird
- ☐ Verhalten wird nicht besser durch eine dissoziale Verhaltensstörung erklärt: deutlich vielfältigere dissoziale Symptomatik, die sich nicht allein auf ein Interaktionsverhalten beschränkt.

Bindungsverhalten mit Rollenumkehr/Parentifizierung

- ☐ Umkehrung der Eltern-Kind-Beziehung, Kind muss »sichere emotionale Basis« für erwachsene Bindungsperson sein.
- ☐ Reagiert überfürsorglich gegenüber seiner Bezugsperson und übernimmt viel Verantwortung.
- ☐ Eigenes Erkunden der Umwelt wird eingestellt, sobald die Bezugsperson Unterstützungsbedarf äußert.
- ☐ Bleibt in der Nähe seiner Bezugsperson, sowohl in vertrauten und unvertrauten Situationen.
- ☐ Ungewöhnlich große Feinfühligkeit des Kindes der Bezugsperson gegenüber und deren Wohlbefinden.
- ☐ Kontrolliert die Bezugsperson (»Beschatten«).
- ☐ Das Kind hat gute Gründe, den Verlust seiner Bindungsperson zu befürchten (z. B. bei drohender Scheidung, Suiziddrohungen oder nach Suizidversuch).
- ☐ Das Kind hat in der Vergangenheit eine Bezugsperson verloren (emotional oder tatsächlich) und/oder zeigt Angst, das verbleibende Elternteil zu verlieren.
- ☐ Das Verhalten kann nicht besser durch ein sicheres Bindungsmuster erklärt werden: Die Interaktion zwischen Bezugsperson und Kind ist intensiver und stärker wechselseitig, insbesondere vonseiten der Bezugsperson. Die Beziehung ermöglicht dem Kind zu explorieren.

Bindungsstörung mit Suchtverhalten

- ☐ Der Wunsch nach Bindung (Nähe, Schutz, Geborgenheit) und Stressregulation wird über (stoffliches und nicht-stoffliches) Suchtverhalten gestillt.
- ☐ gleichzeitig große Schwierigkeiten, sich auf echte Bindungen und Beziehungen einzulassen (auch zu Therapeuten und anderen Fachkräften)
- ☐ Frühe Erfahrungen von Deprivation oder unfeinfühligen Pflegeverhaltensweisen, die beim Säugling großen Stress auslösten. Der Wunsch nach Nähe, Schutz, Geborgenheit wurde statt mit Körperkontakt undifferenziert z. B. mit Essensangeboten beantwortet → Erlernte Stressregulation durch Nahrung, später auch durch Substanzen und Suchtverhalten.
- ☐ Das Verhalten ist nicht besser durch ein unsicher-ambivalentes oder unsicher-vermeidendes Bindungsmuster erklärbar.

Bindungsstörungen mit psychosomatischen Störungen

- ☐ Vielfalt von psychosomatischen Symptomen, die oft schon früh begonnen haben. Frühe Vorstellung beim Kinderarzt aufgrund von körperlichen Symptomen
- ☐ Vorliegen von Essstörungen, jetzt oder in der Vergangenheit
- ☐ Vorliegen von Schlafstörungen, jetzt oder in der Vergangenheit
- ☐ Vorliegen von Schreistörungen, jetzt oder in der Vergangenheit
- ☐ Psychogene Wachstumsverzögerungen: trotz ausreichender körperlicher Versorgung verlangsamtes oder zum Stillstand gekommenes Körperwachstum, das sich dann verbessert, wenn das Kind wieder bessere Bindungserfahrungen machen kann (z. B. durch familientherapeutische Angebote oder Wechsel in eine Pflegestelle)
- ☐ Emotionale Vernachlässigung: emotional vermeidend bis distanzierte Haltung der Bezugspersonen, in allen gesellschaftlichen Klassen zu finden
- ☐ körperliche Vernachlässigung, frühkindliche Deprivation, Hospitalismus
- ☐ Elternteil mit psychischer Erkrankung mit großer Unberechenbarkeit, jetzt oder in der Vergangenheit, die beim Kind massive Angst und emotionale Irritation hinterlassen hat
- ☐ Mutter mit extrem ambivalenten Gefühlen ihren Kindern gegenüber (meist aufgrund eigener schwieriger Bindungserfahrungen)
- ☐ Die psychosomatischen Symptome werden nicht allein durch das Vorliegen einer organischen Ursache erklärt.
- ☐ Es liegen weitere Bindungsstörungen vor.

Die vorliegenden Beobachtungen geben Hinweise für folgende Bindungsstörung:

- ☐ keine Anzeichen von Bindungsverhalten (ab 8 Monaten)
- ☐ undifferenziertes Bindungsverhalten: soziale Promiskuität/Unfall-Risiko-Typ
- ☐ Untertyp soziale Promiskuität (analog F94.2 ICD-10)
- ☐ Untertyp Unfall-Risiko-Typ
- ☐ übersteigertes Bindungsverhalten/exzessives Klammern
- ☐ gehemmtes Bindungsverhalten/übersteigerte Anpassung
- ☐ aggressives Bindungsverhalten
- ☐ Bindungsverhalten mit Rollenumkehr/Parentifizierung
- ☐ Bindungsstörung mit Suchtverhalten
- ☐ Bindungsstörungen mit psychosomatischen Störungen

Auf Mary Ainsworth (1969) gehen die *Maternal Care Scales* zurück, denen zufolge das Fürsorgeverhalten der Hauptbezugsperson eines Kindes anhand von vier Dimensionen eingeschätzt werden kann. Im Folgenden finden Sie einen Einschätzungsbogen, der Ihnen erlaubt, Ihre Verhaltensbeobachtungen der Bezugspersonen-Kind-Interaktion auf diesen vier Dimensionen zu bewerten.

Die erste Dimension ist das Ausmaß an **Feinfühligkeit**, welches die Bezugsperson (BP) dem Kind entgegenbringt. Hier stehen eine angemessene Wahrnehmung und Interpretation kindlicher Signale und eine schnelle und angemessene Reaktion im Vordergrund. Die zweite Dimension ist **Zugänglichkeit**, die dritte Dimension kann als **Akzeptanz** beschrieben werden, die vierte Dimension als **Kooperation** (vs. Eingreifen).

Beobachtungsbogen für Fürsorgeverhalten bei Babys (0–3 Monate)

Beobachtete Person:	**Beobachtungszeitpunkte:**	**Beobachter*in:**

Feinfühligkeit	*Niedrige Feinfühligkeit (1–3):* Ignoranz gegenüber dem Kind; Bedürfnisse der BP bestimmen die Interpretation der kindlichen Signale und das Verhalten der BP.	*Mittlere Feinfühligkeit (4–6)*	*Hohe Feinfühligkeit (7–9):* Nimmt Signale des Kindes sofort wahr und reagiert schnell und angemessen auf die jeweiligen Bedürfnisse des Kindes.
	Beobachtungen:		
	Gesamteinschätzung (ankreuzen von 1 = minimal bis 9 = maximal): ☐ 1 ☐ 2 ☐ 3 ☐ 4 ☐ 5 ☐ 6 ☐ 7 ☐ 8 ☐ 9		

Beobachtete Person:	**Beobachtungszeitpunkte:**	**Beobachter*in:**

Zugänglichkeit	*Niedrige Zugänglichkeit (1–3):* Beachtet das Kind nur bei direkter Interaktion; achtet nicht auf Gefühlszustände des Kindes; ist von eigenen Tätigkeiten/Gedanken so eingenommen, dass das Kind ignoriert wird.	*Mittlere Zugänglichkeit (4–6)*	*Hohe Zugänglichkeit (7–9):* Kommunikation mit dem Kind auch bei Entfernung (anderer Raum) oder hält trotz Inanspruchnahme durch andere Dinge Kommunikation aufrecht; achtet stets auf Signale des Kindes.
	Beobachtungen:		
	Gesamteinschätzung (ankreuzen von 1 = minimal bis 9 = maximal): ☐ 1 ☐ 2 ☐ 3 ☐ 4 ☐ 5 ☐ 6 ☐ 7 ☐ 8 ☐ 9		

Beobachtete Person:	Beobachtungszeitpunkte:	Beobachter*in:

Akzeptanz	*Niedrige Akzeptanz (1–3):* Ärger/Groll gegenüber dem Kind; wehrt kindliche Wünsche ab; drückt häufig negative Gefühle gegenüber dem Kind aus, weist es zurück.	*Mittlere Akzeptanz (4–6)*	*Hohe Akzeptanz (7–9):* Reagiert wertschätzend/empathisch auf das Kind, auch wenn das Kind eigene Aktivitäten stört/unterbricht; übernimmt bereitwillig Fürsorgeaufgaben.
	Beobachtungen:		
	Gesamteinschätzung (ankreuzen von 1 = minimal bis 9 = maximal): ☐ 1 ☐ 2 ☐ 3 ☐ 4 ☐ 5 ☐ 6 ☐ 7 ☐ 8 ☐ 9		

Beobachtete Person:	**Beobachtungszeitpunkte:**	**Beobachter*in:**	
Kooperation	*Niedrige Kooperation (1–3):* Erscheint übergriffig, kontrollierend; versucht, das Kind zu Interaktionen zu zwingen, die eigenen Bedürfnissen entsprechen; unterbricht das Kind; scheint das Kind nicht als autonomes Wesen zu begreifen.	*Mittlere Kooperation (4–6)*	*Hohe Kooperation (7–9):* Bedürfnisse des Kindes werden akzeptiert und das eigene Verhalten wird daran ausgerichtet; berücksichtigt die Reaktion des Kindes auf eigene Interaktionsangebote und richtet Verhalten danach aus.
	Beobachtungen:		
	Gesamteinschätzung (ankreuzen von 1 = minimal bis 9 = maximal): ☐ 1 ☐ 2 ☐ 3 ☐ 4 ☐ 5 ☐ 6 ☐ 7 ☐ 8 ☐ 9		

Insbesondere im Zusammenhang mit Kindeswohlgefährdungen, aber auch im Zusammenhang mit Platzierungsentscheidungen sind Einschätzungen zur Erziehungsfähigkeit von Eltern von großer Bedeutung. Der hier vorliegende Interview- und Beobachtungsbogen wurde in Anlehnung an die von Kindler und Zimmermann (2006) zusammengestellten Kriterien zur *bindungsbezogenen Erziehungsfähigkeit* entwickelt. Die angegebenen Fragen sind nur beispielhaft zu verstehen. Es können auch andere und/oder weitergehende Fragen und Nachfragen gestellt werden. Wichtig ist, dass Daten zu den in den Anmerkungen gegebenen Auswertungskriterien erhoben werden.

Datum: .... Interviewer*in: .... Interviewte Person: ....

Fragen zur *Lebensgeschichte* der Erziehungsperson

(1) Bitte beschreiben Sie Ihre Kindheitserfahrungen, welches waren Ihre wichtigsten Bezugspersonen und wie haben Sie die Beziehungen zu diesen Personen erlebt?
(2) Wie hat sich Ihre Lebensgeschichte im weiteren Verlauf entwickelt?
(3) Was kennzeichnet Ihre augenblickliche Lebenssituation?

Anmerkung: Relevant ist, ob die Erziehungsperson selbst mindestens eine dauerhafte und positive Beziehung in ihrer Kindheit erlebt hat, sodass sie selbst ein positives inneres Arbeitsmodell von Bindung entwickeln konnte. Darüber hinaus sind weitere Belastungen und Ressourcen in der Lebensgeschichte und in der aktuellen Lebenssituation relevant, die darauf hindeuten können, ob die Erziehungsperson zukünftig in der Lage sein wird, psychisch verfügbar für das Kind zu sein.

....

....

....

....

....

....

....

....

....

....

....

Fragen zur *Beziehungsgeschichte* der Erziehungsperson mit dem Kind

(1) Wie war Ihre Lebenssituation, als Ihr Kind geboren war?
(2) Wie war die Betreuungssituation des Kindes, wer hat es wann betreut?
(3) Wie haben Sie die Betreuung und Erziehung Ihres Kindes erlebt?

Anmerkung: Gab es längere oder wiederholte Trennungen (z. B. bei elterlicher Erkrankung)? Wem wurde das Kind zur Betreuung anvertraut? War die psychologische Verfügbarkeit der Erziehungsperson i. d.R. gegeben oder war sie aufgrund von z. B. psychischer Krankheit deutlich herabgesetzt? Konnte die Mutter das Kind und ihre Mutterrolle annehmen oder gibt es Anzeichen für eine emotionale Ablehnung dem Kind gegenüber?

....

....

....

....

....

....

....

....

....

....

....

....

....

....

....

....

....

....

Fragen zur *Haltung* der Erziehungsperson gegenüber dem Kind und ihrer Fürsorgerolle

(1) Wie würden Sie Ihr Kind beschreiben?

(2) In welchen Situationen benötigt Ihr Kind Ihren Schutz, Ihre Fürsorge oder Ihren Trost?

(3) Wie verhalten Sie sich, wenn Ihr Kind Sie braucht?

Anmerkung: Drückt die Erziehungsperson in ihren Äußerungen Wohlwollen und Annahme des Kindes aus oder gibt es Anzeichen für eine Ablehnung des Kindes oder auf dessen Identifikation mit einer negativ besetzten Person? Wird das Bindungsbedürfnis des Kindes anerkannt und wertgeschätzt oder wird es abgewertet/ausgeblendet? Kann die Erziehungsperson ihr bindungsbezogenes Verhalten nachvollziehbar/kohärent schildern oder wird Hilflosigkeit oder Distanz deutlich?

....

....

....

....

....

....

....

....

....

....

....

....

....

....

....

....

....

....

Frage zur *Annahme von Hilfe* (nur relevant, wenn Hilfen – etwa Hilfen zur Erziehung oder eine Psychotherapie der Erziehungsperson oder des Kindes – notwendig und hilfreich erscheinen)

(1) Sind Sie bereit, Unterstützung durch Jugendhilfe, Beratungsstellen oder Psychotherapie, die auch Ihre Mitarbeit erfordern, anzunehmen?

Anmerkung: Die Einsicht, dass Hilfe sinnvoll ist und die Bereitschaft, sich in einem Hilfeprozess zu engagieren, ist als positives Zeichen zu werten. Die Ablehnung sinnvoller Hilfen lässt anderen erkennbaren Einschränkungen besonderes Gewicht zukommen.

....

....

....

....

....

....

....

....

....

....

....

....

....

....

....

....

....

....

....

Fragen *an das Kind* (ab Kindergartenalter) zur Einschätzung der Bindungssituation

(1) Was machst du gern in deiner Freizeit? Unterstützt deine Mutter/dein Vater/… dich dabei?
(2) Wie ist es, wenn du krank bist? Kümmert sich deine Mutter/dein Vater/… dann um dich?
(3) Tust du manchmal Dinge für deine Mutter/deinen Vater/…, damit es ihm/ihr gut geht? Wann kommt das vor?
(4) Wie ist es, wenn ihr miteinander Streit habt? Wie läuft das ab und wie lange habt ihr Streit?
(5) Wie ist es, wenn du schlecht drauf bist, z. B. ängstlich oder traurig? Merkt das deine Mutter/dein Vater/… und hilft sie/er dir dann oder tröstet dich?

Anmerkung: Mit den Fragen werden einige bindungsbezogene Erfahrungen und innere Bilder des Kindes von seiner Bindungsperson erhoben. Wird in den Angaben des Kindes eher Fürsorge und Annahme deutlich oder Nicht-Verfügbarkeit, Zurückweisung oder Belastung durch die Erziehungsperson?

....

....

....

....

....

....

....

....

....

....

....

....

....

....

....

....

....

Beobachtung des Fürsorgeverhaltens bzw. der Feinfühligkeit der Erziehungsperson dem Kind gegenüber in verschiedenen Alltagssituationen

(1) Merkt die Erziehungsperson, wenn ihr Kind Fürsorge benötigt, bzw. reagiert sie, wenn ihr Kind danach fragt?

(2) Erfolgt die Reaktion schnell und in annehmender, fürsorglicher Weise? Erkennt die Erziehungsperson, welches Bedürfnis ihr Kind gerade hat und reagiert sie darauf angemessen?

Anmerkung: Feinfühligkeit zeigt sich darin, dass die Erziehungsperson die Bedürfnisse des Kindes zutreffend wahrnimmt, für das Kind zugänglich ist, sowie schnell und hinsichtlich der Bedürfnisse des Kindes in angemessener Weise reagiert.

....

....

....

....

....

....

....

....

....

....

....

....

....

....

....

....

....

....

Beobachtung des Kindes in bindungsrelevanten Situationen (Trennung, Kontakt mit Fremden, Müdigkeit, Hunger, kleine Verletzungen oder leichte Krankheit)

(1) Sucht das Kind die Nähe zur Erziehungsperson (mehr als zu anderen Anwesenden)?
(2) Zeigt sich das Kind ängstlich in Bezug auf seine Erziehungsperson?
(3) Gibt es Anzeichen von Rollenumkehr (das Kind kümmert sich um die Erziehungsperson statt umgekehrt)?

Anmerkung: Beobachtet wird, ob das Kind sich auf die Erziehungsperson hin orientiert oder ob ein eventuelles Hilfesuchen des Kindes sich beliebig auf anwesende Erwachsene richtet oder sogar die Erziehungsperson ausklammert. Auch Rollenumkehr kann Anzeichen einer gestörten Bindungsentwicklung sein.

....

....

....

....

....

....

....

....

....

....

....

....

....

....

....

....

....

Einschätzung zur Mitarbeit bei und zur Wirksamkeit von erfolgten oder aktuell erfolgenden Hilfen:
Sofern bereits eine Hilfe in der Vergangenheit erfolgt ist oder aktuell erfolgt:

(1) Hat die Erziehungsperson die Bereitschaft gezeigt, aktiv bei den Hilfen mitzuwirken?

(2) Zeigen sich bei geeigneten Hilfen mindestens leichte Verbesserungen?

Anmerkung: Die Mitarbeitsbereitschaft (Verlässlichkeit bei den Terminen, Umsetzen von erfolgten Ratschlägen, usw.) der Erziehungsperson ist eine wichtige Voraussetzung für die Wirksamkeit von bindungsbezogenen Maßnahmen. Sofern sich bei bereits erfolgten oder aktuell laufenden Hilfen keinerlei Erfolge zeigen, kommt dadurch anderen erkennbaren Einschränkungen der bindungsbezogenen Erziehungsfähigkeit besonderes Gewicht zu.

....

....

....

....

....

....

....

....

....

....

....

....

....

....

....

....

....

....

Gesamteinschätzung der bindungsbezogenen Erziehungsfähigkeit unter Berücksichtigung der erhobenen Befunde

....

....

....

....

....

....

....

....

....

....

....

....

....

....

....

....

....

....

....

....

....

....

Von Bindungsstörungen betroffene Kinder haben – mindestens frühkindlich – unter Bedingungen gelebt, in denen sie keine Gelegenheit hatten, Bindungen aufzubauen. Vernachlässigung, Misshandlung und/oder Missbrauch oder ein häufiger Wechsel von Bezugspersonen, entweder durch häufige Wechsel des Lebensortes und damit der Bezugspersonen oder durch Personalwechsel in Institutionen, sind die Bedingungen, unter denen diese Störungen entstehen können.

Sie können ab einem Entwicklungsalter von etwa 9 Monaten diagnostiziert werden, also zu einem Zeitpunkt, zu dem üblicherweise stabile Bindungen entstanden sind und Kleinstkinder klares personenbezogenes Bindungsverhalten zeigen. Im klinisch-wissenschaftlichen Diskurs werden Bindungsstörungen i. d.R. unabhängig von den im entwicklungspsychologischen Feld diskutierten Bindungsstilen besprochen. So sind unsichere Bindungen zwar ein bedeutender Risikofaktor für die Entwicklung psychischer Störungen, gelten aber selbst *nicht* als Störung. Immerhin sind Bindungen vorhanden, auch wenn sie problematisch sind. Bei Kindern, die ein desorganisiertes Bindungsverhalten zeigen, ist die Nähe zu den Bindungsstörungen sicherlich am größten. Die meisten Autor*innen gehen aber auch bei desorganisiertem Bindungsverhalten davon aus, dass durchaus (unsichere) Bindungen vorhanden sind, dass aber das skurril-desorganisiert anmutende Verhalten, welches die Kinder zeigen, dadurch zustande kommt, dass die Bindungspersonen gleichzeitig Personen sind, die beim Kind Angst auslösen, z. B. durch misshandelndes Verhalten.

In den großen Diagnosesystemen wird zwischen zwei sehr unterschiedliche Bindungsstörungen unterschieden. Die eine Form wird einheitlich als »Reaktive Bindungsstörung« bezeichnet. Die zweite Form heißt in der ICD-10 »*Bindungs*störung mit Enthemmung«, im DSM-5 hingegen »*Beziehungs*störung mit Enthemmung«. Im Detail unterscheiden sich auch die Operationalisierungen der Symptome zwischen diesen beiden Klassifikationssystemen, wenngleich die Beschreibungen doch große Ähnlichkeiten aufweisen.

Beide Störungen sind diagnostisch nicht einfach zu erfassen, zumal es einige Differenzialdiagnosen zu Störungsbildern zu beachten gilt, bei denen ähnliche Symptome auftreten können.

Da Bindungsstörungen weitreichende langfristige Konsequenzen haben können (wie z. B. die Entwicklung von Persönlichkeitsstörungen) und nur durch Milieuwechsel oder sehr intensive Beratung und Förderung der Bezugspersonen behandelt werden können, ist es wichtig, vorliegende Bindungsstörungen zu erkennen.

Diagnose-Checkliste Reaktive Bindungsstörung

☐ Es liegt vor Beginn der Symptomatik ein Muster extrem unangemessener Fürsorge vor, etwa
- Vernachlässigung und/oder
- Misshandlung und/oder
- Missbrauch und/oder
- häufiger Wechsel der Bezugspersonen bzw. Lebensort in einer Institution

☐ Emotionale Störung
- mit Verlust emotionaler Ansprechbarkeit und sozialem Rückzug
- und/oder eingeschränktem positivem Affekt
- und/oder unangemessener Reizbarkeit, Wut und/oder Trauer
- und/oder ängstlicher Überempfindlichkeit

Imponierend ist hier i. d.R. die Intensität der emotionalen Reaktionen.

☐ widersprüchliche bzw. ambivalente soziale Reaktionen mit Variation von Beziehung zu Beziehung (ICD-10) *oder* sucht selten Trost und reagiert unzureichend auf Trost (DSM-5)

☐ Schwierigkeiten in der sozialen Interaktion mit erwachsenen Bezugspersonen und mit Gleichaltrigen

☐ keine Autismus-Spektrum-Störung; soziale Gegenseitigkeit ist prinzipiell möglich und zeigt sich in der Interaktion mit gesunden Erwachsenen

☐ Symptomatik war bereits vor dem 5. Lebensjahr vorhanden.

Diagnose-Checkliste Bindungsstörung mit Enthemmung

☐ Es liegt vor Beginn der Symptomatik ein Muster extrem unangemessener Fürsorge vor, etwa
- Vernachlässigung und/oder
- Misshandlung und/oder
- Missbrauch und/oder
- häufiger Wechsel der Bezugspersonen bzw. Lebensort in einer Institution.

☐ Diffuse Bindungen bzw. keine selektiven sozialen Bindungen als anhaltendes Merkmal während der ersten 5 Lebensjahre, was sich durch
- abnorme Wahllosigkeit bei der Auswahl trostspendender Personen zeigt,
- aber auch in der Bereitschaft, ohne Zögern mit fremden Erwachsenen mitzugehen
- und in fehlender Rückversicherung bei der Entfernung von Bezugspersonen auch in unbekannter Umgebung.

☐ wenig modulierte Interaktion mit unvertrauten Personen, etwa durch
- fehlende/verminderte Zurückhaltung bei der Kontaktaufnahme zu Fremden und/oder
- übermäßig vertrautes Verhalten mit Fremden

☐ Das Symptomverhalten ist nicht situationsspezifisch, sondern zeigt sich in vielen Lebenssituationen.

☐ Beginn der Symptomatik vor dem 5. Lebensjahr

☐ in der mittleren Kindheit anklammerndes oder aufmerksamkeitsheischendes Verhalten

☐ in der Adoleszenz beeinträchtigte Beziehungen zu Gleichaltrigen

☐ Die Symptomatik ist nicht hinreichend durch andere Störungsbilder erklärbar, etwa durch Impulsivität im Rahmen von ADHS.

4 Bindungsaufbau

Dieses Kapitel richtet sich vor allem an professionelle Fachkräfte oder an Pflege- und Adoptiveltern, insbesondere bei Klient*innen, bei denen Bindungsaufbau im Fokus der pädagogisch-therapeutischen Arbeit steht. Dies betrifft insbesondere Klient*innen mit unsicheren Bindungen bzw. Bindungstraumatisierungen, die für den Bindungsaufbau viel Geduld und langsamere Annäherung benötigen und auch professionellen Fachkräften nicht so schnell vertrauen können. Einige der Materialien können aber auch in Settings verwendet werden, in denen Bindungsaufbau kein Hauptthema von Therapie und Pädagogik ist.

Oft wird im Rahmen von Pädagogik und Therapie davon gesprochen, dass der Bindungsaufbau zu dem Kind oder Jugendlichen ein wichtiges Element darstellt, ohne dass genau spezifiziert wird, was das bedeutet und wie dieser gelingen kann. In diesem Kapitel wird eine ausführliche Beschreibung dargestellt, wie Bindungsaufbau Schritt für Schritt gelingen kann. An erster Stelle steht eine ganz grundsätzliche Darstellung, gefolgt von einer Übersicht über verschiedene Bindungsphasen bei hoch-bindungsunsicheren Kindern und Jugendlichen mit Erfahrungen aus dem Trauma- und/oder Entwicklungstrauma-Kontext. Der daran anschließende Reflexionsbogen soll Pädagog*innen und Therapeut*innen dabei unterstützen zu erkennen, wo sie mit dem Kind/Jugendlichen gerade stehen. Mithilfe beider Materialien lassen sich die weiteren pädagogisch-therapeutischen Handlungsschritte gezielter planen und weitere Therapiematerialien entsprechend zuordnen.

Im zweiten Teil des Kapitels finden sich Materialien, die von Therapeuten direkt in der therapeutischen Arbeit oder zu therapeutischen Selbstreflexion eingesetzt werden können. Ein Arbeitsblatt eignet sich zur Zielfindung für den therapeutischen Prozess, in dem die Eltern ihre Bindungswünsche und damit auch ein Zielbild für die Therapie formulieren. Ergänzend dazu finden sich Selbstreflexionsmöglichkeiten zum Beziehungsaufbau mit möglicherweise als schwierig oder unkooperativ empfundenen Eltern in der Beratungsarbeit mit dem Ziel, wieder zu einer wertschätzenden und wohlwollenden Beratungshaltung zurückzufinden.

Arbeits- und Informationsmaterialien

INFO 14 Übersicht zum Aufbau gelingender Bindungen

Dieses Infoblatt beschreibt den schrittweisen Aufbau von Bindung bei Klient*innen, die aufgrund schlechter Bindungserfahrungen nur wenig Vertrauen in andere Menschen haben. Es eignet sich sowohl für Pflege- und Adoptiveltern als auch für professionelle Helfer*innen. Professionelle Fachkräfte können dabei ihren eigenen Beziehungsprozess mit den Klient*innen im Blick behalten. Das Infoblatt kann aber auch dafür genutzt werden, den Prozess zwischen Eltern und Kindern zu analysieren.

INFO 15 Phasen des Bindungsaufbaus und der Bindungspsychotherapie bei hoch bindungsunsicheren Kindern und Jugendlichen

Dieses Infoblatt erweitert INFO 14 »Übersicht zum Aufbau gelingender Bindungen« für Klient*innen mit hoch unsicherer Bindung und Bindungstraumatisierungen. Bei diesen Klient*innen erschweren häufig ihre große Emotionalität und ihre lebensgeschichtlich bedingten Überlebensmuster den Bindungsaufbau. Auf diesem Infoblatt werden die Phasen für diese Klient*innen näher beschrieben und hilfreiche Haltungen für die jeweilige Phase ausgeführt.

AB 24 Reflexionsbogen: Phasen der Bindungstherapie

Aufbauend auf der vorausgehenden INFO 14 und 15 können professionelle Bezugspersonen und Pflege-/Adoptiveltern hier die aktuellen Herausforderungen der Beziehungsgestaltung reflektieren. Hier sollte der/die Therapeut*in oder pädagogische Fachkraft vorher entscheiden, welches Infoblatt besser zur Situation passt.

AB 25 Meine Ziele – wie wünsche ich mir die Beziehung zu meinem Kind?
Dieses zweiteilige Arbeitsblatt ermöglicht Eltern bzw. Pflege-/Adoptiveltern, die sich professionelle Unterstützung gesucht haben, zunächst genau die aktuellen Probleme zu beschreiben und dann darauf aufbauend Zielvorstellungen für die Behandlung zu formulieren.

INFO 16 Ressourcenfokussierte Elternberatung
Dieses Infoblatt für Therapeut*innen soll in den Blickpunkt rücken, dass auch die Therapeut*in-Klient*in-Beziehung zu den Eltern davon abhängt, wie gut es gelingt, den Kontakt ressourcenorientiert zu gestalten.

AB 26 Checkliste ressourcenfokussierte Elternberatung
Aufbauend auf INFO16 »Ressourcenfokussierte Elternberatung« wird hier eine Handreichung geboten, den Therapeut*in-Klient*in-Kontakt zu Eltern hinsichtlich der Ressourcenorientierung zu beobachten und zu verbessern.

AB 27 Beziehungsaufbau zu unmotiviert wirkenden Eltern
Dieses Arbeitsblatt ist eine Reflexionshilfe für Therapeut*innen und professionelle Hilfspersonen, die durch Fokussierung auf die schwierigen Lebenserfahrungen der Eltern mehr Verständnis für deren aktuelles Handeln ermöglichen soll.

Bindung braucht Zeit und muss wachsen. Dies gilt insbesondere für Kinder und Jugendliche, aber auch für Erwachsene, die mit anderen Menschen schlechte Erfahrungen gemacht haben. Wir können den Bindungsaufbau in verschiedene Phasen aufteilen, die alle aufeinander aufbauen.

Phase 1: Kontakt aufnehmen und sich kleinschrittig an Bindung gewöhnen
Menschen, die mit anderen Menschen schlechte Erfahrungen gemacht haben und zu Bindungsvermeidung neigen, zeigen oft wenig Interesse und Bereitschaft, sich auf andere einzulassen. Sie zeigen oft wenig Blickkontakt, hören anderen nicht zu oder halten die Aufmerksamkeit gar nicht lange genug, um mit ihnen im Gespräch zu bleiben. Der erste Schritt ist, überhaupt erst einmal mit diesen Menschen in Kontakt zu kommen.

Wichtiges für diese Phase

- Innere Haltung, dass die Kinder/Jugendichen erst an Bindung gewöhnt werden müssen, und damit verbunden Geduld und Durchhaltevermögen
  Die Kinder/Jugendlichen geben das Tempo vor, inwieweit sie Bindungserfahrungen aushalten bzw. annehmen können. Diese Phase kann sehr lange dauern.
- Achtsames Erleben und Erfahren der Kinder/Jugendlichen in mehreren Lebensphasen und Entwickeln einer Vorstellung davon, was innerlich in den Kindern/Jugendlichen vorgeht und was sie brauchen
  Es muss im ganzen Verlauf immer wieder genau geschaut werden, wo das Kind/der*die Jugendliche gerade steht, ob das Angebotene dazu passt und wo Strategien angepasst werden müssen.
- Die Perspektive auf die Kinder/Jugendlichen sollte ressourcenorientiert und hoffnungsvoll sein.
  Erwachsene sollten sehen können, was die Kinder/Jugendlichen schon entwickelt haben und wo sie noch Entwicklungsunterstützung brauchen. Sie sollten spüren, dass der*die Erwachsene zuversichtlich ist, dass eine Annäherung gelingen kann.
- Achtsame Erfüllung von (Grund-)Bedürfnissen bei gleichzeitigem Einfordern von Halt und Sicherheit gebenden Strukturen
  Bezugspersonen müssen unbedingt verlässlich, vorhersehbar und wertschätzend sein.
- Vorsichtige Annäherung durch gute Bindungserfahrungen
  Anfangs kann es vorteilhaft sein, wenn diese vor allem ganz niederschwellig durch gemeinsames Erleben und Tun nichtsprachlich erfolgen.
- Eine Annäherung sollte gerade so stattfinden, dass sie alle Beteiligten als positiv erleben können und keine emotionale Stress- oder Angstreaktion auslösen.
  Dazu kann es notwendig sein, die Anzahl der Personen, die mit den Kindern/Jugendlichen in Kontakt kommen, oder die Art und Weise, wie Kontakt stattfindet, zu strukturieren (z. B. erst nähern sich nur ein bis zwei Bezugspersonen, dann können Schritt für Schritt noch andere Personen dazu geholt werden, später dann auch Gleichaltrige in Gruppen oder mehrere Erwachsene gleichzeitig ODER es ergibt Sinn, erst einmal eine Annäherung virtuell zu machen und später dann live).
- Am Anfang kann es notwendig sein, dass einige wenige Bezugspersonen sehr intensiv Kontakt mit den Kindern/Jugendlichen haben, sofern dies die Kinder/Jugendlichen nicht emotional antriggert und zu emotionalen Überlebensreaktionen führt.
- Übergänge von einer Bezugsperson zur anderen müssen intensiv vorgedacht und feinfühlig gestaltet werden, damit sie gelingen können.
  Oft braucht es auch im Vorfeld einer anstehenden Trennung oder eines Bezugspersonenwechsels die mehrfache Ankündigung und ggf. sogar begleitete Eingewöhnungszeiten im neuen Setting, aus dem sich die Bezugsperson erst langsam lösen darf.

Wir merken Fortschritte z. B. daran, dass das Kind/der*die Jugendliche sich auf mehr einlassen kann, dass mehr Blickkontakt entsteht, dass es uns mehr vertraut und unsere Nähe sogar sucht.

Phase 2: Mit Bindungsenttäuschungen umgehen lernen

Phase 2 und 3 laufen oft gleichzeitig. Wenn mit den Kindern/Jugendlichen eine Vertrauensbasis entstanden ist, können vorsichtig und in langsamen kleinen Schritten auch Enttäuschungen und Trennungen zugemutet werden.

Wichtiges für diese Phase

- Die Kinder/Jugendlichen müssen jetzt langsam und mit feinfühliger Begleitung lernen, Missverständnisse, Trennungen und andere Bindungsherausforderungen besser auszuhalten. Dabei dürfen diese Zumutungen nur so groß sein, dass die Kinder/Jugendlichen sie gerade noch bewältigen können. Die Kinder/Jugendlichen sollen lernen, dass Beziehung auch in schwierigen Zeiten weiter bestand hat.
- In professionellen Kontexten entstehen solche Trennungen oft schneller und auch auf natürlichem Wege, weil die Mitarbeiter*innen ja irgendwann Dienstschluss haben. Anfangs müssen Übergänge deswegen sehr gut gestaltet werden, damit sie für die Kinder/Jugendlichen bewältigbar sind. In dieser Phase gelingen solcher Übergänge jetzt etwas besser und sie dürfen für die Kinder/Jugendlichen auch etwas weniger gut vorbereitet erfolgen.
- Erwachsene müssen die Zuversicht mitbringen, dass die Kinder/Jugendlichen weit genug sind und solche Situationen bewältigbar sind und gelingen können.
- Diese Phase braucht enorme Achtsamkeit und Feinfühligkeit von Erwachsenen, die immer wieder schauen müssen, wo die Kinder/Jugendlichen gerade stehen und was sie aushalten können. Hierzu gehört auch, dass die Erwachsenen sich selbst reflektieren, ob ihr aktuelles Verhalten richtig ist. Hier kann es sein, dass man zwei Mal Fortschritte macht und wieder einen Rückschritt.
- Jede Bindungsherausforderung braucht ggf. Vorankündigung, Begleitung, emotionale Unterstützung in der Situation und auch Nachsorge.
- Es kann hilfreich sein, wenn andere Personen, die nicht so eng mit den Kindern/Jugendlichen verbunden sind, die Situation von außen unterstützen. Dies kann z. B. die Oma sein, die den Kindern/Jugendlichen erklärt, dass sie sich keine Sorgen machen müssen usw.

Phase 3: Bindungsverhalten üben

Nicht immer können Kinder und Jugendliche ihr eigenes Nähebedürfnis und -verhalten gleich zu Anfang gut regulieren. Es kann sein, dass dies erst noch gemeinsam geübt werden muss.

Wichtiges für diese Phase

- Erwachsene müssen die Haltung haben, dass unangemessenes Bindungsverhalten vonseiten des Kindes/Jugendlichen entweder Überlebensreaktionen oder noch nicht entwickelte Fähigkeiten sind.
- Verhalten kann u. a. geübt werden durch wohlwollend-wertschätzende Rückmeldungen, durch soziales Aufmerksam-Machen auf die Bedürfnisse der anderen sowie durch Elemente, bei denen die sozialen Fähigkeiten geübt werden. Hier lassen sich auch Strategien einsetzen, die beispielsweise mit autistischen Kindern benutzt werden, z. B. Social Stories, sowie videobasierte Methoden (z. B. Marte Meo).

Phase 4: Erkunden und Zutrauen

Je bindungssicherer Kinder und Jugendliche werden, umso mehr fangen sie an, ihre Welt zu erkunden und sich in dem sicheren Gefühl, dass ja jemand da ist, auch nach außen zu trauen und mit anderen Menschen Kontakt aufzunehmen. Sie werden zunehmend selbstständiger und trauen sich selbst mehr zu.

Wichtiges für diese Phase

- Die neu auftretende Selbstständigkeit darf aber nicht mit der Schein-Selbstständigkeit, wie wir sie bei unsicher-vermeidend gebundenen Kindern sehen, verwechselt werden.
- Erwachsene müssen in dieser Phase zutrauen und loslassen können. Sie verlangt also einen Haltungswechsel, bei dem erst der Aufbau von Nähe notwendig und wichtig war und jetzt das »Flügge«-Werden gefördert werden sollte. Dies fällt gerade Eltern von bisherigen »Sorgenkindern« nicht leicht. Oft haben sie lange um eine gute Beziehung mit ihren Kindern gekämpft und sind froh, dies erreicht zu haben.
- Trotz Loslassen und Zutrauen muss noch versucht werden, in Kontakt zu bleiben und den Kindern andere Bindungsangebote zu machen. Hier braucht es oft nicht viel in ruhigen Zeiten, jedoch wieder deutlich mehr, wenn Kinder und Jugendliche in Not kommen und z. B. Enttäuschungen erleben. Wichtig ist deshalb auch hier, achtsam und feinfühlig die Entwicklung zu begleiten.

Phase 5: Bindungsvergangenheit kennenlernen und Bindungsenttäuschungen verarbeiten

Diese Phase ist häufig schon nicht mehr im Kindes- und Jugendalter möglich. Oft können erst viel später die eigene Lebensgeschichte, die eigene Familie und auch die damit verbundenen Enttäuschungen angeschaut und bearbeitet werden.

Wichtiges für diese Phase

- In dieser Phase können die eigene Biografie und Familie nochmal betrachtet werden.
- Wenn möglich sollte die Betrachtung ressourcen- und stärkenorientiert erfolgen. Es sollte geschaut werden, wo Stärken sind, die sich aus der Lebensgeschichte und der Familie ergeben, die im Hier und Jetzt genutzt werden können.
- Zur Bearbeitung von Bindungsthemen kann es notwendig sein, Bezugspersonen aus der Familie mit einzubeziehen. Hier bieten sich vor allem auch systemische Methoden an, wie Genogrammarbeit, Skulpturen, Biografiearbeit usw. Sie sollten deswegen auch von einem/einer erfahrenen systemischen Therapeut*in durchgeführt werden.
- Traumatisierende Bindungsenttäuschungen sollten vor allem dann, wenn sie gravierend sind, in Zusammenarbeit mit traumatherapeutisch erfahrenen Fachpersonen bearbeitet werden und auch mit traumatherapeutischen Methoden.

Phasen des Bindungsaufbaus und der Bindungspsychotherapie bei hoch bindungsunsicheren Kindern und Jugendlichen

Wenn Kinder und Jugendliche schwierige Bindungserfahrungen gemacht haben und in ein neues Lebens- und Bindungsumfeld kommen, tun sie sich oft schwer zu vertrauen. Dies Vertrauen muss von den neuen Bezugspersonen (Pflege- und Adoptiveltern, professionelle Fachkräfte in Jugendhilfe-Einrichtungen, Therapeut*innen) erst einmal mühsam erarbeitet werden.

Nach Brisch (2019) durchlaufen hoch bindungsvermeidende Kinder und Jugendliche oft mehrere Phasen in der Bindungspsychotherapie. Diese Phasen lassen sich gut auch in andere Kontexte, z. B. in Pflege- und Adoptionssettings und in Jugendhilfesettings, übertragen. Sie sind für das Verständnis und den Umgang mit diesen Kindern und Jugendlichen von großer Bedeutung. Die Zeitdauer der einzelnen Phasen sind dabei sehr unterschiedlich. Bei manchen Kindern und Jugendlichen ziehen sich diese Phasen über Jahre hin.

Bindungsphase	**Beobachtungen**	**Hilfreiche Haltungen und Interventionen**
(1) Anfangs- und Sicherheitsphase	Die Kinder- und Jugendlichen haben noch kein Vertrauen entwickelt. Sich auf neue Bindungspersonen einzulassen, fällt ihnen schwer. Es zeigen sich die verschiedenen Bindungsmuster mit ihren typischen Überlebensstrategien: Vermeiden von Bindung, Bindungsambivalenz, aber auch bizarrere Formen von Bindungsvermeidung. Einige Kinder und Jugendliche zeigen noch eine weitere Überlebensstrategie, nämlich die der Unterwerfung: sie versuchen erst einmal, alles richtig zu machen und sich an alle Vorgaben zu halten. Sie wirken in dieser Zeit anfangs oft sehr angepasst, was dieser Phase auch den Namen Honeymoon-Phase eingebracht hat.	▶ achtsamer und behutsamer Beziehungsaufbau, der nicht zu tief werden darf ▶ Beziehung und Lebensumfeld müssen ein sicherer und Halt gebender Ort sein. ▶ Die Kinder- und Jugendlichen sollten, wo immer möglich, innerhalb ihres Stress-Toleranz-Fensters bleiben können. ▶ Lösungs- und Ressourcenorientierung ▶ standhafte Erwachsene mit viel Verständnis und Geduld und einem fundierten Bindungsgrundwissen
(2) Beginnende Explorationsphase	Die Kinder und Jugendlichen fangen an zu explorieren, wenn sie sich sicherer fühlen und besser angekommen sind. Das bedeutet einerseits, dass sie anfangen, mehr aus ihrer Lebensgeschichte zu erzählen, sich aber auch gleichzeitig mehr getrauen, sich selbst zu zeigen und Verhalten auszuprobieren, das sie bis jetzt kontrolliert haben. Dies wird in vielen Kontexten als »Testen« der Standhaftigkeit der Erwachsenen missverstanden.	▶ neugieriges und wertfreies Beobachten der Verhaltensweisen, die jetzt zum Vorschein kommen ▶ Fortführung der vorsichtigen Bindungsannäherung und Stressprävention ▶ liebevolle Sturheit: wohlwollendes und wertschätzendes Bestehen auf Regeln und Strukturen als Leitplanken für Verhaltensweisen, wobei hier

Bindungsphase	Beobachtungen	Hilfreiche Haltungen und Interventionen
		immer abgewogen werden muss, welche Regeln wirklich sinnvoll und notwendig sind ▶ Das Besprechen von Bindungsthemen und lebensgeschichtlichen Ereignissen sollte auf »Schnorcheltiefe« erfolgen, um keine Traumatrigger auszulösen (gerade bei bindungstraumatisierten Kindern und Jugendlichen).
(3) Phase der neuen Bindungserfahrungen	Die Kinder und Jugendlichen machen jetzt neue Bindungserfahrungen, erleben Sicherheit und emotionale Unterstützung. Gleichzeitig tauchen im Alltag ganz natürlich Trennungssituationen auf, die jetzt verarbeitet werden müssen. Neue Bindungserfahrungen können auch alte Bindungstraumatisierungen triggern, sodass ganz schnell gut geübte Überlebensreaktionen zum Vorschein kommen (z. B. Kampf, Flucht, Wut, etc.).	▶ sehr standhafte Bezugspersonen, die gut emotional coregulieren und trotz emotionaler Überlebensreaktionen weiterhin Beziehungsangebote machen können. Wenn möglich brauchen diese Erwachsenen professionelle Begleitung und Supervision. ▶ Stressprävention und Traumatrigger-Management sowie ein umfassendes Krisenmanagement, wenn die Prävention nicht ausreicht ▶ Rückzugsräume für Kinder/Jugendliche und Erwachsene ▶ Erarbeitung von Emotionsregulationstechniken und Nutzung der emotionalen Phasen zur therapeutischen Bearbeitung
(4) Verarbeitungs- und Trauerphase	Ganz langsam und behutsam können jetzt (und erst jetzt) die gemachten Bindungserfahrungen neu verarbeitet und auch die nicht gemachten Bindungserfahrungen betrauert werden. Nicht immer ist dies schon im Kindes- und Jugendalter möglich, sondern diese Phase gelingt manchmal erst im	▶ vorsichtiges Zumuten von lebensgeschichtlichen Themen und Anforderungen ▶ verarbeitende Psychotherapie, Biografie- und Trauerarbeit mit vorsichtigem Blick auf die emotionalen Konsequenzen dieser Arbeit

Bindungsphase	**Beobachtungen**	**Hilfreiche Haltungen und Interventionen**
	Erwachsenenalter. Bindungsthemen und Biografiearbeit können jetzt emotional besser ausgehalten werden. Emotionale Themen sind jetzt besser zu bearbeiten und in der Regel ohne Überlebensmechanismen zu besprechen. Gleichwohl kann es auch in dieser Phase immer wieder zu Krisen kommen.	▶ Trost, Verständnis, emotionale Unterstützung und Anerkennung des Leids ▶ bei Bedarf Krisenmanagement
(5) Explorative Erkundung des Lebens	Mit zunehmender Stabilität können die Kinder und Jugendlichen ihren Lebensfokus nach außen in die Exploration legen. Sie können jetzt einfacher neue Beziehungen eingehen und Zukunftspläne schmieden. Sie sind jetzt besser bereit für neue Hobbys und Freizeitaktivitäten, für berufliche Zukunftspläne usw. In therapeutischen Settings steht jetzt die Verabschiedung an.	▶ Unterstützung des Kindes/Jugendlichen beim Erkunden des Lebens durch die Bezugspersonen. Dabei ist es wichtig, einerseits so zu unterstützen, dass dies gelingen kann. Andererseits sollten die Bezugspersonen auch loslassen können und dem Kind/dem*der Jugendlichen etwas zutrauen. ▶ in professionellen Settings: Vorbereitung der Verabschiedung. Diese sollte nicht zu früh und nur nach ausreichender Stabilisierung erfolgen. Mögliche Schwierigkeiten können vorweggenommen und vorbesprochen werden. Das Kind/der*die Jugendliche sollten ein Angebot bekommen, auch in Zukunft nochmal um Unterstützung bitten zu dürfen.

Reflexionsbogen: Phasen der Bindungstherapie

T B E

Für Kind/Jugendliche*r/Klient*in: ……………………………………………………

Ausgefüllt am: ……………………………………………………

Durch: ……………………………………………………

In welcher Phase befindet sich das Kind / der/die Jugendliche / Erwachsene gerade?

……………………………………………………

……………………………………………………

Welche Beobachtungen passen dazu?

……………………………………………………

……………………………………………………

……………………………………………………

……………………………………………………

……………………………………………………

Gibt es Beobachtungen, die eher zu einer anderen Phase passen? Wenn ja welche?

……………………………………………………

……………………………………………………

……………………………………………………

……………………………………………………

……………………………………………………

Welche hilfreichen Haltungen, Kontexte und Ansätze ergeben sich daraus?

……………………………………………………

……………………………………………………

……………………………………………………

……………………………………………………

Meine Ziele – wie wünsche ich mir die Beziehung zu meinem Kind?

Zu Beginn einer Therapie oder Beratung ist es notwendig, Ziele zu definieren, die sowohl einem selbst aber auch dem/der Therapeut*in Hinweise auf mögliche Lösungswege geben können. Zunächst wird dafür der IST-Zustand erhoben. Das heißt: Wie gestalte ich derzeit die Beziehung zu meinem Kind und was für Problemverhaltensweisen, die daraus möglicherweise entstehen, erkenne ich bei mir und meinem Kind?

So gestalten sich derzeit typische Konfliktsituationen zwischen mir und meinem Kind:

Beschreibung der Konfliktsituation	**Wie reagiere ich?**	**Wie reagiert mein Kind?**	**Wie geht es mir damit?**	**Wie geht es meinem Kind (vermutlich) damit?**
(1)				
(2)				
(3)				
(4)				
(5)				

Anhand der Frage »Was soll sich in der Beziehung zwischen mir und meinem Kind ändern?« werden dann im nächsten Schritt die Ziele formuliert sowie konkretisiert. Vielleicht haben Sie sogar bereits eigene Ideen, was Sie selbst dafür tun können, um diesen Zielen einen Schritt näher zu kommen, und/oder Sie haben konkrete Vorstellungen davon, wie eine gute Unterstützung für Sie aussehen kann, die Ihnen hilft, diese Ziele zu erreichen.

Das möchte ich gerne in der Therapie mit meinem Kind gemeinsam erreichen:

Ziele	**So kann ich aktiv dazu beitragen:**	**Dafür wünsche ich mir Unterstützung:**	**Daran würde ich merken, dass eine Verbesserung eintritt:**
(1)			
(2)			
(3)			
(4)			
(5)			

In vielen Fällen leiten wir die Eltern an, möglichst ressourcenorientiert mit ihren Kindern zu interagieren, also etwa möglichst viel Positives zu sehen und zu loben und die Kinder möglichst wenig zu kritisieren.

Troutman (2015) weist darauf hin, wie wichtig es ist, diese Haltung auch in der Beratung der Bezugspersonen umzusetzen. Häufig sind betroffene Eltern sehr sensibel für kritische Rückmeldungen. Sie sind ohnehin verunsichert hinsichtlich ihrer Erziehungskompetenz. Wir können davon ausgehen, dass diese Eltern sich vor Verletzungen ihrer Grundbedürfnisse nach Selbstwerterhöhung und Kontrolle schützen wollen. Auch wohlmeinende kritische Rückmeldungen werden dann als selbstwertdestabilisierend wahrgenommen. Eltern geraten in eine Verteidigungsposition und versuchen, ihr bisheriges Verhalten zu rechtfertigen. Es fällt ihnen unter diesen Bedingungen dann schwer, konstruktiv mit diesen Rückmeldungen umzugehen. Häufig werden hilfreiche Ratschläge dann nicht umgesetzt. Im schlechtesten Fall brechen die Eltern die Beratung ab.

Aufseiten der professionellen Helfer*innen kann es auch schnell passieren, dass sie viele Verhaltensweisen der Eltern im Umgang mit ihren Kindern sehen, die sie für ungünstig halten, und dass sie verleitet werden, diese Vorgehensweisen der Eltern zu kritisieren. Selbstverständlich tun sie dies in der Absicht, den Betroffenen zu helfen, aber sie sind damit Teil eines negativen Aufschaukelungsprozesses: Je ungünstiger das Erziehungsverhalten der Eltern, desto mehr werden sie in der Elternberatung kritisiert, desto wahrscheinlicher ist ein Abbruch der Beratung – und damit kein Fortschritt in der Eltern-Kind-Beziehung.

Nur wenn die Eltern (oder andere Bezugspersonen) sich angenommen und wertgeschätzt fühlen, werden sie die Beratung gern in Anspruch nehmen und nur dann werden sie auch die erhaltenen Ratschläge befolgen. Wir möchten in Anlehnung an Troutman vorschlagen, dass Berater*innen und Therapeut*innen versuchen, in ihren Beratungsgesprächen maximal 20 % kritisierende und/oder direktive Äußerungen machen, während mindestens 80 % ihrer Äußerungen validierend, wertschätzend, positiv oder neutral/beschreibend sein sollten. Dies ist auch im Sinne eines Modellverhaltens zu verstehen: Die Eltern erleben, wie gut wertschätzendes und validierendes Verhalten tut, da wir dieses Verhalten nicht nur verbal von ihnen ihren Kindern gegenüber »fordern«, sondern es in der Beziehung zu ihnen auch selber umsetzen.

Damit dies professionellen Helfer*innen leichter fällt, kann es sinnvoll sein, sich Gedanken zu den Ursachen zu machen, die das Verhalten der Eltern haben kann. Oft haben Eltern selbst nie Bindung und Feinfühligkeit erfahren. Möglicherweise triggern Beziehungs- und Bindungserlebnisse eigene Bindungstraumatisierungen. Die meisten Eltern wollen bei der Erziehung mit ihren Kindern erfolgreich sein, viele wissen aber nicht, wie sie das gut umsetzten können. Professionelle Helfer*innen können auch versuchen, ihren eigenen Blick bewusst darauf zu lenken, was schon gelingt, und sich überlegen, was noch entwickelt werden muss, damit das Verhalten den Entwicklungsbedürfnissen des Kindes entspricht. Hieraus ergeben sich oft viele konkrete Ansätze für die Beratungsarbeit, die sich leichter in kleinschrittige Unterstützungsangebote für Eltern umsetzen lassen, die an deren Entwicklungsstand anschließen. Das Sehen kleiner Fortschritte fällt so viel leichter.

Ergänzend dazu können ressourcenorientierte Video-Beratungsmethoden wie Marte Meo eingesetzt werden, die insbesondere die Erfolge in Bildern zeigen und den Eltern Mut machen können, weitere Schritte zu gehen.

Um sich selbst als Berater*in bzw. Therapeut*in in dieser Hinsicht zu überprüfen und ggf. auch zu trainieren, kann die nachfolgende Übersicht in Form einer Strichliste geführt werden.

Checkliste ressourcenfokussierte Elternberatung

T

Gesprächt mit:	**Datum:**	
Art der Äußerung	Anzahl (Strichliste)	Anzahl
Positive Äußerungen über das kindliche Verhalten		
Positive Äußerungen über das elterliche Verhalten		
Validierende Äußerungen über berichtete Gedanken/Gefühle		
Weitere positive, wertschätzende Äußerungen		
Neutrale Äußerungen (z. B. Beschreibungen)		
Fragen		
Gesamt positive/neutrale Äußerungen	Anzahl:	%*
Direktive Äußerungen		
Kritisierende Äußerungen		
Gesamt kritische/direktive Äußerungen	Anzahl:	%**
Gesamtzahl aller Äußerungen	Anzahl:	100 %

* Gesamtzahl positive u. neutrale Äußerungen mal 100 geteilt durch die Gesamtzahl aller Äußerungen
** Gesamtzahl kritische und direktive Äußerungen mal 100 geteilt durch die Gesamtzahl aller Äußerungen

Versuchen Sie, maximal 20 % kritische und/oder direktive Äußerungen und mindestens 80 % positive oder neutrale Äußerungen zu verwirklichen.

Häufig erleben wir in eigenen Beratungsbeziehungen, aber auch in der Supervision von Kolleg*innen, die über die Kontakte mit den Eltern berichten, dass Eltern abwertend und/oder desinteressiert ihren Kindern und unseren »guten Ratschlägen« gegenüber wirken. Therapeut*innen und Berater*innen klagen dann über »unmotivierte« Eltern, die Beratungen wirken »zäh«, die Erfolge sind gering. Nicht selten schleicht sich hier dann der Gedanke ein, dass diese Eltern »Schuld« an den Problemen ihrer Kinder sind, und es fällt schwer, eine wohlwollende Haltung den Eltern gegenüber einzunehmen, stattdessen stehen vielleicht Ärger und/oder Resignation im Vordergrund des Erlebens bezüglich der Beratungsgespräche.

In solchen Fällen empfinden wir es als hilfreich, auch das elterliche Verhalten als Ergebnis einer problembehafteten Biografie verstehen zu können. Sie zeigen ihren Kindern gegenüber kein angemessen erscheinendes Bindungsverhalten und sie lassen sich auch nicht auf die Beziehung zum/zur Berater*in oder zum*zur Therapeut*in ein. Ihr Verhalten in Beziehungen legt den Schluss nahe, dass sie selbst in ihrer Kindheit unter unsicheren oder auch nicht vorhandenen Bindungen an ihre Eltern gelitten haben.

Wir empfehlen, in diesen Fällen, um auch diese Eltern als Personen wertschätzen zu können, einen näheren Blick auf deren jeweilige Entwicklung zu werfen und ihr Verhalten – wie wir es bei den Kindern tun – als Antwort auf biografische bzw. lerngeschichtliche Herausforderungen zu sehen. Diese Perspektive kann den notwendigen Beziehungsaufbau zu Eltern erleichtern, weil sie möglicherweise erleben, dass sie als Person wertgeschätzt werden, auch wenn ihr Verhalten ihren Kindern gegenüber missbilligt wird.

Möglicherweise sind folgende Arbeitsblätter ergänzend hilfreich:
- INFO 10 »Bindung und Emotionsregulation« als Interpretationshilfe für Ihre Einschätzung des elterlichen Bindungsverhaltens
- INFO 16 »Ressourcenfokussierte Elternberatung«, wenn Sie den Anteil wertschätzenden Verhaltens den Eltern gegenüber in Ihren Beratungsgesprächen erhöhen wollen

Welche Verhaltensweisen/Haltungen zeigen die Eltern, die ich in Bezug auf die Beziehung zu ihrem Kind für ungünstig halte?

....

....

....

....

....

Wie erlebe ich die Beziehungsgestaltung der Eltern mir gegenüber?

....

....

....

....

....

Was weiß ich über die eigene Entwicklungsgeschichte der Eltern, was ihre ungünstigen Haltungen bzw. Verhaltensweisen in Beziehungen heute erklären kann?

....

....

....

....

....

Wie kann ich meine Beziehung zu den Eltern so gestalten, dass ich einerseits die Bedürfnisse ihrer Kinder im Auge behalte, gleichzeitig aber den Eltern Wertschätzung ihrer Person gegenüber vermittle?

....

....

....

....

....

5 Positive Bindungserfahrungen schaffen

In diesem Kapitel haben wir eine Fülle an Materialien zu unterschiedlichen Aspekten des Beziehungsaufbaus und der Beziehungsgestaltung für die professionellen Helfer*innen, insbesondere aber für Eltern, Kinder und Jugendliche zusammengestellt. Die Materialien sollen dabei unterstützen, im Alltag möglichst viele positive Bindungs- und Beziehungserfahrungen zu ermöglichen.

Daher geht es um die Wahrnehmung und Gestaltung von Beziehungs- und Bindungsmomenten, um positive Zeiten, um gemeinsame Freude, um Interesse füreinander, um geeignete Kommunikation und darum, auf die Befriedigung der eigenen Bedürfnisse und der Bedürfnisse der anderen zu achten.

Dabei erweitern wir in einigen Materialien den Fokus. In diesen Materialien geht es nicht nur um Bindungsbeziehungen im engeren Sinne, sondern um positive Beziehungserfahrungen auch mit anderen Personen, denn wir gehen davon aus, dass positive Beziehungserfahrungen auch außerhalb der engsten Bindungen hilfreich auch auf Bindungsbeziehungen zurückwirken und insgesamt das innere Erleben von Beziehungen und Bindungen positiv beeinflussen. Insofern betreffen einige der Materialien auch die Erkundung und Erweiterung von Beziehungsnetzwerken. Dabei greifen die hier zusammengestellten Materialien auch neurowissenschaftliche Erkenntnisse auf, die in INFO 4 »Neuropsychologische Grundlagen« dargestellt wurden.

Arbeits- und Informationsmaterialien

AB 28 Eigene Werte weitergeben
Dieses Arbeitsblatt bietet Eltern und Bezugspersonen eine Hilfe, mit der sie eigene Wertvorstellungen reflektieren können. Außerdem hilft es bei der Frage, wie diese Werte den eigenen Kindern vermittelt werden können.

AB 29 Ein liebevoller Blick auf mein Kind
Dieses Arbeitsblatt unterstützt Eltern dabei, einen ressourcenorientierten, liebevollen Blick auf ihre Kinder legen zu können.

INFO 17 Bindungsermutigende Atmosphäre gestalten
Dieses Infoblatt bietet Therapeut*innen, Eltern und Bezugspersonen Anregungen und Merkpunkte für die Gestaltung einer angenehmen, bindungsermutigen Atmosphäre in Situationen, in denen mit einem Kind ein guter Bindungsmoment hergestellt werden soll.

INFO 18 Gewaltfreie Kommunikation
Eltern und professionelle Bezugspersonen, die im Kontakt mit ihrer Klientel die Prinzipien der gewaltfreien Kommunikation nach Rosenberg umsetzen wollen, bekommen auf diesem Infoblatt das dazu nötige Wissen.

AB 30 Ich beobachte mich selbst
Auf diesem Selbstbeobachtungsbogen für Eltern, Kinder, Jugendliche und professionelle Bezugspersonen können Verhalten, Gefühle und Bedürfnisbefriedigung protokolliert werden. So wird der Zusammenhang zwischen ihnen klar.

AB 31 Einfühlung in eine andere Person
Auf diesem Beobachtungsbogen für Eltern, Kinder, Jugendliche und professionelle Bezugspersonen können Verhalten, Gefühle und Bedürfnisbefriedigung anderer Personen protokolliert werden. Nach dem gleichen Prinzip wie beim AB 30 »Ich beobachte mich selbst« kann hier von Selbst- zu Fremdeinfühlung übergegangen werden.

AB 32 Bedürfnis-Check
Die Checkliste für Eltern und Jugendliche hilft dabei, die eigene Bedürfnislage zu reflektieren.

AB 33 Übungen zur Gewaltfreien Kommunikation
Aufbauend auf INFO 18 zur Gewaltfreien Kommunikation können Eltern und professionelle Bezugspersonen mit diesem Arbeitsblatt üben, Kritik in Form Gewaltfreier Kommunikation zu äußern.

INFO 19 Positive Zeit gestalten: acht Wege des achtsamen Zuhörens
Auf diesem Informationsblatt für Eltern und professionelle Betreuer*innen gibt es eine Anleitung in acht Schritten zum achtsamen Zuhören.

AB 34 Ich höre dir zu
Aufbauend auf dem Infoblatt 19 »Positive Zeit gestalten: acht Wege des achtsamen Zuhörens« werden Eltern und professionelle Betreuer*innen dazu angeleitet, im Kontakt mit dem eigenen Kind, diese acht Wege des aufmerksamen Zuhörens umzusetzen.

AB 35 Zeit schenken – Bindung braucht Aufmerksamkeit für den anderen
Anhand dieser Reflexionshilfe können Eltern und professionelle Bezugspersonen darüber reflektieren, wie sie Zeiten der Aufmerksamkeit dem Kind gegenüber schaffen können.

AB 36 Interessen meines Kindes
Dieses Arbeitsblatt kann Eltern und professionellen Bezugspersonen dabei helfen, sich über die Interessen ihres Kindes klar zu werden, sodass diese im Kontakt mit dem Kind thematisiert/beachtet werden können.

AB 37 Momente des Lächelns und der Anerkennung
Diese Hilfestellung für Eltern und professionelle Betreuer*innen kann ihnen dabei helfen, wertschätzend mit ihrem Kind umzugehen.

AB 38 Gemeinsam lachen und Freude erleben
Auf diesem Arbeitsblatt können Eltern und professionelle Betreuer*innen mögliche Momente sammeln, in denen sie gemeinsam mit dem Kind Freude erleben können.

INFO 20 Beziehungszeit: 20 Minuten gemeinsame positive und achtsame Zeit
Auf diesem Informationsblatt für Eltern und professionelle Bezugspersonen finden sich Beispiele für Gelegenheiten im Alltag, die in positive Beziehungszeiten verwandelt werden können.

AB 39 Positive Beziehungszeiten schaffen – Eltern und professionelle Bezugspersonen
Diese Reflexionshilfe hilft Eltern und professionellen Bezugspersonen dabei, positive Beziehungszeiten zu finden.

AB 40 Wochenplan für Beziehungszeiten – Eltern und professionelle Bezugspersonen
In diesen Wochenplan können die Ideen aus dem AB 39 »Positive Beziehungszeiten schaffen – für Eltern und professionelle Bezugspersonen« eingetragen werden, um sie fest einzuplanen.

INFO 21 Beziehungszeit: 20 Minuten gemeinsame gute Zeit
Auf diesem Infoblatt bekommen Kinder, Jugendliche und betroffene Erwachsene eine Sammlung von Gelegenheiten für positive Beziehungszeiten mit anderen Kindern/Jugendlichen und/oder Erwachsenen.

AB 41 Positive Beziehungszeiten schaffen – Kinder, Jugendliche und Erwachsene
Diese Reflexionshilfe hilft Kindern, Jugendlichen und betroffenen Erwachsenen, Gelegenheiten für positive Beziehungszeiten zu finden.

AB 42 Wochenplan für Beziehungszeiten – Kinder, Jugendliche und Erwachsene
In diesen Wochenplan können die Ideen aus dem AB 41 »Positive Beziehungszeiten schaffen – Kinder, Jugendliche und Erwachsene« eingetragen werden, um sie fest einzuplanen.

AB 43 Gemeinsame Mahlzeiten schaffen Verbindung
Gemeinsames Essen verbindet und schafft Gelegenheit, miteinander zu reden, an den aktuellen Themen des anderen teilzunehmen und eine gute Zeit miteinander zu verbringen. Dieses Arbeitsblatt bietet eine Reflexionshilfe und einen Wochenplan zur Planung gemeinsamer beziehungsstiftender Mahlzeiten.

AB 44 Wo gespielt wird, entstehen Beziehungen
Gemeinsames Spielen bietet eine gute Gelegenheit, miteinander Spaß zu haben und sich näher zu kommen. Damit der Beziehungsaufbau gut gelingen kann, gibt dieses Arbeitsblatt Eltern und professionellen Bezugspersonen eine kleine Sammlung und Anleitung für beziehungsorientierte Spiele.

INFO 22 Eltern-Kind-Spieltraining bei unsicheren Bindungen
Dieses Infoblatt erläutert für Therapeut*innen die Gestaltung eines bindungsorientierten und den Bindungsstatus berücksichtigendes Eltern-Kind-Spieltraining.

AB 45 Beobachtungs- und Einschätzungsbogen zum Eltern-Kind-Spieltraining
Auf diesem Selbsteinschätzungsbogen können Eltern und professionelle Bezugspersonen die Einheiten eines Eltern-Kind-Spieltrainings bewerten.

AB 46 Gemeinsames Singen und Musizieren schafft Verbindung
Dieses Arbeitsblatt gibt Hinweise und Reflexionshilfen für Therapeut*innen, professionelle Bezugspersonen und Eltern zur Nutzung von Musik in der Beziehungsgestaltung.

INFO 23 Gemeinsam zum Ziel
Auf diesem Infoblatt für Eltern und professionelle Bezugspersonen findet sich eine Liste von hilfreichen Motivationshilfen, um mit Kindern für sie unlustvolle, aber im Alltag notwendige Dinge zu erledigen.

AB 47 Bindung aufbauen im Alltag durch gemeinsames Tun
Dieses Arbeitsblatt gibt Eltern und professionellen Bezugspersonen eine Reflexionshilfe, mit deren Hilfe bindungsorientierte Situationen in Alltagsbezügen hergestellt werden können.

AB 48 Geschenke der Zuneigung
Mit diesem Arbeitsblatt können Eltern und professionelle Bezugspersonen herausfinden, in welcher Weise sie dem Kind gegenüber Zuneigung und Wertschätzung ausdrücken können.

INFO 24 Acht Berührungen am Tag – darf ich dich in den Arm nehmen?
Auf diesem Informationsblatt finden Erwachsene, Jugendliche und Kinder Informationen über die heilsame Wirkung und verschiedene Möglichkeiten von Berührungen.

AB 49 Meine Kuschel- und Berührungslandkarte
Mit dieser Reflexionshilfe können Kinder, Jugendliche und betroffene Erwachsene unterschiedliche Berührungen durch unterschiedliche Personen bewerten.

AB 50 Meine Kuschel- und Berührungslandkarte mit meinem Kind
Mit dieser Reflexionshilfe können Eltern und professionelle Bezugspersonen herausfinden, welche Berührungen dem Kind guttun können.

AB 51 Online-Bindungsmomente – ein erster Schritt
Dieses Arbeitsblatt zeigt Jugendlichen und betroffenen Erwachsenen, wie sie digitale Medien beziehungsorientiert nutzen können.

AB 52 Trau dich und versuch es doch einfach mal!
Dieses Arbeitsblatt eignet sich besonders für Kinder und Jugendliche sowie für Erwachsene, die für andere attraktiv sind und gute soziale Fähigkeiten entwickelt haben, die aber das Vertrauen in andere Menschen verloren oder noch nicht entwickelt haben und bei denen die Wahrscheinlichkeit groß ist, dass sie bei sozialen Experimenten gute Erfahrungen machen! Es soll ermutigen, soziale Kontakte in einer Art Experiment auszuprobieren, vor allem dann, wenn diese Klient*innen mit großer Wahrscheinlichkeit dabei gute Erfahrungen machen werden.

AB 53 Was anderen gut tut, tut auch mir gut!
Das Arbeitsblatt gibt Anregungen für Jugendliche und Erwachsene, wie sie anderen Menschen eine Freude bereiten können, und bietet Reflexionsmöglichkeiten im Anschluss an entsprechende »Nettigkeiten«.

AB 54 Was meinem Kind guttut, tut auch mir gut!
Das Arbeitsblatt gibt Eltern und professionellen Bezugspersonen Anregungen, wie sie ihrem Kind eine Freude bereiten können, und bietet Reflexionsmöglichkeiten im Anschluss an entsprechende »Nettigkeiten«.

AB 55 Anderen helfen hilft auch mir
Diese Reflexionshilfe für Erwachsene und Jugendliche hilft dabei herauszufinden, welche Personen im Umfeld vor dem Hintergrund welcher Bedürfnisse Unterstützung benötigen könnten und wie eine solche Unterstützung umgesetzt werden könnte.

AB 56 Dankbarkeitsübungen in Beziehungen
In diesem »Dankbarkeitstagebuch« können Kinder, Jugendliche und Erwachsene schöne Beziehungsmomente festhalten.

AB 57 Mein schönes Positivtagebuch
Dieses Arbeitsblatt ist eine Vorlage für ein »Positivtagebuch«, mit dem Eltern zu einem wertschätzenden und ressourcenorientierten Blick auf ihre Kinder angeregt werden können.

AB 58 Unser Beziehungskonto ausgleichen
Auf dem Arbeitsblatt findet sich eine Anleitung für Erwachsene und Jugendliche, mit deren Hilfe positive Beziehungsmomente gefunden und geplant werden können.

AB 59 Bindungs-Sternstunden der Vergangenheit
Auf diesem Arbeitsblatt können Erwachsene, Kinder und Jugendliche gelungene Bindungsmomente der Vergangenheit erinnern und reflektieren.

AB 60 Bindungs-Sternstunden in der Zukunft
Auf diesem Arbeitsblatt können Erwachsene, Kinder und Jugendliche gute Beziehungsmomente für die Zukunft planen.

AB 61 Beziehungsinseln – Erwachsene
Mit diesem Arbeitsblatt können Erwachsene (ggf. mit Anleitung durch eine*n Therapeut*in) positive Beziehungserfahrungen darstellen und reflektieren.

AB 62 Beziehungsinseln – Kinder und Jugendliche
Mit diesem Arbeitsblatt können Kinder und Jugendliche (ggf. mit Anleitung durch eine*n Therapeut*in) positive Beziehungserfahrungen darstellen und reflektieren.

AB 63 Mein Ozean voller Beziehungsinseln
Mit diesem Arbeitsblatt kann eine Sammlung positiver »Beziehungsinseln« mit verschiedenen Personen für Eltern, Kinder und Jugendliche angelegt werden.

INFO 25 Bindungskreise
Hier wird eine Erläuterung für das nachfolgende Arbeitsblatt 64 »Meine Bindungskreise« gegeben, welches angeleitet in der Therapie oder Beratung von Erwachsenen, Kindern und Jugendlichen bearbeitet werden kann.

AB 64 Meine Bindungskreise
Das Arbeitsblatt dient zur Reflexion und Einordnung der Beziehung zu Personen, mit denen Erwachsene, Kinder oder Jugendliche Kontakt haben.

INFO 26 Arbeiten mit dem Bindungssoziogramm
Dieses Infoblatt für Therapeut*innen und Betreuer*innen erläutert, wie Bindungssoziogramme mit Klient*innen durchgeführt werden können. Für die konkrete Durchführung gibt es Arbeitsblätter zur Einzelarbeit mit Papier (AB 65), zur Einzelarbeit als Skulptur (AB 66) und einen Reflexionsbogen für Therapeut*innen und Betreuer*innen (AB 67).

AB 65 Bindungssoziogramm: Einzelarbeit auf Papier
Auf diesem Arbeitsblatt findet sich eine Anleitung zur Nutzung eines Soziogramms zur Reflexion von Bindungsbeziehungen mit Klient*innen auf Papier. Dabei wird sowohl ein Bild der Gegenwart als auch ein Zukunftsbild und Wünsche zur Veränderung der Bindungsbeziehungen dargestellt.

AB 66 Bindungssoziogramm: Skulptur mit Symbolarbeit
Auf diesem Arbeitsblatt findet sich eine Anleitung zur Nutzung eines Soziogramms zur Reflexion von Bindungsbeziehungen mit Klient*innen als Skulpturarbeit. Dabei wird sowohl ein Bild der Gegenwart als auch ein Zukunftsbild und Wünsche zur Veränderung der Bindungsbeziehungen dargestellt.

AB 67 Exploration des Bindungssoziogramms meiner Klient*in
Soziogramme können auch für professionelle Bezugspersonen und Therapeut*innen hilfreich sein, um die Beziehungen ihrer Klient*innen zu reflektieren. Dieses Arbeitsblatt beleuchtet ähnliche Gesichtspunkte wie AB 65 und 66, wird aber aus Perspektive der Fachperson bearbeitet.

AB 28 **Eigene Werte weitergeben** B E

Die Vermittlung von Werten in der Erziehung unserer Kinder spielt eine große Rolle dafür, welches Bild Kinder über sich und ihre Umwelt entwickeln. Oft laufen diese Prozesse in Familien eher unbewusst ab und können je nach eigener Erfahrung, sozialen Hintergründen und Prägungen sehr unterschiedlich ausfallen. Somit kann es sehr aufschlussreich sein, sich seiner eigenen Werte bewusst zu werden. Einen achtsamen und respektvollen Umgang mit sich, seiner Umwelt – also anderen Menschen –, der Natur, aber auch seinem Besitz erlernt ein Kind zum größten Teil darüber, was es bei seinen Eltern und Bezugspersonen beobachtet.

Welche Werte haben meine Eltern mir in meiner Kindheit vermittelt?

....

....

....

....

Welche Werte möchte ich gerne an mein eigenes Kind weitergeben?

....

....

....

....

Was tue ich aktiv, um meinem Kind diese Werte zu vermitteln?

....

....

....

....

Wie kann ich bei meinem Kind einen wertschätzenden Umgang mit seiner belebten (z. B. Mitmenschen und Natur) und unbelebten (z. B. Spielsachen) Umwelt fördern?

....

....

....

Ein liebevoller Blick auf mein Kind

Aufgrund verschiedener Faktoren kann es passieren, dass der liebevolle Blick auf Ihr Kind eingetrübt ist. Mithilfe der folgenden Fragen sollen Sie sich an schöne und stärkende Momente erinnern, um Ihre Sicht auf Ihr Kind (wieder) vermehrt ins Positive zu lenken.

Erinnern Sie sich bitte an einen schönen Moment mit Ihrem Kind zurück: Was hat diesen Moment zu einem Besonderen werden lassen?

....

....

....

....

....

....

Was macht Ihr Kind zu einem liebenswerten Menschen?

....

....

....

....

....

....

Welche Stärken erkennen Sie bei Ihrem Kind? Wie zeigen sich diese in Ihrer Beziehung?

....

....

....

....

....

....

Beziehungen aufzubauen und sich zu begegnen gelingt besser, wenn wir uns da, wo wir uns aufhalten, auch wohlfühlen. Dies gilt für unsere Lebensräume genauso wie für ein gemeinsames Gespräch. Um die Wahrscheinlichkeit von guten Begegnungen zu erhöhen, lohnt es sich also, sich Gedanken zu einer bindungsermutigenden Atmosphäre zu machen. Dieser Leitfaden soll Sie dabei unterstützen. Er kann sowohl für eine Spiel- und Gesprächssituation in der Familie als auch für den beruflichen Kontext, z. B. bei Spielsituationen oder bei Gesprächen, genutzt werden. Diese Aspekte sind besonders wichtig, wenn die Beziehung noch nicht tragfähig ist oder eine schwierige Situation besprochen werden muss.

Leitfrage für eine bindungsermutigende Atmosphäre

Wie kann ich dafür sorgen, dass mein Gegenüber sich so wohlfühlt, dass er oder sie möglichst entspannt mit mir in Beziehung sein kann und sich sicher und geborgen fühlt?

Fühlen sich Menschen sicher, geborgen und emotional gut aufgehoben, so sind sie mit uns besser in wechselseitigem sozialem Kontakt, fühlen sich ermutigt, uns zu vertrauen und mehr von sich zu zeigen, und sind in der Lage, ihre Welt und die anderer zu erkunden. So kann Beziehung entstehen sowie neue Denk- und Handlungsmöglichkeiten oder Problemlösungen gefunden werden.

Bindungsermutigende Raumgestaltung

Welche Bedürfnisse hat mein Gegenüber, die bei unserer Begegnung oder auch dauerhaft in Bezug auf die Raumgestaltung wichtig sein könnten?

Mögliche Aspekte:
- Welche Spielzeuge mag das Kind und könnte ich richten oder besorgen?
- Braucht es Getränke oder Snacks?
- Welche Sitzmöglichkeiten, Spielecken etc. könnte ich gestalten?
- Wie warm oder kalt sollte es in dem Raum sein? Braucht es eine Spieldecke?
- Braucht es eine vorgegebene Sitzordnung oder kann diese dem Zufall überlassen werden? Wie kann ich dafür sorgen, dass eine Sitzordnung gewährleistet ist?
- Was braucht mein Gegenüber noch, um sich wohlzufühlen?
- Welche Störungen könnten auftreten und wie könnte ich diese möglichst unterbinden (z. B. Handy auf lautlos stellen, Schild an die Tür, nur das eine Spiel ist gerichtet und alle anderen sind so weggeräumt, dass sie nicht ablenken können etc.)?
- Wie kann ich in dem Raum einen sicheren Ort schaffen, der zu Begegnung und zum Explorieren ermutigt?
- Wie kann ich den Raum gestalten, dass ich mich selbst wohlfühle?

Organisatorische Umsetzung:
- Welcher Raum eignet sich am ehesten dafür? Wie einfach/schwer ist dieser Raum für alle erreichbar?
- Was muss noch beschafft werden?
- Wer muss im Vorfeld wie informiert werden?

Bindungsermutigender Zeitpunkt

Welche Bedürfnisse hat mein Gegenüber, die bei unserer Begegnung oder auch dauerhaft in Bezug auf den Zeitpunkt oder die Termingestaltung wichtig sein könnten?

Mögliche Aspekte:

- Wann wäre ein guter Moment, sodass unsere Begegnung gelingen kann?
- Wie kommt mein Gegenüber zu mir? Was passiert davor und wie könnte dies unser Gespräch positiv oder negativ beeinflussen?
- Wann haben wir genügend Zeit, damit diese Begegnung / das Spiel gelingen kann? Was passiert danach und wie kann ich dafür sorgen, dass jemand nicht unter Zeitdruck gerät, weil danach noch ein wichtiger Termin ansteht?
- Wann werden wir am wenigsten gestört und können uns voll auf unsere Begegnung konzentrieren?
- Wann wäre für mich ein guter und entspannter Moment?

Organisatorische Umsetzung:

- Welcher Zeitpunkt eignet sich am ehesten dafür?
- Was muss noch abgefragt oder vorbesprochen werden?
- Wer muss im Vorfeld wie informiert werden?

Bindungsermutigender Beginn/Joining

Wie kann ich durch einen guten Beginn der Situation, die Wahrscheinlichkeit für eine gute Begegnung erhöhen?

Maria Aarts (Aarts & Rausch, 2009), die Begründerin der videobasierten Methode Marte Meo, hat im Zusammenhang mit einer gut gelungenen Arbeitsatmosphäre den Ausdruck »coffee, cookies and the dog« geprägt. Sie meint damit, dass es sich lohnt, zu Beginn eines Gespräches erst einmal über Kaffee, Kekse und den Hund zu sprechen, bevor man ins eigentliche Thema einsteigt. Dieser Small-Talk, wie er oft auch genannt wird, ist wichtig, um eine gute Atmosphäre zu schaffen und das Gegenüber für unsere gemeinsame Begegnung anzuwärmen bzw. einzuladen. Wenn eine Begegnung gelingen soll, so können wir uns immer überlegen, wie wir gut in ein Gespräch oder ein Spiel einsteigen. In professionellen Kontexten nennen wir diese Phase »Joining« – also eine Phase in der eine Verbindung entstehen soll.

Mögliche Aspekte:

- Was könnte einem guten Beginn im Wege stehen und was sollte ich deswegen bedenken?
- Wie kann ich durch eine freundliche Stimme, wohlwollende Blicke und Gesten zum Spiel oder Gespräch einladen?
- Welche Gesprächsthemen könnten helfen, ein Gespräch in Gang zu bringen? Kann ich mich nach dem Herkommen, nach dem Verlauf der Woche, nach der Familie etc. erkunden?
- Wie kann ich das Kind zum Spielen einladen? Braucht es ein Kuscheltier, ein Playmobil®-Männchen, ein Auto etc., das zum Spielen einlädt? Was müsste es sagen oder tun, damit das Kind Lust zum Spielen bekommt?
- Welcher Beginn könnte helfen, mein Gegenüber für dieses Spiel oder Gespräch zu erwärmen oder einzuladen? Wie führe ich ins Thema, ins Spiel ein?

- Was brauche ich, damit das Gespräch gut beginnen kann?
- Welchen Rahmen muss ich setzen, damit das Gespräch, das Spiel gut gelingen kann? Beispielsweise: »Wir haben heute xx Minuten Zeit«, »Du darfst mit diesem Spielzeug spielen, alle anderen müssen heute in der Kiste bleiben« etc.

Bindungsermutigender Spiel-/Gesprächsverlauf

Wie kann ich durch feinfühliges Begleiten der Situation die Wahrscheinlichkeit für eine gute Begegnung erhöhen?

Diese Frage sollte wie eine Art roter Faden innerlich in der Situation mitlaufen und immer wieder gestellt werden, vor allem dann, wenn die Begegnung droht, schief zu laufen.

Mögliche Aspekte:

- Wie kann ich gut für mich sorgen, dass ich entspannt bleiben kann und mich wohlfühle?
- Welche Signale zeigt mein Gegenüber? Fühlt es sich wohl und sicher in der Situation? Gelingt es, entspannt zu bleiben? Ist es möglich, die Lebenswelt, die Situation etc. zu erkunden? Können neue Gedanken und Verhalten ausprobiert werden? Wie gut gelingt es Probleme zu lösen? Welche Themen bietet mir mein Gegenüber an?
- Welches Bedürfnis, welcher Wunsch könnte dahinterstecken? Welche Wünsche an mich könnten damit verbunden sein? Hat das Kind eine Spielidee, die es gerne umsetzen will? Steht ein Thema im Raum, das für mein Gegenüber sehr wichtig ist und zuerst im Fokus stehen sollte? Was braucht mein Gegenüber von mir in diesem Moment?
- Welches Bedürfnis, welchen Wunsch will oder kann ich erfüllen? Welche nicht?
- Wie kann ich die Bedürfnisse, die Wünsche, die für mich passen, erfüllen? Was brauche ich dafür?
- Wie kann ich bei den Bedürfnissen und Wünschen, die ich nicht erfüllen will oder kann, emotional so anschließen, dass sich meine Gegenüber trotzdem angenommen, getröstet, wertgeschätzt fühlt? Beispielsweise: »Es tut mir leid, dass das jetzt nicht geht. Ich verstehe, dass du traurig bist …«

Bindungsermutigendes Ende

Wie kann ich durch feinfühliges Begleiten durch das Ende der Situation die Wahrscheinlichkeit für eine gute Fortsetzung der Begegnung im Alltag oder beim nächsten Mal erhöhen?

Mögliche Aspekte:

- Wie kann ich gut für mich sorgen, dass ich mich gut verabschieden kann?
- Wie kann ich das Ende einer Situation rechtzeitig ankündigen? Braucht es ein Ritual, das 10 Minuten vor Schluss stattfinden könnte (beim Spiel z. B. ein Aufräumritual)? Hieraus entwickeln sich oft auch Routinen für die nächsten Male.
- Wie gelingt es mir, das Spiel, das Gespräch zu Ende zu bringen, sodass alle Beteiligten zufrieden sind?
- Wie kann ich einen Ausblick auf die nächste Zeit schaffen? Wenn es Sinn ergibt, eine Aufgabe mitzugeben: Welche könnte das sein?
- Wie können sich alle Beteiligten gut verabschieden?

Gewaltfreie Kommunikation

B E

Das von Marshall Rosenberg entwickelte Kommunikationsmodell bietet Eltern sowie Fachpersonen die Möglichkeit, auf einfühlsame und zugewandte Weise auf die Bedürfnisse des Kindes zu reagieren und ihm zu signalisieren: »Ich sehe dich mit deinen Gefühlen und Wünschen und nehme diese ernst.« Zugleich können Grenzen – z. B. aufgrund von unangemessenem Verhalten des Kindes – wertschätzend gesetzt werden, sodass das Kind sich nicht als Person abgelehnt fühlt. Auch für die Kinder ist es ein großer Gewinn, wenn mit ihnen auf diese Weise gesprochen wird, denn sie lernen über das, was in ihnen vorgeht zu sprechen und verstehen sich selbst und somit auch ihren Gegenüber besser.

Eine wichtige Vorausetzung dafür stellt zunächst das *achtsame Wahrnehmen der eigenen Bedürfnisse* dar sowie eine Haltung seinem Beziehungspartner*innen (Kind, Partner*in, Freund*in usw.) gegenüber, dass seine Bedürfnisse die gleiche Daseinsberechtigung und Richtigkeit haben, wie die eigenen – auch wenn sich diese situativ gegenüberstehen. In der Gewaltfreien Kommunikation (GFK) ist es möglich, zwei Perspektiven einzunehmen, und man entscheidet sich dafür, entweder bei sich selbst zu bleiben und seinem Gegenüber mitzuteilen, wie es einem aktuell geht und welche Bedürfnisse nicht ausreichend befriedigt sind, oder aber sich auf den anderen einzulassen und dessen Gefühle und Bedürfnisse wahr- und ernst zu nehmen.

Die GFK lässt sich zudem in vier Schritte unterteilen:

(1) Neutrale Beobachtung

- Im ersten Schritt geht es darum, zunächst die Situation ohne Bewertungen und Interpretationen zu beschreiben.
- »Wenn ich … sehe/höre/erlebe …«

(2) Wahrnehmen von Gefühlen und Empfindungen

- Im nächsten Schritt werden die eigenen Gefühle, welche durch die Situation ausgelöst wurden, benannt. Wichtig ist hier, nicht dem Gegenüber die Verantwortung oder gar die Schuld dafür zu geben.
- »… dann fühle ich mich …«

(3) Bedürfnisse formulieren

- Die ausgelösten Gefühle weisen auf ein unbefriedigtes Bedürfnis hin, welches sich bewusst gemacht und benannt werden sollte.
- »… weil ich das Bedürfnis nach … habe.«

(4) Wunsch/Bitte äußern

- Zum Abschluss soll an die andere Person eine Bitte oder ein Wunsch formuliert werden. Hierbei ist es sehr wichtig zu beachten, dass diese positiv formuliert, realisierbar, konkret ist und sich wenn möglich auf das Hier und Jetzt bezieht. Zudem ist eine Bitte nur dann eine Bitte, wenn der Gegenüber eine ehrliche Wahl hat und sich auch ohne Angst vor negativen Konsequenzen dagegen entscheiden darf.
- »Deshalb wünsche ich mir/bitte ich darum, dass …«

Ich beobachte mich selbst

Wenn ich dies sage/tue/denke …

(1) ……………………………………………………………………………………………

(2) ……………………………………………………………………………………………

(3) ……………………………………………………………………………………………

(4) ……………………………………………………………………………………………

(5) ……………………………………………………………………………………………

fühle ich mich …,

(1) ……………………………………………………………………………………………

(2) ……………………………………………………………………………………………

(3) ……………………………………………………………………………………………

(4) ……………………………………………………………………………………………

(5) ……………………………………………………………………………………………

weil mein Bedürfnis nach … ausreichend/nicht ausreichend befriedigt ist.

(1) ……………………………………………………………………………………………

(2) ……………………………………………………………………………………………

(3) ……………………………………………………………………………………………

(4) ……………………………………………………………………………………………

(5) ……………………………………………………………………………………………

Wenn der/die andere dies sagt/tut/vermutlich denkt …

(1) ....

(2) ....

(3) ....

(4) ....

(5) ....

fühlt er/sie sich …,

(1) ....

(2) ....

(3) ....

(4) ....

(5) ....

weil wahrscheinlich sein/ihr Bedürfnis nach … ausreichend/nicht ausreichend befriedigt ist.

(1) ....

(2) ....

(3) ....

(4) ....

(5) ....

Wenn du auf deine letzte Woche blickst, wie gut waren die hier aufgeführten Bedürfnisse erfüllt und wie schätzt du ein, wie wichtig sind dir in dieser Lebensphase diese Bedürfnisse? Was fällt dir auf?

Bedürfnis	**Persönliche Wichtigkeit**	**Grad der Befriedigung**
Essen/Trinken	1 2 3 4 5 6	1 2 3 4 5 6
Schlaf	1 2 3 4 5 6	1 2 3 4 5 6
Ruhe/Erholung	1 2 3 4 5 6	1 2 3 4 5 6
Sicherheit/Schutz	1 2 3 4 5 6	1 2 3 4 5 6
Bewegung/Sport	1 2 3 4 5 6	1 2 3 4 5 6
Zeit für mich	1 2 3 4 5 6	1 2 3 4 5 6
Lernen/Aneignung von Wissen	1 2 3 4 5 6	1 2 3 4 5 6
Ehrlichkeit/Echtheit	1 2 3 4 5 6	1 2 3 4 5 6
Autonomie/Selbstständigkeit	1 2 3 4 5 6	1 2 3 4 5 6
Anerkennung (für den/die, der/die ich bin)	1 2 3 4 5 6	1 2 3 4 5 6
Wertschätzung (für das, was ich tue)	1 2 3 4 5 6	1 2 3 4 5 6
Sich Verstanden fühlen	1 2 3 4 5 6	1 2 3 4 5 6
Freude/Begeisterung	1 2 3 4 5 6	1 2 3 4 5 6
Liebe	1 2 3 4 5 6	1 2 3 4 5 6
Emotionale Nähe	1 2 3 4 5 6	1 2 3 4 5 6
Vertrauen in mich	1 2 3 4 5 6	1 2 3 4 5 6
Vertrauen in andere	1 2 3 4 5 6	1 2 3 4 5 6
Zärtlichkeit	1 2 3 4 5 6	1 2 3 4 5 6
Geborgenheit	1 2 3 4 5 6	1 2 3 4 5 6
Innere Ruhe/Gelassenheit	1 2 3 4 5 6	1 2 3 4 5 6
Ordnung/Sauberkeit	1 2 3 4 5 6	1 2 3 4 5 6
Rituale	1 2 3 4 5 6	1 2 3 4 5 6
Glaube/Spiritualität	1 2 3 4 5 6	1 2 3 4 5 6
Selbstwirksamkeit	1 2 3 4 5 6	1 2 3 4 5 6
Sexualität	1 2 3 4 5 6	1 2 3 4 5 6
Ausgelassen sein	1 2 3 4 5 6	1 2 3 4 5 6
Integrität (Werte und Handlungen stimmen überein)	1 2 3 4 5 6	1 2 3 4 5 6
	1 2 3 4 5 6	1 2 3 4 5 6
	1 2 3 4 5 6	1 2 3 4 5 6

So besser nicht:	**Nach den Regeln der GFK könnt es so lauten:**
»Ich habe dir schon hunderte Male gesagt, dass du dein Zeugs wegräumen sollst!«	(1) Neutrale Beobachtung (2) Wahrnehmen von Gefühlen und Empfindungen (3) Bedürfnisse formulieren (4) Wunsch/Bitte äußern
»Du schmatzt beim Essen. Das ist eklig. Geh in dein Zimmer.«	(1) Neutrale Beobachtung (2) Wahrnehmen von Gefühlen und Empfindungen (3) Bedürfnisse formulieren (4) Wunsch/Bitte äußern

Positive Zeit gestalten: acht Wege des achtsamen Zuhörens

Schenken Sie Ihrem Kind ungeteilte Aufmerksamkeit
Wenn Ihr Kind Ihre Nähe und ein Gespräch mit Ihnen sucht, wenden Sie sich ihm zu. Smartphone, Haushalt oder Arbeit können warten! Nehmen Sie Blickkontakt mit Ihrem Kind auf und signalisieren Sie ihm, dass Sie wirklich zuhören.

»Gesprächsöffner« nutzen
Manchmal können es kleine Gesten oder sanfte »Anstubser« sein, mit denen Ihr Kind Ihre Aufmerksamkeit sucht. So weist es Sie darauf hin, dass es Ihnen etwas mitteilen möchte oder dass es den Austausch mit Ihnen sucht.

Zeige Präsenz
Neben der nach außen gerichteten Aufmerksamkeit ist es wichtig, auch im Inneren für das Kind einen Raum zu schaffen, welchen es für sich einnehmen darf. Sie zeigen dies Ihrem Kind, indem Sie es mit offenen und wachen Augen ansehen und durch Ihre Körperhaltung signalisieren, in diesem Moment für Ihr Kind da zu sein.

Authentische Fragen
Um ein Gespräch zu beginnen, ist es hilfreich, offene und wertneutrale Fragen zu stellen: So bringt Sie ein »Was hat deine Deutschlehrerin zu deinen Hausaufgaben gesagt?« weiter als »Wie war es heute in der Schule?«. Stellen Sie zudem ehrliche und interessierte Nachfragen zu dem, was Ihr Kind Ihnen berichtet. Ihr Kind spürt, ob Ihnen die Antworten wichtig sind.

Validieren kindlicher Gefühle
Kindern fällt es oft schwer, ihre Gefühle in Worte zu fassen. So kann es zum einen hilfreich sein, dem Kind passende Begriffe für erlebte Emotionen anzubieten: »Da warst du sicher ein bisschen neidisch auf deinen Mitschüler« oder »Das hat dich richtig wütend gemacht, als der Lehrer dich zu Unrecht ermahnt hat«. Im nächsten Schritt sollten die erlebten Gefühle als verständlich und verstehbar eingeordnet werden: »Das kann ich sehr gut verstehen, so habe ich mich auch schon mal gefühlt«.

Geben Sie Ihrem Kind die nötige Sicherheit
Insbesondere bei – für das Kind – schwierigen Themen ist es notwendig, Ihrem Kind durch liebevolle Worte Sicherheit zu vermitteln, damit es sich Ihnen anvertraut und eventuell auch über Themen spricht, die schambehaftet sind oder die für Ihr Kind negative Konsequenzen mit sich bringen können.

Grenzen wahren
Signalisiert Ihr Kind Ihnen (non-)verbal, dass es über bestimmte Themen nicht sprechen möchte, achten Sie diese Stopp-Signale und stellen Sie Ihre eigenen Interessen zurück. Sie können Ihrem Kind jedoch mitteilen, dass es Ihnen wichtig ist, darüber zu einem passenderen Zeitpunkt zu sprechen, und es für diesen Augenblick dabei belassen. Dadurch lernt Ihr Kind, dass seine Grenzen gewahrt werden und Sie dennoch Verantwortung für Gespräche über schwierige Themen übernehmen.

Explizite Unaufmerksamkeit: wenn Zuhören gerade nicht geht
Es gibt Momente, in denen Sie Ihrem Kind keine ungeteilte Aufmerksamkeit geben und Ihre Präsenz nicht zur Verfügung stellen können. Dann ist es günstiger, Ihrem Kind dies offen mitzuteilen und gemeinsam einen Zeitpunkt festzulegen, an dem es ausreichend Zeit für ein Gespräch gibt. Dieser sollte dann in jedem Fall auch eingehalten werden.

Worauf muss ich achten, wenn ich meinem Kind signalisieren möchte, dass ich ihm wirklich zuhöre?

....

....

....

....

Was sind typische Gesprächsöffner, die mein Kind mir anbietet?

....

....

....

....

Woran spüre ich selbst, ob ich präsent bin? Und wie merkt mein Kind dies?

....

....

....

....

Was interessiert mich, wenn ich das Gespräch mit meinem Kind suche?

....

....

....

....

Welche (negativen) Gefühle erlebt mein Kind? Was lösen diese in mir aus?

....

....

....

....

Wodurch kann ich meinem Kind Sicherheit vermitteln?

....

....

....

....

Wie signalisiert mir mein Kind, dass es (noch) nicht bereit ist, über etwas zu sprechen?

....

....

....

....

Wie vermittle ich meinem Kind, dass ich jetzt nicht – aber später – mit ihm ins Gespräch gehen kann?

....

....

....

....

AB 35 Zeit schenken – Bindung braucht Aufmerksamkeit für den anderen B E

Im Alltag sind Erwachsene oft sehr beschäftigt, u. a. mit der Erledigung organisatorischer Tätigkeiten, Hausarbeit, Telefonaten etc. Außerdem sind sowohl Erwachsene als auch Kinder und Jugendliche häufig sehr durch Medien abgelenkt (Handys, Fernsehen etc.), sodass Momente, in denen wir uns wirklich begegnen und Beziehung erleben, immer seltener werden. Wissenschaftliche Studien zeigen, dass gerade jüngere Kinder enorme Stressreaktionen zeigen, wenn Eltern nicht mehr auf sie reagieren, wie das z. B. beim Checken des eigenen Handys der Fall ist.

Um Beziehung aufzubauen, ist es wichtig, Momente zu schaffen, in denen wir uns gegenseitig mit Aufmerksamkeit begegnen, ohne durch andere Dinge abgelenkt zu sein. Familienmahlzeiten sollten beispielsweise ohne Handy oder Fernseher stattfinden. Und Erwachsene können überlegen, wann sie ihre Tätigkeiten unterbrechen und ihren Kindern Zeit schenken.

Wann möchte ich mir Zeit nehmen für mein Kind?

....

....

....

Wie kann ich die Situation gestalten, sodass wir nicht durch andere Dinge abgelenkt sind (z. B. den Fernseher ausschalten, Handys an einen entfernten Ort legen und auf stumm schalten, das Festnetztelefon klingeln lassen etc.)?

....

....

....

....

Wie können wir Familienzeiten gestalten, sodass sich Unterbrechungen und Ablenkungen möglichst gering halten?

....

....

....

....

....

AB 36 Interessen meines Kindes

B E

Um in einen guten Kontakt mit Ihrem Kind zu kommen, ist es hilfreich, es einmal genau zu beobachten und herauszufinden, womit sich Ihr Kind denn gerne und intensiv beschäftigt. Diese Erkenntnisse können dann auch als Gesprächsgrundlage genutzt werden und Sie signalisieren Ihrem Kind, dass Sie sich für sein Leben und dessen Inhalte interessieren. Vielleicht entdecken Sie so ja auch noch einmal Neues, was Ihnen bisher nicht bekannt war, und sehen damit auch Stärken, die Ihr Kind mitbringt.

Themenbereiche	
(1) Was interessiert mein Kind in seiner Freizeit am meisten?	
(2) Wobei vergisst mein Kind total die Zeit (abgesehen von Medien)?	
(3) Gibt es Arbeiten zu Hause, bei denen mein Kind gerne mithilft?	
(4) Welche Schulfächer mag mein Kind am liebsten?	
(5) Welche Bücher oder Zeitschriften liest mein Kind gerne?	
(6) Welche Musik macht mein Kind besonders glücklich?	
(7) Was sieht mein Kind gerne im Fernsehen? Was spielt es gerne auf dem Smartphone/Tablett?	

Momente des Lächelns und der Anerkennung

B E

Im Alltag nehmen wir oft nur die Dinge wahr, die nicht gut funktionieren. Beziehung braucht aber insbesondere auch Momente, in denen wir uns wieder im Guten und mit einem Lächeln und Anerkennung begegnen, damit Bindung und Beziehung erneut wachsen können. Gerade wenn Beziehung schwierig ist, müssen sich Erwachsene im Alltag oft selbst daran erinnern, diese Aspekte nicht aus den Augen zu verlieren. Beantworten Sie dazu folgende Frage:

Welche Momente fallen mir ein, in denen mein Kind Anerkennung oder ein Lächeln verdient hat? Es dürfen ganz kurze Momente sein. Wenn Ihnen keine einfallen: Wo könnten solche Momente des Lächelns und der Anerkennung möglich werden?

....

....

....

....

....

....

....

Wie kann ich Anerkennung gestalten, sodass mein Kind diese auch annehmen kann?

....

....

....

....

....

Was könnte mir helfen, mich selbst im Alltag daran zu erinnern, die positiven Momente des Lächelns und der Anerkennung zu sehen? Gibt es einen Satz, einen Talisman in der Hosentasche, ein inneres Bild, das mir helfen könnte?

....

....

....

Gemeinsam lachen und Freude erleben

E B

Babys reagieren bereits in den ersten Lebenswoche mit einem aktiven sozialen Lächeln auf ihre soziale Umwelt – insbesondere auf ihre Bezugspersonen – und verfolgen damit die Absicht, andere aufzufordern, mit ihnen in Kontakt und in einen Dialog zu treten. Damit ist das Lachen eine Möglichkeit zu kommunizieren, weit bevor die verbale Sprache des Kindes einsetzt. Zudem macht uns Lachen glücklich und kann uns helfen, mit anderen Menschen ein Wir-Gefühl zu entwickeln. Somit fördert und stärkt Freude und Entspannung die Bindung zwischen Ihnen und Ihrem Kind.

Worüber kann ich mit meinem Kind herzlich lachen? Woran haben wir gemeinsam Freude?

....

....

....

....

Was nehme ich manchmal in der Er- und Beziehung zu meinem Kind zu ernst? Was wäre leichter, wenn ich es mit mehr Humor nehmen würden?

....

....

....

....

Wie kann ich meine Kinder aktiv darin unterstützen, eigene Schwächen, schwierige Situationen oder Herausforderungen mit ein bisschen mehr Humor zu betrachten?

....

....

....

....

INFO 20

Beziehungszeit: 20 Minuten gemeinsame positive und achtsame Zeit

B E

Bindung und Beziehungen können dann wachsen, wenn wir gemeinsam positive Zeit miteinander verbringen. Schon 20 Minuten täglich können dabei für eine gute Beziehung schon viel erreichen. Gemeinsam kann daraus ein Ritual gestaltet werden, dass täglich immer gleich stattfindet. Dies ist vor allem bei jüngeren Kindern sehr wichtig. Wir können aber auch achtsam im aktuellen Tagesverlauf nach guten Gelegenheiten für diese Beziehungszeit suchen. Dies wird vor allem bei älteren Kindern wichtig sein.

Kinder und Jugendliche haben diese Zeiten oft ganz natürlich, wenn sie sich mit Gleichaltrigen treffen. In der Familie müssen Beziehungszeiten aber oft regelrecht geschaffen und geplant werden. Dies wird umso schwieriger, je älter die Heranwachsenden werden. Trotzdem sind sie wichtig, gerade dann, wenn Menschen sich mit Bindung schwertun. Anfangs müssen wir uns Beziehungszeit oft erst erarbeiten.

Positive Zeit bedeutet auch, dass alles Negative in dieser Zeit möglichst nicht im Fokus stehen sollte und Kritik und Erziehungsanweisungen möglichst gar nicht angesprochen oder zumindest wertschätzend formuliert sein sollten. Dies ist für Erwachsene oft die größte Herausforderung!

Beziehungszeit bedeutet auch, dass wir in dieser Zeit ungestört sind und die Aufmerksamkeit ganz beim anderen liegen kann. Ablenkungen durch andere Personen, Medien (Fernseher, Handy oder Telefon) sollten ignoriert oder im Vorfeld möglichst aus dem Weg geräumt werden.

Beziehungszeiten können sein:

- Vorlesezeiten: diese können auch positive Zeit für mehrere Kinder gleichzeitig sein
- gemeinsame Mahlzeiten
- ein gutes Gespräch und gutes Zuhören
- gemeinsames Spielen, das allen Spaß macht
- gemeinsame Spaziergänge, wenn alle Freude daran haben
- gemeinsames Singen und Musizieren
- gemeinsam Basteln oder Gestalten
- gemeinsame sportliche Aktivitäten
- im Spaß gemeinsam raufen
- sich gegenseitig etwas zeigen, was einem wichtig ist
- usw.

Beziehungszeit kann auch an ungewöhnlichen Orten stattfinden, z. B. im Auto auf dem gemeinsamen Weg zur Schule.

Erwachsene unterstützen den Bindungsaufbau, wenn sie achtsam zuhören, sich für die Themen des Kindes/Jugendlichen interessieren und diese aufgreifen und zu einem Gespräch entwickeln. Wenn wir nach Gefühlen, Bedürfnissen, inneren Beweggründen fragen, unterstützen wird dies noch weiter.

AB 39

Positive Beziehungszeiten schaffen – Eltern und professionelle Bezugspersonen

E B

In welchen Situationen stehen wir gut miteinander in Kontakt? Wo gibt es schon positive Beziehungserfahrungen?

....

....

....

Welche gemeinsamen Interessen und Themen haben wir? Was könnten wir tun, an dem wir alle Freude haben?

....

....

....

Wann und wo können wir uns Freiräume schaffen, um 20 Minuten Beziehungszeit zu ermöglichen?

....

....

....

Wie muss die Situation gestaltet sein, damit sie als Beziehungszeit erlebt werden kann?

....

....

....

....

Welche inneren Sätze helfen mir, um in diesen 20 Minuten positiv bleiben zu können?

....

....

....

....

Wochenplan für Beziehungszeiten – Eltern und professionelle Bezugspersonen

E **B**

Wann und wie können wir gemeinsame Beziehungszeit schaffen?

	Montag	**Dienstag**	**Mittwoch**	**Donnerstag**	**Freitag**	**Samstag**	**Sonntag**
Morgens							
Mittags							
Abends							
Vor dem Schlafengehen							

INFO 21 Beziehungszeit: 20 Minuten gemeinsame gute Zeit

K J P

Um Freunde zu finden und anderen nahe zu sein, solltest du dir für andere Zeit nehmen. Dazu reichen schon 20 Minuten am Tag, in denen du mit anderen Kindern und Jugendlichen etwas erlebst, das dir Spaß macht und wonach ihr euch hinterher gemeinsam wohler fühlt. Solche Momente nennt man Beziehungszeit. Diese kann man mit Menschen aus der Familie und auch mit Freunden haben. Dabei ist es wichtig, dass ihr in dieser Zeit wirklich für einander da seid und euch nicht ablenken lasst (z. B. durch eine Nachricht auf dem Handy). Wichtig ist, dass du dich wirklich für den anderen und seine Themen interessierst.

Beziehungszeiten können sein:

- gemeinsames Essen
- ein gutes Gespräch und gutes Zuhören
- gemeinsames Spielen, das allen Spaß macht
- gemeinsame Spaziergänge, wenn alle Freude daran haben
- gemeinsames Singen und Musizieren
- gemeinsam Basteln oder Gestalten
- gemeinsame sportliche Aktivitäten
- im Spaß gemeinsam raufen
- sich gegenseitig etwas zeigen, was einem wichtig ist
- usw.

Beziehungszeit kann auch an ungewöhnlichen Orten stattfinden, z. B. im Auto auf dem gemeinsamen Weg zur Schule.

Positive Beziehungszeiten schaffen – Kinder, Jugendliche und Erwachsene

J K P

Mit wem möchte ich positive Beziehungszeit erleben?

....

....

In welchen Situationen stehen wir gut miteinander in Kontakt? Wo gibt es schon positive Beziehungserfahrungen?

....

....

....

....

Welche gemeinsamen Interessen und Themen haben wir? Was könnten wir tun, an dem wir alle Freude haben?

....

....

....

....

Wann und wo könnten 20 Minuten Beziehungszeit stattfinden?

....

....

....

....

Wie kann ich das andere Kind/den anderen Jugendlichen/die andere Person dazu gewinnen, mit mir das zu machen?

....

....

....

AB 42

Wochenplan für Beziehungszeiten – Kinder, Jugendliche und Erwachsene

J K P

Wann und wie kann ich mit Freunden und Familienmitgliedern Beziehungszeit schaffen?

	Morgens	Mittags	Abends	Vor dem Schlafen-gehen
Montag				
Dienstag				
Mittwoch				
Donnerstag				
Freitag				
Samstag				
Sonntag				

Gemeinsame Mahlzeiten schaffen Verbindung

Brot zu teilen hat eine lange Tradition in vielen Kulturen. Gemeinsam essen verbindet und schafft Gelegenheit, miteinander zu reden, an den aktuellen Themen des anderen teilzunehmen und eine gute Zeit miteinander zu verbringen. Gemeinsames Essen verbinden wir oft auch mit Festlichkeiten. Auch in schnellen und turbulenten Zeiten schaffen gemeinsame Mahlzeiten eine Gelegenheit, sich wieder näher zu kommen. Dieses Blatt soll Ihnen dabei helfen.
Zu welchen Zeiten sind möglichst alle oder viele Familienmitglieder anwesend?

	Montag	**Dienstag**	**Mittwoch**	**Donnerstag**	**Freitag**	**Samstag**	**Sonntag**
Morgens							
Mittags							
Abends							
Vor dem Schlafengehen							

Suchen Sie mindestens einen Zeitpunkt aus, den Sie so verändern möchten, dass eine gemeinsame Mahlzeit im Wochenverlauf wieder möglich ist. Es kann auch sinnvoll sein, erst einmal ein einmaliges »Festessen« zu veranstalten. Wichtig ist, dass dieses Essen für alle eine gute Erfahrung wird.

Zu diesem Zeitpunkt soll unsere gemeinsame Mahlzeit stattfinden:

Regelmäßig: ....

Einmalig: ....

Damit ein gemeinsames Essen gelingt, braucht es eine gute Vorbereitung:

- Wer nimmt an der Mahlzeit teil? Wer sitzt neben wem?
- Was soll es zum Essen geben? Gibt es besondere Lieblingsessen? Welche Nahrungsmittel sollten vermieden werden (z. B. wegen Allergien oder weil sie jemandem nicht schmecken)? Gibt es eine Vorspeise oder einen Nachtisch? Wird warm oder kalt gegessen?
- Wie gestalte ich den Raum und den Tisch? Gibt es eine besondere Dekoration? Welche Ablenkungen vermeide ich (z. B. Handys, Fernseher), damit alle am gemeinsamen Erlebnis teilnehmen können?
- Was muss ich wann vorbereiten? Falls gekocht wird: Wie kann dies möglichst stressfrei stattfinden, sodass der Koch/die Köchin das gemeinsame Essen genießen kann?
- Wie kann ich das Gespräch steuern, sodass konfliktreiche Themen umgangen werden (z. B. Vermeiden vom Thema Fußball, wenn Fans unterschiedlicher Vereine am Tisch sitzen)?

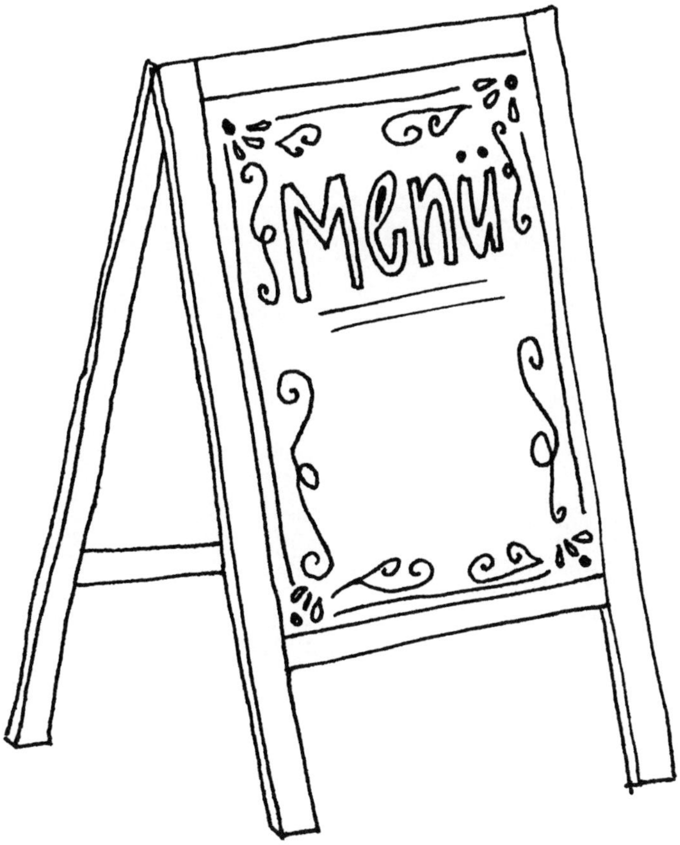

Beziehungszeit beim Essen

Mein Menüplan

- Vorspeise: ....

- Hauptspeise: ....

- Nachtisch: ....

Was muss ich vorbereiten?

....

....

Wann fange ich an?

....

....

Wie sorge ich für eine gute Stimmung während des Essens?

....

....

Gemeinsames Spielen bietet eine gute Gelegenheit, miteinander Spaß zu haben und sich näher zu kommen. Dies gelingt mit kleinen, aber auch mit großen Kindern und Jugendlichen. Damit Beziehungsaufbau gut gelingen kann, hier ein paar Hinweise, wie Sie Spielsituationen beziehungsfreundlich gestalten können:

- Spiele sollten so ausgewählt werden, dass sie allen Mitspieler*innen Freude machen. Fragen Sie zuerst Ihr Kind oder den Jugendlichen: »Welches Spiel sollen wir machen?« Dabei sollte das Spiel auch Ihnen zumindest ein bisschen Spaß machen.
- Die Spiele sollten nicht zu kompliziert sein. Alle sollten die Regeln leicht verstehen und auch umsetzen können.
- Die Spiele sollten gemeinsam gespielt werden können und möglichst ein gemeinsames Ziel verfolgen. Vorsicht bei Spielen, bei denen man sich schnell aufregen kann, bei denen es um Gewinnen geht oder jemand rausgeschmissen werden kann. Diese führen schnell zu Streit und verschlechtern die Beziehung. Stattdessen sollte lieber eine gemeinsame, vielleicht auch spannende Aufgabe gelöst werden, wo es auf jede Person und ihre Stärken ankommt.
- Kinder und Jugendliche bewegen sich gerne. Sport- und Bewegungsspiele sind deswegen ganz hoch im Kurs bei ihnen, solange sie ohne Streit gespielt werden können.
- Seien Sie nicht zu streng mit den Regeln. Beziehungszeit ist jetzt in diesem Moment wichtiger als die Einhaltung von Regeln. Viel wichtiger ist, dass Sie eine gute Zeit miteinander verbringen. Dies bedeutet nicht, dass Sie jeden Regelverstoß hinnehmen müssen, aber es kann sehr sinnvoll sein, gerade mal nicht auf die Einhaltung der Regeln zu pochen, sondern der Beziehung wegen einmal Fünfe gerade sein zu lassen.
- Wenn es zu dem Kind oder Jugendlichen passt, können Spiele ausgewählt werden, bei denen man sich als Teil des Spiels anfassen muss (z. B. Zublinzeln, Fangen etc.). Berührungen unterstützen Nähe, fallen aber manchen Kindern und Jugendlichen sehr schwer oder sind altersgemäß peinlich. Im Spiel ist hier oft mehr Berührung möglich.
- Kinder, gerade wenn sie noch jünger sind, geraten beim Spielen oft in Aufregung. Manchmal nimmt diese Aufregung so zu, dass sich Anspannung aufschaukelt. Dies müssen Sie immer im Auge behalten. Wird die Aufregung zu groß, so sollte das Spiel in der nächsten Runde beendet werden.
- Kündigen Sie das Ende des Spiels rechtzeitig an: »Wir spielen jetzt noch eine Runde, noch 5 Minuten …« etc.

Bindungsorientierte Spielideen

Du packst deinen Koffer und nimmst Superkräfte mit
Das Spiel orientiert sich an den Regeln des Kinderspiels *Ich packe meinen Koffer.*

Mitspieler*in 1 packt einen Koffer für Mitspieler*in 2, der*die als nächstes im Uhrzeigersinn sitzt. Mitspieler*in 1 sagt dabei zu Mitspieler*in 2: »Du packst deinen Koffer und nimmst mit – die Superkraft …« Er*Sie überlegt sich dazu eine positive Eigenschaft oder Stärke, die Ihm*ihr an Mitspieler*in 2 positiv aufgefallen ist. Danach ist Mitspieler*in 2 an der Reihe. Er*Sie überlegt sich eine positive Eigenschaft oder Stärke für den*die nächste Mitspieler*in 3 und wiederholt dabei die positive Eigenschaft, die Mitspieler*in 1 vorher genannt hatte usw. Vergisst ein*e Mitspieler*in eine vorher genannte Eigenschaft, so darf sie laut »Joker« rufen und die anderen Mitspieler*innen dürfen ihr helfen. Das Spiel geht so lange, bis jede*r mindestens 1, 2, 3 … positive Eigenschaften gehört hat. Zum Schluss kann gemeinsam gefeiert werden, welche tollen Superkräfte allen Mitspieler*innen zur Verfügung stehen.

Spieloption: Der*Diejenige, der*die die meisten Joker gebraucht hat, wird zum Schluss getröstet und erhält eine Rückenmassage.

Wer bin ich? – Bindungsorientiert
Vor dem Spiel werden Zettel (Größe mind. DIN A6) ausgegeben, auf dem alle Mitspieler*innen ihre Namen aufschreiben. Die Zettel werden eingesammelt, gemischt und wieder ausgeteilt. Jede*r sollte jetzt einen Zettel haben, auf dem ein anderer Name steht. Diese Zettel werden einmal gefaltet. Auf der Außenseite dieser Zettel sollen drei positive Eigenschaften aufgeschrieben werden:

Beispiel

Ich mag an dir, …
- … dass du so gern mit mir bastelst.
- … wie gerne und schön du singst.
- … dass du dich immer wieder schnell verträgst, wenn mal Streit war.

Wieder werden alle Zettel (gefaltet) eingesammelt. Jede*r zieht nun einen Zettel, ohne den innen aufgeschriebenen Namen anzuschauen. Alle Mitspieler*innen dürfen nun erraten, wer gemeint sein könnte. Spielvariante: Es können auch andere Kategorien benützt werden, z. B. Das lustigste, schönste Erlebnis, das ich je mit dir hatte, o. Ä.

Bei unsicheren Eltern-Kind-Bindungen sind häufig typische Auffälligkeiten im gemeinsamen Spiel zu beobachten (vgl. Troutman, 2015):

- Häufig wird überhaupt wenig miteinander gespielt.
- Es gibt keine stimmige Balance zwischen kindgeführtem Spiel und elterngeführtem Spiel.
- Sowohl während des kindgeführten als auch während des elterngeführten Spieles werden ungünstige Verhaltensweisen gezeigt, die das Spiel unattraktiv machen oder zu Spielabbruch vonseiten des Kindes oder des Elternteiles führen.

Kindgeführtes Spiel. Im kindgeführten Spiel bestimmt das Kind das Spielgeschehen. Durch Zuwendung und Interesse des beteiligten Elternteils oder der beteiligten Elternteile kann die Eltern-Kind-Beziehung verbessert werden. Der gemeinsam erlebte Spaß ist – wenn das kindgeführte Spiel gelingt – in vielerlei Hinsicht beziehungs-, selbstwert- und lustfördernd. Durch die wohlwollende Anwesenheit der Eltern kann das Kind Sicherheit hinsichtlich des eigenen Explorationsverhaltens erfahren und mit seinen Entscheidungen zum Spielgeschehen wichtige Erfahrungen sammeln.

Elterngeführtes Spiel. Das elterngeführte Spiel kann das Kind in besonderer Weise fördern, indem der beteiligte Elternteil oder die beteiligten Eltern entwicklungsfördernde Spielangebote machen (z. B. Regelspiele mit altersangemessenem Komplexitätsgrad) – sofern sich das Kind auf diese Angebote einlassen kann. Auch dient das elterngeführte Spiel der Etablierung und Festigung der Eltern-Kind-Beziehung, die eben insofern *auch* eine hierarchische Beziehung ist, dass es zur Elternrolle gehört, den Kindern auch erfolgreich Aufforderungen zu geben. Auf diese Weise kann das Kind Sicherheit durch seine Eltern erleben, wenn diese freundliche, aber klare Aufforderungen geben können und auch eindeutig und freundlich rückmelden, inwiefern sie mit dem auf die Aufforderung folgenden Verhalten des Kindes einverstanden sind.

In einer bindungsorientierten Elternberatung ist es sinnvoll, zunächst das besonders beziehungsfördernde kindgeführte Spiel zu üben und die Eltern dabei zu unterstützen, in diesem Rahmen günstige Verhaltensweisen zu zeigen.

- *Unsicher-distanzierte Eltern* (mit unsicher-vermeidend gebundenen Kindern) neigen dazu, ihren Kindern in dieser Spielphase zu wenig Zuwendung zu geben, zu wenig Interesse zu zeigen und sie zu wenig zu loben. Wenn sie Interesse am Spiel zeigen, dann versuchen sie oft, das Spiel zu steuern, und kämpfen beharrlich um die Umsetzung ihrer Spielideen, anstatt den kindlichen Impulsen zu folgen.
- *Unsicher-verstrickte Eltern* (mit unsicher-ambivalent gebundenen Kindern) tun sich besonders schwer, das Kind im Spiel führen zu lassen. Sie »mischen sich ein« und lassen das Kind kaum eigene Erfahrungen mit eigenen Ideen machen.
- In *desorganisierten Bindungsdyaden* ist die Dynamik im kindgeführten Spiel häufig aggressiv. Eltern und Kind scheinen »unter Strom zu stehen« und geraten schnell in durchaus heftige Konflikte.

Je nach Bindungssituation stehen also unterschiedliche Skills im Vordergrund, die die Eltern (und die Kinder) erwerben sollten.

Häufig verlieren die Kinder (und die Eltern) unter diesen Bedingungen die Lust am gemeinsamen Spiel. Die Kinder zeigen dann auch kaum Neigung, sich auf das elterngeführte Spiel einzulassen. Im Falle aggressiver Auseinandersetzungen während des kindgeführten Spiels wird der Übergang zum elterngeführten Spiel nicht gelingen.

Wenn es den Eltern – mit der Unterstützung durch die Elternberatung – gelingt, das kindgeführte Spiel über einen der Entwicklung des Kindes angemessenen Zeitraum erfolgreich verlaufen zu lassen, kann im Anschluss daran eine Phase des elterngeführten Spiels eingeleitet werden. Damit dies erfolgreich sein kann, müssen die Eltern klar und gleichzeitig freundlich Aufforderungen geben können. Wenn das Kind sich an die Regeln des elterngeführten Spiels hält, sollte ein Lob erfolgen. Im Falle dominanten Verhaltens des Kindes (häufig bei desorganisierter Bindung) sollte in dieser Phase das dominante Verhalten des Kindes ignoriert werden. Auftretende Aggressionen sollten unterbrochen werden. Falls nötig, können über ein verbales Lob hinausgehende Belohnungen für nicht-aggressives, regelkonformes Verhalten gegeben werden.

Nach Etablierung eines gelingenden kindgeführten Spiels sollte die Spielzeit ggf. in kleinen Schritten immer größere Anteile elterngeführten Spieles enthalten, bis das Verhältnis der beiden Spielarten angemessen erscheint. Hier gibt es keine festen Regeln, wieviel kindgeführtes und wieviel elterngeführtes Spiel sinnvoll ist. Das wird vom Entwicklungsalter des Kindes, aber auch von den Wünschen und Vorlieben der beteiligten Personen (Kind und Eltern) abhängen. Letztlich ist es für eine gelingende Eltern-Kind-Bindung und für die Entwicklung des Kindes wichtig, dass beide Spielweisen möglich sind und mit Spaß und Erfolg durchgeführt werden.

Mit dem Arbeitsblatt 45 »Beobachtungs- und Einschätzungsbogen zum Eltern-Kind-Spieltraining« können sowohl Berater*innen und Therapeut*innen als auch die Eltern selbst die Eltern-Kind-Spielzeit im Hinblick auf die Aspekte eines gelingenden Spiels beurteilen. Das Arbeitsblatt dient als (Selbst-) Beobachtungs- und Reflexionshilfe. Wird es regelmäßig verwendet – was in Fällen, in denen beim gemeinsamen Spiel die beschriebenen Schwierigkeiten auftauchen, empfehlenswert ist – können so die Fortschritte im Laufe der Zeit gut nachverfolgt werden. Stagnationen oder gar Rückschritte (in manchen Bereichen) können so ebenfalls deutlich und somit weiterer Beratung/Unterstützung zugänglich werden.

Obwohl bei verschiedenen Ausgangssituationen unterschiedliche Verhaltensweisen der Beteiligten im Mittelpunkt der Beratung stehen, sollen alle Verhaltensweisen hier beobachtet werden, denn: Es ist ja durchaus sinnvoll, auch gelingende Interaktionen zu dokumentieren, damit die Beteiligten auch ihren Blick ressourcenorientiert lenken können.

Die Skalierung von 1 bis 10, die hier jeweils vorgenommen werden soll, stellt selbstverständlich kein objektives Maß dar. Sie dient als Beobachtungs- und Reflexionshilfe vor dem Hintergrund der je subjektiven Einschätzungen.

Es wird in vielen Fällen sinnvoll sein, wenn die Eltern diesen Bogen zum ersten Mal in Anwesenheit des Beraters bzw. der Beraterin ausfüllen, nachdem der/die Berater*in die Spielsituation zwischen Eltern oder Elternteil und Kind beobachtet hat. Ansonsten könnte das Ausfüllen des Bogens von vielen Eltern als sehr schwierig und verunsichernd erlebt werden.

Die ausgefüllten Bögen können in vielfältiger Weise bei der weiteren Elternberatung genutzt werden, um beobachtete gelungene und schwierige Aspekte des Spielgeschehens zu besprechen. Bei mehrmaliger Anwendung können die erzielten Fortschritte gut erlebbar gemacht werden.

AB 45

Beobachtungs- und Einschätzungsbogen zum Eltern-Kind-Spieltraining

B E

Kreuzen Sie jeweils bei der Zufriedenheit die Zahl von 1 bis 10 an, die Ihre persönliche Zufriedenheit wiedergibt. Dabei bedeutet »1«, dass Sie völlig unzufrieden sind, schlechter hätte es nicht laufen können, und »10«, dass Sie völlig zufrieden sind, besser hätte es nicht laufen können, »5« ist ein Wert mittlerer Zufriedenheit.

Bei den unerwünschten Verhaltensweisen kann eine Einschätzung nur dann vorgenommen werden, wenn diese Verhaltensweisen überhaupt gezeigt wurden.

Darüber hinaus können Sie noch die Dauer der Spielzeit eintragen.

Datum: .... Uhrzeit: ....

Kindgeführtes Spiel		**Zufriedenheit 1 – 10**
Ich habe mein Interesse für das kindliche Spiel gezeigt.		1 2 3 4 5 6 7 8 9 10
Ich war freundlich und zugewandt zu meinem Kind.		1 2 3 4 5 6 7 8 9 10
Ich habe mein Kind für sein Spiel gelobt.		1 2 3 4 5 6 7 8 9 10
Ich habe das Kind so spielen lassen, wie es das wollte.		1 2 3 4 5 6 7 8 9 10
Mein Kind hat Freude am Spiel gehabt.		1 2 3 4 5 6 7 8 9 10
Ich habe Freude am Spiel gehabt.		1 2 3 4 5 6 7 8 9 10
Dauer des kindgeführten Spiels:		.... Minuten
Elterngeführtes Spiel		**Zufriedenheit 1 – 10**
Ich habe deutlich gesagt, was ich möchte.		1 2 3 4 5 6 7 8 9 10
Ich habe freundlich gesagt, was ich möchte.		1 2 3 4 5 6 7 8 9 10
Mein Kind war freundlich.		1 2 3 4 5 6 7 8 9 10
Mein Kind hat sich an die Regeln gehalten.		1 2 3 4 5 6 7 8 9 10
Mein Kind hat Freude am Spiel gehabt.		1 2 3 4 5 6 7 8 9 10
Ich habe Freude am Spiel gehabt.		1 2 3 4 5 6 7 8 9 10
Dauer des elterngeführten Spiels:		.... Minuten
Unerwünschtes Verhalten im Spiel	**Verhalten kam nicht vor**	**Zufriedenheit 1 – 10**
Wenn ich aufgeregt wurde, konnte ich mich beruhigen.	☐	1 2 3 4 5 6 7 8 9 10
Wenn mein Kind aufgeregt wurde, konnte ich helfen, dass es sich beruhigt.	☐	1 2 3 4 5 6 7 8 9 10
Ich habe dominantes Verhalten ignoriert.	☐	1 2 3 4 5 6 7 8 9 10
Ich habe aggressives Verhalten meines Kindes unterbrochen.	☐	1 2 3 4 5 6 7 8 9 10

Gesamtdauer des Spiels .... **Minuten**

Verhältnis kindgeführtes zu elterngeführtem Spiel .... **Min. kindgeführt zu** .... **Min. elterngeführt**

Gemeinsames Singen und Musizieren schafft Verbindung

T B E

Studien haben gezeigt, dass gemeinsames Singen und Musizieren dafür sorgen, dass wir das Bindungshormon Oxytocin ausschütten. Anke Engelke hat 2013 in einem Projekt für die ARD zusammen mit Prof. Gunter Kreutz (Uni Oldenburg) einen »Chor der Muffligen« gegründet – einen Chor für Menschen, die sich unglücklich fühlen. Innerhalb weniger Chorproben schütteten diese Menschen nicht nur mehr Bindungshormone aus, sie fühlten sich selbst auch so viel besser, dass aus dem »Chor der Muffligen« der »Chor der Glücklichen« wurde. Dieser Chor existiert bis heute weiterhin. Einfach formuliert könnte man also sagen: Singen und Musizieren verbindet und schafft Nähe.

Dies erleben die Menschen sogar, wenn sie virtuell, also z. B. über das Internet miteinander musizieren. Eric Whitacre (https://ericwhitacre.com) begann 2009 Chöre zusammenzustellen, indem er einlud, Musikstücke in bestimmten Stimmlagen aufzunehmen und auf YouTube zu stellen. Er schnitt daraus einen virtuellen Chor mit Menschen aus der ganzen Welt, die sich nie persönlich kennengelernt hatten. Für TED veranstaltete er 2013 einen Live-Chor über die Online-Plattform Skype mit 100 Personen aus 28 Ländern rund um die Welt (https://www.youtube.com/watch?v=vGngoGvOSuY#t=280). Die Teilnehmer berichteten danach, dass sie sich alle miteinander verbunden fühlen.

Gemeinsames Singen und Musizieren kann also sehr hilfreich sein, wenn wir mit Menschen in Beziehung kommen wollen. Dabei ist es wichtig, das Angebot altersgerecht anzupassen. Für kleinere Kinder eignen sich beispielsweise Singspiele, die immer wieder auf die gleiche Weise wiederholt werden, oder auch ganz einfache Trommel-, Musik- und Tanzmöglichkeiten (z. B. mit selbst gebastelten Rasseln). Bei Jugendlichen kann es sinnvoll sein, sich erst einmal für die Lieblingsmusik zu interessieren und gemeinsam Musik zu hören oder Playlists zu teilen. In Gruppen können z. B. Musicalaufführungen, moderne Tanzsessions oder auch gemeinsames Singen am Lagerfeuer Kinder und Jugendliche in Verbindung und Nähe schaffen bringen. Wichtig ist, dass alle Beteiligten dabei Freude empfinden und kein Leistungsdruck entsteht.

In dieser Form kann ich mir gemeinsames Singen und Musizieren mit meinem Kind vorstellen:

....

....

....

Wann kann das stattfinden?

....

....

....

Das brauchen wir dazu:

....

....

....

INFO 23 **Gemeinsam zum Ziel** B E

Manchmal fällt es Eltern schwer, den Alltag mit allen Anforderungen und Hürden zwischen Job, Haushalt und Kinderbetreuung zu meistern. Zeit ist zu einer wertvollen Ressource geworden, die gleichzeitig so oft fehlt. Dann kann es passieren, dass Eltern unter Druck geraten und Erziehungsstrategien wählen, welche nicht förderlich für die Beziehung und damit auch für die Bindung zwischen Ihnen und Ihren Kindern sind. Hilfreich können Motivationshilfen für das Kind sein, die das Gemeinschaftsgefühl fördern und Beziehung erlebbar machen. Gleichzeitig können Eltern sich dadurch in der Beziehung zu ihren Kindern als wirksam und positiv erleben.

Die folgende Liste kann Anregungen geben und von Ihnen erweitert werden:

- Zusammenarbeiten: das Kind aktiv in die zu erledigenden Tätigkeiten miteinbeziehen. So können die Kinder in alltägliche Aufgaben wie aufräumen, putzen, kochen oder einkaufen eingebunden werden, indem es ihnen altersentsprechend gezeigt wird, was gleichzeitig das Autonomiebedürfnis der Kinder fördert.
- Wege interessant gestalten, indem z. B. die Umgebung genau untersucht wird: Für Kinder können auch die für Erwachsene uninteressantesten Strecken zu einer kleinen Entdeckungsreise werden. Straßenschilder, Verkehrszeichen, verschiedene Autos und deren Kennzeichen, Bäume, Vögel, Insekten und Wetterphänomene können gemeinsam entdeckt werden und regen zu Gesprächen miteinander an. Hier bietet sich auch das klassische Spiel *Ich sehe was, was du nicht siehst* … an.
- Spiele wie *Ich sehe was, was du nicht siehst* oder *Automarken benennen* bieten sich an, um Weg- oder Wartezeiten z. B. an Bushaltestellen zu überbrücken.
- »Wir laufen/hüpfen/stampfen wie ein Pferd/Hase/Elefant …«: Manchmal sind die Beine müde und Kinder wollen keinen Schritt mehr machen. Wenn aufgrund von Körpergröße und/oder Gewicht des Kindes oder auch eingeschränkten körperlichen Möglichkeiten der Eltern das (kurzzeitige) Tragen des Kindes nicht umsetzbar ist, lassen sich Kinder durch spielerische Anregungen zum Weiterlaufen motivieren wie z. B. mit dem Spiel: Ein Hut, ein Stock, ein Regenschirm, vorwärts, rückwärts, seitwärts, ran. Hacke, Spitze, hoch das Bein.
- Dem Kind das Steuer überlassen: Dies ist natürlich nicht wörtlich gemeint, sondern spielerisch zu verstehen! So können die Rollen für einen begrenzten Zeitraum in einer sicheren Umgebung umgedreht werden und das Kind darf die »Anführerrolle« übernehmen. Ähnlich wie im kindlichen Rollenspiel »Mutter – Vater – Kind« begeben sich die Eltern in die Rolle des Kindes und können damit vielleicht einiges darüber erfahren, wie sie als Eltern von ihren Kindern wahrgenommen werden.
- Gemeinsam Singen: Musik ist für viele Kinder eine freudvolle und entspannende Aktivität. Zudem fördert gemeinsames Singen das Zusammengehörigkeitsgefühl. Es bieten sich neben klassischen Kinderliedern oder einfacher Popmusik auch selbst ausgedachte Texte und Melodien an.
- Aufräumen als Wettspiel: Aufräumen finden die meisten Kinder eher weniger spannend, aber auch dies kann man spielerisch gestalten, indem man ein Wettspiel daraus macht, wer mit einem Teil des Zimmers zuerst fertig ist oder es werden unterschiedliche Aufgaben verteilt nach dem Motto: Einer räumt alle blauen und der andere alle roten Bausteine ein.

- ……………………………………………………………………………………
- ……………………………………………………………………………………
- ……………………………………………………………………………………

Nähe kann ganz natürlich im Alltag entstehen, nämlich immer dann, wenn wir gemeinsam etwas miteinander tun, etwas herstellen, etwas bewältigen. Dies geschieht ganz natürlich, wenn wir das Erlebnis haben, dass wir gut als Team zusammenarbeiten. Solche Gelegenheiten ergeben sich im Alltag ständig, ohne dass wir uns dafür extra Zeit nehmen müssen. Das Kind wird in Aktivitäten eingebunden, die sowieso erledigt werden müssen.

Beispiel

Beispiele für Bindungsaufbau im Alltag

Kleinkindalter

- Vater und Kind helfen sich gegenseitig dabei, beim Kind die Windeln zu wechseln. Das Kind weiß genau, was es tun muss, denn das hat es die letzten Monate schon gelernt. Es hebt die Beine zum richtigen Zeitpunkt und »hilft« so dem Papa dabei, die Aufgabe schneller zu bewältigen. Der Papa kennt das Kind und weiß genau, wie fest beispielsweise die Windel sein muss oder welche Vorlieben das Kind beim Kleideranziehen hat. Der Papa macht Quatsch während des Windelwechselns. Beide lachen und haben Spaß.
- Das Kind hilft der Mutter beim Befüllen der Waschmaschine. Die Mutter lässt das Kind jedes Wäschestück einzeln in die Maschine stecken und bestätigt das Kind in dem, was es tut. Das Kind freut sich.

Ältere Kinder

- Der Vater kocht mit dem Kind oder backt einen Kuchen für den Geburtstag der Oma.
- Die Mutter bastelt oder handwerkelt gemeinsam mit dem Kind. Sie legen beispielsweise gemeinsam im Garten ein Gemüsebeet an, das von allen gehegt und gepflegt wird.

Wie können Bindungserlebnisse im Alltag gut gestaltet werden?
Diese Aufgabe oder Tätigkeit können wir uns gemeinsam vornehmen:
Nehmen Sie sich etwas vor, das Sie sowieso erledigen müssen, bei dem Sie Ihr Kind gut einbinden können. Die Aufgabe sollte für das Kind bewältigbar sein und Sie sollten das Kind zur Mithilfe gewinnen können. Wählen Sie etwas aus, das auch Spaß machen kann.

....

....

....

....

....

So kann ich das Kind/den Jugendlichen in die Tätigkeit miteinbeziehen:
Achten Sie darauf, dass das Kind oder der Jugendliche eine Aufgabe bekommt und mithelfen kann. Die Aufgabe sollte einfach genug sein, dass es leicht von der Hand geht. Sie sollte so ausgewählt werden, dass das Kind eine Chance hat, es richtig zu machen, und dass nichts passieren kann, bei dem sich das Kind verletzen könnte oder Sie das Kind kritisieren oder schimpfen müssen. Es ist ganz wichtig, dass die Zusammenarbeit zwischen Ihnen gut gelingen kann. Das Kind sollte am Ende das Gefühl haben, etwas geschafft zu haben.

So möchte ich mein Kind mit in die Aufgabe einbinden:

....

....

....

....

So leite ich mein Kind durch die gemeinsame Aufgabe:
Gerade wenn eine Aufgabe neu ist, können Kinder häufig noch nicht alles, was Erwachsene können. Sie müssen oft noch üben. Wichtig ist dabei, dass Sie Ihr Kind, gerade wenn es noch jünger ist, gut durch die Situation leiten. Es braucht oft im Vorfeld altersgerechte Erklärungen und Anweisungen für den nächsten Arbeitsschritt. Wenn etwas gut gelungen ist, braucht es Ihre Anerkennung und Lob, bevor Sie zum nächsten Schritt übergehen können. Wichtig ist dabei auch, dass Sie geduldig abwarten können, bis das Kind den nächsten Schritt getan hat, auch wenn Sie selbst die Aufgabe viel schneller erledigen könnten. Lassen Sie Ihrem Kind Spielräume, die Aufgabe auf seine eigene Weise auszuführen, selbst wenn Sie sie auf eine andere Art erledigen würden.

Dies nehme ich mir beim Leiten durch die Aufgabe vor:

....

....

....

....

....

Dann kann unser gemeinsames Tun starten:
Wählen Sie einen Zeitraum, bei dem Sie nicht so schnell in Eile geraten. Sie sollten Zeit haben. Kinder brauchen oft länger als wir Erwachsene, um eine Aufgabe zu erledigen. Nur dann, wenn Sie selbst innerlich ruhig sind, kann eine gemeinsame Aufgabe gelingen.

Dies wäre ein guter Zeitpunkt für unsere gemeinsame Aufgabe:

....

....

Unser gemeinsames Tun auswerten:
Wenn Sie diese Situation gemeinsam bewältigt haben, nehmen Sie sich etwas Zeit, die Situation auszuwerten.

Dies ist gut gelungen:

....

....

....

Das hat mich oder mein Kind herausgefordert:

....

....

Wie hat sich das gemeinsame Tun auf unsere Beziehung ausgewirkt?

....

....

Das würde ich das nächste Mal ändern:

....

....

Geschenke der Zuneigung

Der Therapeut Gary Chapman spricht bei Paarbeziehungen von den fünf Sprachen der Liebe. Jeder Mensch drückt seine Zuneigung auf eine individuelle Art und Weise aus. Je nachdem, welche Vorerfahrungen wir im Leben haben, bevorzugen wir bestimmte Formen der Zuneigung. Chapman geht davon aus, dass es fünf Wege gibt, wie Menschen hauptsächlich Zuneigung ausdrücken. Diese Wege lassen sich auf Beziehungen zu anderen Menschen übertragen, also auch auf die Beziehung zu Ihrem Kind. Ist ein Kind auf dem einen Kanal nicht erreichbar, so ist es eventuell möglich, es über einen anderen Weg zu erreichen.

Chapman beschreibt diese 5 Sprachen der Liebe bzw. Zuneigung:

(1) **Worte der Anerkennung:** Komplimente, den anderen loben, die Sicht des/der anderen wertschätzen und verstehen, zustimmen, sich bedanken

(2) **Tatkräftige Unterstützung:** sich helfen, etwas für den/die andere*n tun, ohne dass diese*r darum bittet

(3) **Gemeinsame positive Zeit:** gemeinsames Spielen und Tun, gemeinsame Rituale, Ausflüge, gemeinsame Mahlzeiten

(4) **Zärtliche Berührungen:** kuscheln, massieren, in den Arm nehmen

(5) **Kleine Aufmerksamkeiten:** kleine Geschenke, etwas mitbringen, etwas basteln für den/die andere*n, etwas backen

Welches sind meine Lieblingssprachen der Zuneigung?

....

....

....

....

....

Was sind die Lieblingssprachen der Zuneigung bei meinem Kind?

....

....

....

....

....

Sprachen der Zuneigung: Wie kann ich meinem Kind Geschenke der Zuneigung machen?
Überlegen Sie für jede Sprache der Zuneigung, wie Sie Ihr Kind auf diesem Weg erreichen könnten.

Sprache der Zuneigung	Was kann ich tun, das mich meinem Kind näherbringt? Wie kann ich es hier gut erreichen?
Worte der Anerkennung: Komplimente, den anderen loben, die Sicht des anderen wertschätzen und verstehen, zustimmen, sich bedanken	
Tatkräftige Unterstützung: sich helfen, etwas für den anderen tun, ohne dass dieser darum bittet	
Gemeinsame positive Zeit: gemeinsames Spielen und Tun, gemeinsame Rituale, Ausflüge, gemeinsame Mahlzeiten	
Zärtliche Berührungen: Kuscheln, Massieren, in den Arm nehmen	
Kleine Aufmerksamkeiten: kleine Geschenke, etwas mitbringen, etwas basteln für den anderen, etwas backen	

Was davon passt am besten zu mir und will ich umsetzen?

....

....

....

INFO 24 Acht Berührungen am Tag – darf ich dich in den Arm nehmen?

B E P J K

Damit Beziehungen wachsen können, braucht es auch Berührungen. Dies fördert die Ausschüttung unseres Bindungshormons Oxytocin. In anderen Ländern kommen sich die Menschen oft viel näher. In den USA gibt es einen schönen Brauch, dass Menschen anderen eine Umarmung anbieten, z. B. dann, wenn sie etwas belastet oder sie eine schwierige Situation erleben. Auch Menschen, die sich nicht so nahestehen, fragen dann: »Darf ich dich in den Arm nehmen?« Die amerikanische Familientherapeutin Virginia Satir (1916–1988) sagte dazu Folgendes: »Wir brauchen vier Umarmungen pro Tag zum Überleben. Acht Umarmungen pro Tag, um uns gut zu fühlen und zwölf Umarmungen pro Tag zum innerlichen Wachsen.«

Um anderen wieder näher zu sein, kannst du/könnten Sie überlegen, wo du/Sie körperliche Berührungen erleben kannst/können, die dir/Ihnen und dem/der anderen guttun. Berührungen können dabei auf verschiedene Weise in Erscheinung treten:

- Umarmung im eigentlichen Sinne
- Rücken- oder Pizzamassage
- Schulterklopfen
- über den Arm oder die Hand streicheln
- die Hand auf die Schulter legen
- Berührungen während einem Raufspiel
- Kuscheln mit einem Haustier

Meine Kuschel- und Berührungslandkarte

J K P

Diese Berührungen mag ich:

Diese Personen und Tiere dürfen mich berühren:

Diese Berührungen mag ich gar nicht:

Von diesen Menschen und Tieren will ich auf gar keinen Fall berührt werden:

So komme ich zu mehr Berührungen:

Meine Kuschel- und Berührungslandkarte mit meinem Kind

E

Diese Berührungen mag mein Kind:

Diese Personen und Tiere dürfen mein Kind berühren:

Diese Berührungen mag mein Kind gar nicht:

Von diesen Menschen und Tieren will mein Kind auf gar keinen Fall berührt werden:

So kommt mein Kind zu mehr Berührungen:

AB 51 Online-Bindungsmomente – ein erster Schritt

J P

Wissenschaftliche Studien zeigen, dass wir uns auch über soziale Medien (Instagram, WhatsApp, TikTok, Facebook etc.) verbunden fühlen können und in unserem Gehirn neben der Ausschüttung von Bindungshormonen auch das Belohnungszentrum aktiviert wird. Dies kann hilfreich sein, gerade dann, wenn du dich mit Menschen live noch nicht so sicher fühlst. Dies ist aber nur der erste Schritt, um dich an andere anzunähern. Danach solltest du auch mit deinem Therapeuten oder deiner Therapeutin besprechen, wie du dich live an andere Menschen annähern kannst. Achte darauf, dass du für echte Beziehungen z. B. zu deinen Eltern oder anderen Freunden noch Zeit hast.

Menschen, mit denen ich mir eine Online-Freundschaft wünsche:

Diese **Interessen, Hobbys** etc. haben wir gemeinsam und lassen sich evtl. im Internet nutzen:

Auf dieser **Internet-Plattform** könnten wir uns treffen und etwas gemeinsam tun:

So kann ich den oder die andere dazu einladen, **virtuelle Zeit mit mir** zu **verbringen:**

Trau dich und versuch es doch einfach mal!

Wenn du schon viel schlechte Erfahrungen mit anderen Menschen gemacht hast, dann traust du dich vielleicht schon gar nicht mehr, mit anderen Menschen in Kontakt zu kommen oder ihnen sogar zu vertrauen. Dadurch wirst du aber schnell noch einsamer.

Sei mutig und starte ein Experiment, bei dem du wieder auf andere zugehst. Fange dabei klein an und beobachte genau, was passiert.

Beispiel

Hannah hat das Gefühl, dass niemand sie gut leiden kann und dass sie für andere nicht interessant ist. Gemeinsam mit ihrer Therapeutin überlegt sie sich ein Experiment. Hannah soll sich in einer belebten Einkaufsstraße auf eine Bank setzen und vorbei gehende Menschen anschauen und anlächeln, wenn sie sie interessant findet. Viele Menschen lächeln freundlich zurück und einige Jugendliche fangen ein Gespräch mit ihr an.

Wie könnte ich den Kontakt zu anderen einmal mutig ausprobieren?

Welche Situation suche ich mir aus?

....

....

....

Was kann ich dann tun?

....

....

....

Welche Erfahrungen habe ich gemacht?

....

....

....

Was verändert sich für mich, nachdem ich diese Erfahrungen gemacht habe?

....

....

Wir kommen uns näher, wenn wir uns gegenseitig unterstützen, uns gegenseitig Gutes tun oder miteinander positive Momente erleben. Dies geschieht z. B., wenn wir jemandem helfen, uns für etwas bedanken, etwas Nettes über den oder die andere*n sagen oder uns für etwas interessieren, was dem/der anderen wirklich wichtig ist. Dann tut uns die Nähe der anderen gut und wir fühlen uns in ihrer Anwesenheit wohl. Noch mehr Nähe entsteht, wenn solche Momente überraschend in einer Situation entstehen, in der wir gar nicht damit rechnen.

Solche Momente tun gut, wenn wir sie empfangen, aber auch, wenn wir solche Momente für andere schaffen. Es gibt z. B. Menschen, die sich jeden Tag vornehmen, für andere etwas zu tun und ein kleines Lächeln im Gesicht des anderen zu hinterlassen. Das nennt man auf Englisch *Random Acts of Kindness = zufällige Nettigkeitsüberraschungen für andere.*

Probiere einmal aus, was passiert, wenn du jemand anderem etwas Gutes tust! Suche dir dabei etwas aus, dass der oder die andere nicht erwarten würde!

Falls dir nichts einfällt, suche dir eine Süßigkeit (eine abgepackte Schokolade oder Gummibärchen, ein Bonbon), nimm es mit auf deinem täglichen Weg zur Schule oder zur Arbeit und schenke es jemandem, den du nett findest, der oder die es verdient hat oder bei dem/der du dich gerne für seine/ihre Dienste bedanken willst (z. B. der Busfahrerin, dem Lehrer, der Reinigungskraft). Fülle danach den Auswertungsteil dieser Übung aus.

Meine Nettigkeits-Überraschung für andere

Wem möchte ich etwas Gutes tun?

....

Was könnte ich Gutes tun, mit dem der/die andere niemals rechnet?

....

Wann?

....

Wie?

....

Meine Auswertung

Wenn ich diese Überraschung durchgeführt habe: Was ist passiert?

....

....

Was denke ich, wie sich der/die andere gefühlt hat?

....

....

Wie habe ich mich gefühlt? Was ist mir durch Kopf und Bauch gegangen?

....

....

Was meinem Kind guttut, tut auch mir gut!

B E

Wir kommen uns näher, wenn wir uns gegenseitig unterstützen, uns gegenseitig Gutes tun oder miteinander positive Momente erleben. Dies geschieht z. B., wenn wir jemandem helfen, uns für etwas bedanken, etwas Nettes über den oder die andere*n sagen oder uns für etwas interessieren, was dem/der anderen wirklich wichtig ist. Dann tut uns die Nähe der anderen gut und wir fühlen uns in ihrer Anwesenheit wohl. Noch mehr Nähe entsteht, wenn solche Momente überraschend in einer Situation entstehen, in der wir gar nicht damit rechnen.

Solche Momente tun gut, wenn wir sie empfangen, aber auch, wenn wir solche Momente für andere schaffen. Es gibt z. B. Menschen, die sich jeden Tag vornehmen für andere etwas zu tun und ein kleines Lächeln im Gesicht des anderen zu hinterlassen. Das nennt man auf Englisch *Random Acts of Kindness = zufällige Nettigkeitsüberraschungen für andere.*

Probieren Sie einmal aus, was passiert, wenn Sie Ihrem Kind/Jugendlichen etwas Gutes tun! Suchen Sie Sich dabei etwas aus, dass er oder sie nicht erwarten würde! Sie können sich auch vornehmen, solche Nettigkeitsüberraschungen regelmäßig durchzuführen (z. B. einmal am Tag oder in der Woche, immer wenn Sie länger beruflich unterwegs waren etc.).

Meine Nettigkeits-Überraschung für mein Kind
Was könnte ich Gutes tun, mit dem mein Kind niemals rechnet?

....

Wann? ....

Wie? ....

Meine Auswertung
Wenn ich diese Überraschung durchgeführt habe: Was ist passiert?

....

....

Was denke ich, wie sich mein Kind gefühlt hat?

....

....

Wie habe ich mich gefühlt? Was ist mir durch Kopf und Bauch gegangen?

....

....

Wenn wir schwierige Zeiten erleben, fühlen wir uns ganz oft einsam. Diese Einsamkeit macht die Situation meist noch viel schlimmer. Dadurch geraten wir schnell in einen Teufelskreis, der dafür sorgt, dass wir uns zurückziehen, das Gefühl haben, niemand versteht und unterstützt uns, und uns schließlich noch mehr zurückziehen. Hier finden wir schneller wieder heraus, wenn wir mit anderen Menschen in Kontakt und Beziehung gehen. Dies kann u. a. dadurch gelingen, dass wir für andere da sind und sie unterstützen. Anfangs fühlt sich das oft komisch an, mit der Zeit merken wir aber, dass es auch für uns selbst hilfreich ist, etwas für andere zu tun.

Vertiefung

Die Tend-and-Befriend-Stressreaktion (Kümmern und Sich Anfreunden)

In belastenden Situationen ging man bisher davon aus, dass Menschen vor allem mit den Instinktreaktionen Kampf, Flucht oder Erstarrung reagieren. Dies sind sehr ursprüngliche Reaktionen, die auch im Tierreich vorkommen (z. B. der Hase, der sich unter Todesangst totstellt). Im Tierreich und bei uns Menschen gibt es aber noch eine andere Variante, die mehr und mehr untersucht wird: die Tend-and-Befriend-Stressreaktion, was übersetzt so viel wie Kümmern und sich Anfreunden bedeutet. Wenn Tiermütter bedroht werden, lassen sie ihre Jungen so gut wie nie im Stich, sondern sorgen sich erst recht um ihren Nachwuchs. Diese Reaktion lässt sich auch bei Menschen beobachten. Auch Menschen rücken in schwierigen Lebenslagen zusammen und unterstützen sich gegenseitig. Beim Bataclan-Attentat im November 2015 boten viele Einwohner von Paris mit dem Hashtag #PorteOuverte (#OffeneTür) den Menschen, die aufgrund der unsicheren Lage nicht nach Hause oder ins Hotel konnten, eine Unterkunft an – dabei waren die Attentäter zu dem Zeitpunkt noch gar nicht gefasst. Auch Menschen, die schwere Schicksalsschläge in der Familie erlitten haben, gründen oft Selbsthilfegruppen oder Stiftungen. Aus neurowissenschaftlicher Sicht ist diese Reaktion für den Organismus sehr sinnvoll. Wenn wir etwas für andere tun, schütten wir das Bindungshormon Oxytocin aus. Oxytocin sorgt für gute Beziehungen, ist aber gleichzeitig auch eines der wirksamsten natürlichen Beruhigungsmittel für unser Gehirn. Wenn die Situation für uns also schwierig ist, können wir uns dies zu Nutze machen.

Wer in meinem Umfeld braucht gerade meine Unterstützung? Beispiel: Hat jemand ein ähnliches Schicksal erlitten oder erlebt gerade etwas Ähnliches und braucht jemanden zum Reden?

....

....

....

....

....

Welche Bedürfnisse stehen bei dieser Person im Vordergrund?

....

....

....

....

....

Wieso könnte es für mich sinnvoll sein, denjenigen oder diejenige zu unterstützen?

....

....

....

....

....

Was könnte ich für diesen Menschen tun?

....

....

....

....

....

Wenn ich es ausprobiert habe: Wie geht es mir damit?

....

....

....

....

Wir nehmen Beziehungen so wahr wie die Perspektive, aus der wir sie uns anschauen. Blicken wir nur auf die Dinge, die nicht gut gelingen, so sehen wir vor allem das Negative. Blicken wir auf die positiven Aspekte, so sehen wir mehr und mehr das, was zwischen uns gelingt, und kommen uns wieder näher. Dankbarkeitsübungen sind ein guter Weg, um den Blick auf die gelungenen Momente von Beziehungen zu richten. Überlege dir dazu, wofür du im Kontakt, in einer Beziehung mit anderen dankbar bist. Dies kannst du täglich, z. B. vor dem Zubettgehen tun oder aber auch wöchentlich. Achte darauf, dass du wirklich den Blick auf das Positive lenkst ohne Einschränkungen. Anfangs ist das vielleicht nur eine Sache. Je mehr du auf die positiven Dinge in eurer Beziehung achtgibst, umso mehr wirst du mit der Zeit finden.

Vielleicht kennst du die Geschichte von den Glücksbohnen, bei der eine Frau jeden Morgen eine Handvoll Bohnen in ihre rechte Tasche steckte? Immer dann, wenn sie einen glücklichen Moment erlebt hatte, legte sie eine Bohne von der rechten Tasche in ihre linke Tasche. Du kannst das Gleiche tun und immer dann eine Bohne in die linke Tasche tun, wenn du mit einer anderen Person einen guten Beziehungsmoment erlebt hast. Schreibe am Ende des Tages auf, welche schönen Beziehungsmomente du heute erlebt hast.

Meine Beziehungsglücksbohnen

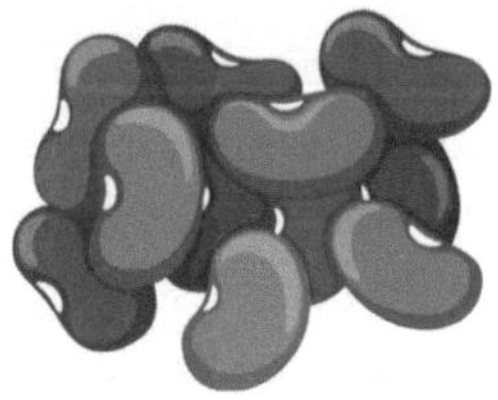

Dankbarkeitstagebuch von ....

für diese Zeit ....

Was habe ich erlebt?	Mit wem?	Wie habe ich mich dabei gefühlt?

Mein schönes Positivtagebuch

Manchmal verdrängen viele Konflikte und Unzufriedenheiten den Blick auf die positiven Aspekte der Kinder. Ein Tagebuch, in das jeden Tag mindestens zwei positive Ereignisse im Zusammenhang mit Ihrem Kind oder zwei positive Verhaltensweisen, die Ihr Kind heute gezeigt hat, eingetragen werden, kann Ihre Perspektive wieder »geraderücken«. Bitte nehmen Sie sich jeden Abend zu einer bestimmten Zeit (vielleicht nachdem die Kinder ins Bett gebracht wurden) fünf bis zehn Minuten Zeit, um das Positivtagebuch zu führen. Jeden Tag lassen sich mindestens zwei Kleinigkeiten finden (z. B. ein freundliches Lächeln, ein witziger Spruch, eine erledigte Aufgabe usw.), die hier eingetragen werden.

Es tut gerade in konfliktreichen Zeiten sehr, sehr gut, die Eintragungen im Positivtagebuch nach einiger Zeit erneut zu lesen, z. B. alle Eintragungen der letzten 30 Tage.

Manchmal kann es auch eine gute Idee sein, die positiven Einträge dem Kind vorzulesen, sodass es spüren kann, dass und wie es wertgeschätzt wird.

Datum: ____________________

Positiv-Tagebuch (mind. 2 Einträge pro Tag) für: ____________________

Einträge: ____________________

____

____

____

____

____

____

AB 58 | Unser Beziehungskonto ausgleichen **B E P J**

Wissenschaftliche Studien zeigen, dass wir etwa fünf positive Beziehungsmomente brauchen, um einen negativen Kontakt auszugleichen. Dies gilt für Kinder genauso wie für Erwachsene. Wenn wir schlecht auf jemanden zu sprechen sind, vergessen wir oft, dass es auch positive Momente gibt, die wir mit der anderen Person erlebt haben.

Kannst du dich trotz schlechter Erlebnisse auch an positive Momente erinnern? Wenn ja, dann schreibe sie unten auf. Falls dir nichts einfällt: Welche Momente könntest du schaffen, um wieder positive Erlebnisse zu haben? Wenn du keine fünf positiven Momente finden kannst, so macht das nichts, denn du hast zumindest einen Anfang gemacht.

	Welche positiven Beziehungsmomente finde ich? Welche könnte ich schaffen?
Positiver Moment 1	
Positiver Moment 2	
Positiver Moment 3	
Positiver Moment 4	
Positiver Moment 5	

Oft verändert sich unsere Beziehung durch besonders intensiv erlebte gemeinsame Bindungsmomente. Diese Momente nennen wir Bindungs-Sternstunden. Wo hast du/haben Sie solche Sternstunden schon mal erlebt?

Mit wem?

Wo?

Was habe ich erlebt?

Was hat sich für mich dadurch geändert?

Wie kann ich das öfter erleben?

AB 60 Bindungs-Sternstunden in der Zukunft

B E P J K

Oft verändert sich unsere Beziehung durch besonders intensiv erlebte gemeinsame Bindungsmomente. Diese Momente nennen wir Bindungs-Sternstunden. Wo könntest du/können Sie weitere Bindungs-Sternstunden schaffen?

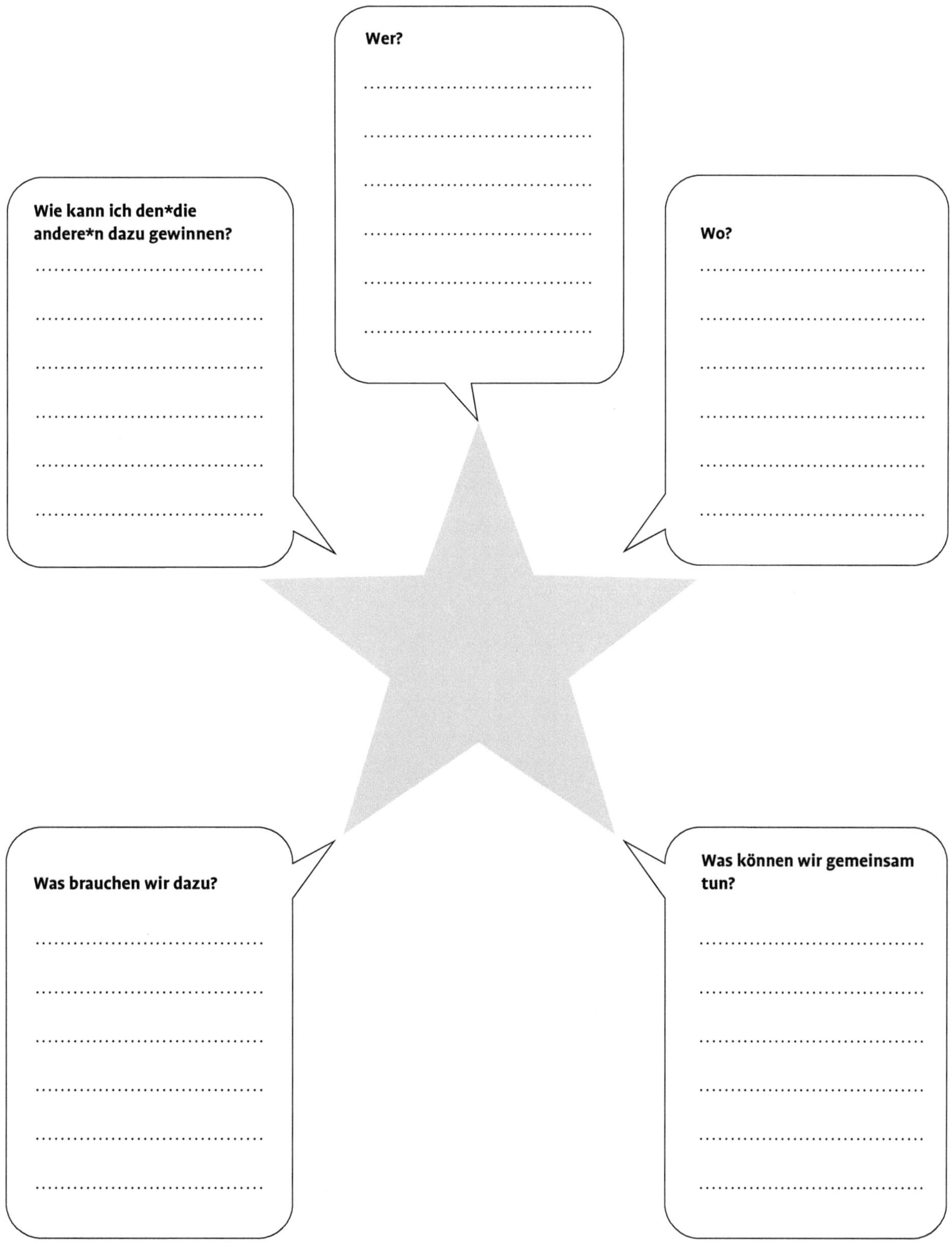

Beziehungen und Kontakte zu anderen Menschen verlaufen nicht immer gleich. Auch wenn unsere Beziehungen und Kontakte schwierig sind, so finden sich doch oft ganz kleine Beziehungsinseln, auf denen wir gut miteinander zurechtkommen. Dies gilt sowohl für Menschen, die sich generell schwertun, Beziehungen einzugehen, als auch für Eltern-Kind-Beziehungen und Familien. Oft tun wir uns schwer, diese Situationen und Momente zu sehen, wenn Kontakte zu anderen Menschen von schlechten Erfahrungen überschattet sind. Trotzdem sind sie da und können uns Kraft geben.

Beziehungsinseln finden

Wo finden sich in Ihren Kontakten mit anderen Menschen (Freund*innen, Partner*in, Kind, Eltern, Bekannte, etc.) Inseln, auf denen Sie gute Beziehungsmomente erleben? Sie können sich dabei die Beziehung zu einem Menschen oder aber auch mit mehreren Menschen anschauen. Finden Sie Situationen, Menschen, Kontakte, bei denen es gut läuft und Sie gut im Kontakt sind?

....

....

....

....

....

Entwickeln Sie eine Insel für jeden Moment aus jeder Beziehung, die Sie finden können:

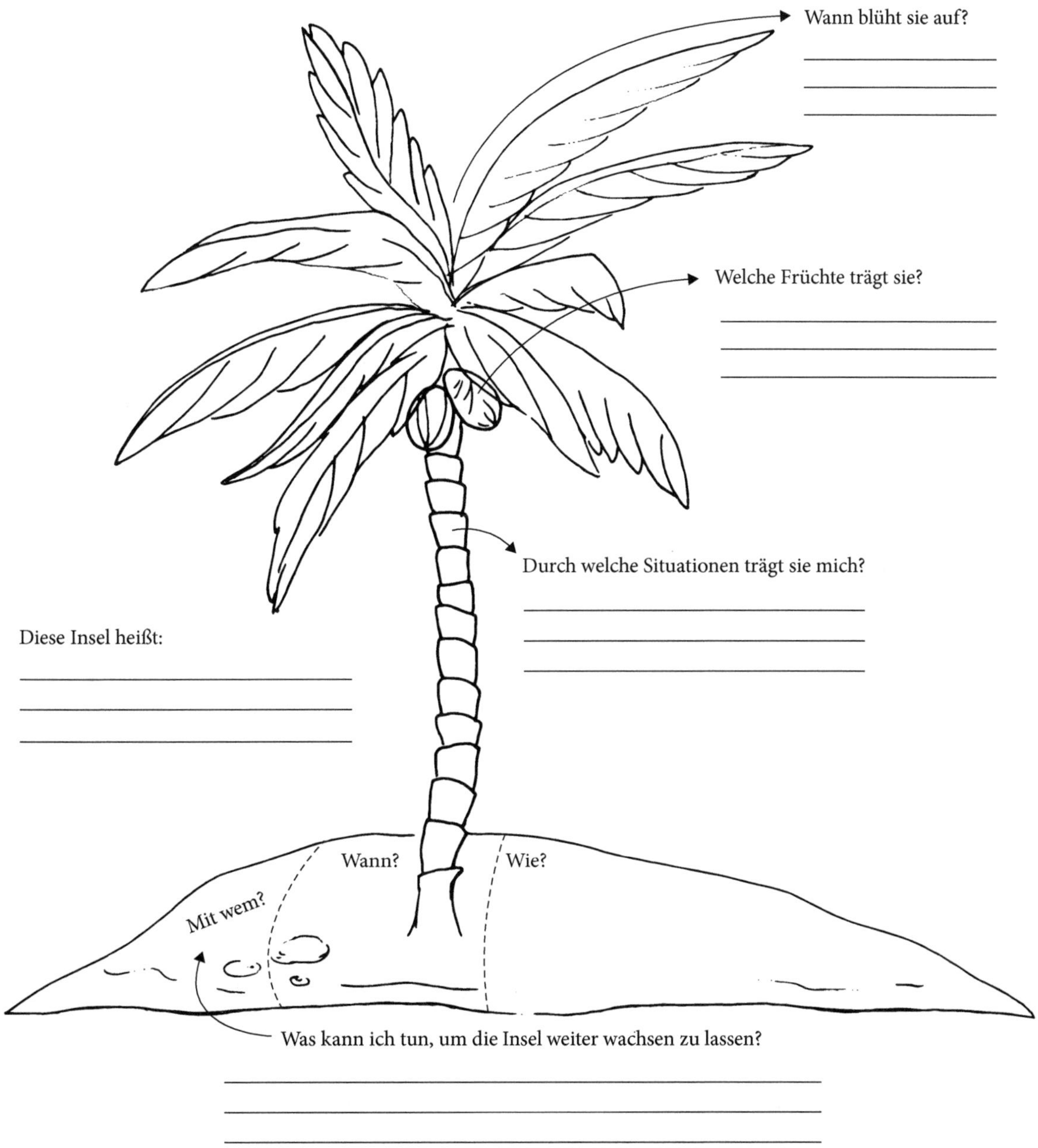

- Wie soll meine Insel heißen? Geben Sie jeder Insel einen Namen, der Ihnen gefällt und mit dem Sie Positives verbinden!
- **Mit wem** war ich auf dieser Insel?
- **Wann** war das? Oder wo passiert dies regelmäßig?
- **Wie** erlebe ich diese Insel? Was passiert dort?
- **Wann blüht meine Insel auf?**
- **Welche Früchte** trägt diese Beziehungsinsel? Welche Auswirkungen hat diese Insel auf mich und/oder auf unsere Beziehung?
- **Durch welche Situationen trägt mich** diese Insel?
- Was kann ich tun, dass die Insel **weiterwächst**? Wie verhindere ich, dass sie vertrocknet?

Beziehungen und Kontakte zu anderen Menschen verlaufen nicht immer gleich. Auch wenn unsere Beziehungen und Kontakte schwierig sind, so finden sich doch oft ganz kleine Beziehungsinseln, auf denen wir gut miteinander zurechtkommen. Dies gilt sowohl für Menschen, die sich generell schwertun, Beziehungen einzugehen, als auch für Eltern-Kind-Beziehungen und Familien. Oft tun wir uns schwer, diese Situationen und Momente zu sehen, wenn Kontakte zu anderen Menschen von schlechten Erfahrungen überschattet sind. Trotzdem sind sie da und können uns Kraft geben.

Beziehungsinseln finden

Wo finden sich in deinen Kontakten mit anderen Menschen (Freund*innen, Partner*in, Kind, Eltern, Bekannte etc.) Inseln, auf denen du gute Beziehungsmomente erlebst? Du kannst dir dabei die Beziehung zu einem Menschen oder aber auch mit mehreren Menschen anschauen. Findest du Situationen, Menschen, Kontakte, bei denen es gut läuft und du gut im Kontakt bist?

....

....

....

....

....

Entwickle eine Insel für jeden Moment aus jeder Beziehung, die du finden kannst:

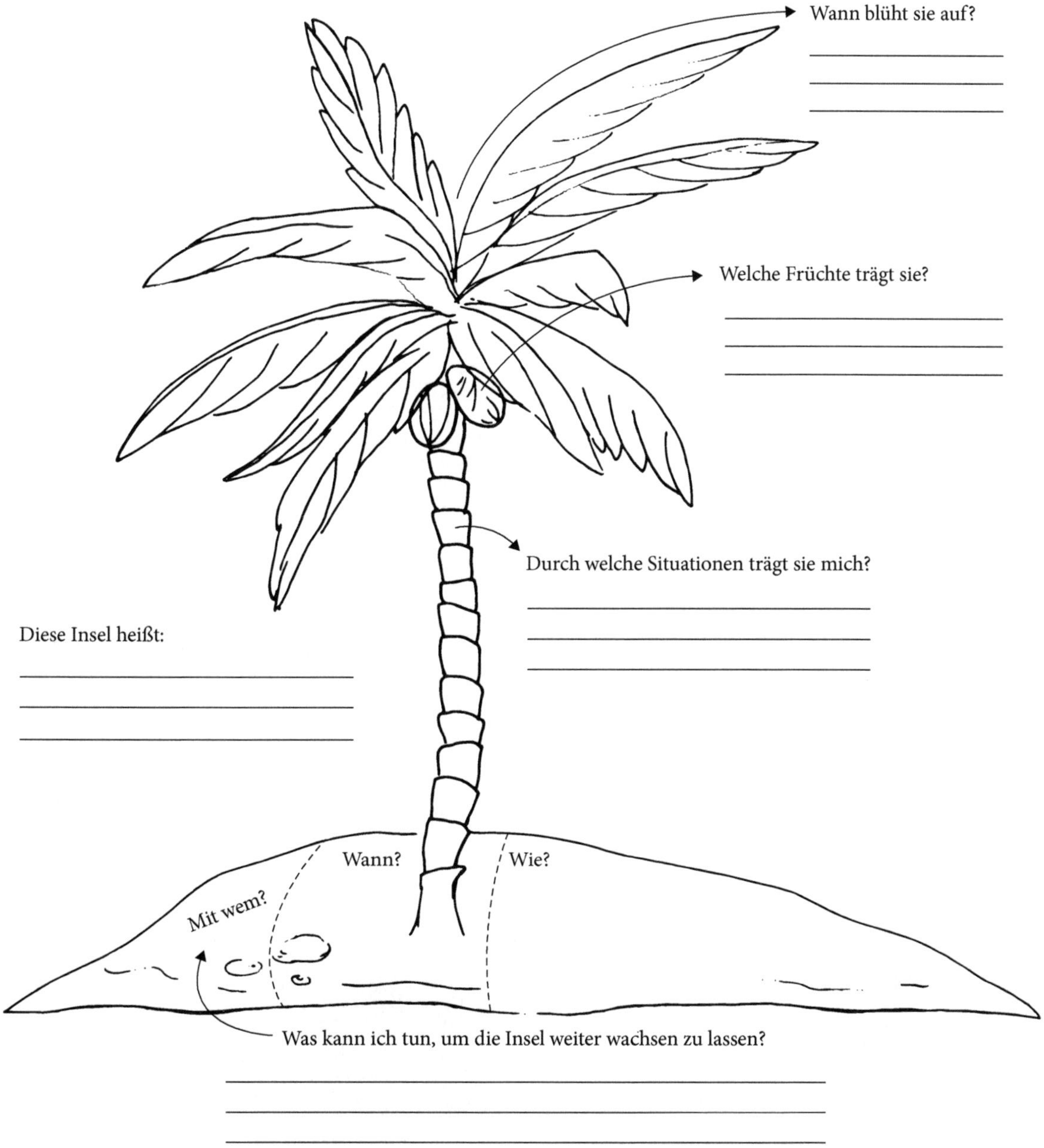

- Wie soll meine Insel heißen? Gib jeder Insel einen Namen, der dir gefällt und mit dem du Positives verbindest!
- **Mit wem** war ich auf dieser Insel?
- **Wann** war das? Oder wo passiert dies regelmäßig?
- **Wie** erlebe ich diese Insel? Was passiert dort?
- **Wann blüht meine Insel auf?**
- **Welche Früchte** trägt diese Beziehungsinsel? Welche Auswirkungen hat diese Insel auf mich und/oder auf unsere Beziehung?
- **Durch welche Situationen trägt mich** diese Insel?
- Was kann ich tun, dass die Insel **weiterwächst**? Wie verhindere ich, dass sie vertrocknet?

Gerade wenn Situationen schwierig laufen, vergessen wir, wie viele gute Momente doch noch da sind. (Beziehungs-)Inseln sind Stationen, die uns tragen, ganz besonders dann, wenn wir miteinander nicht so gut zurechtkommen oder uns einsam fühlen?

Welche Beziehungsinseln hast du gefunden?

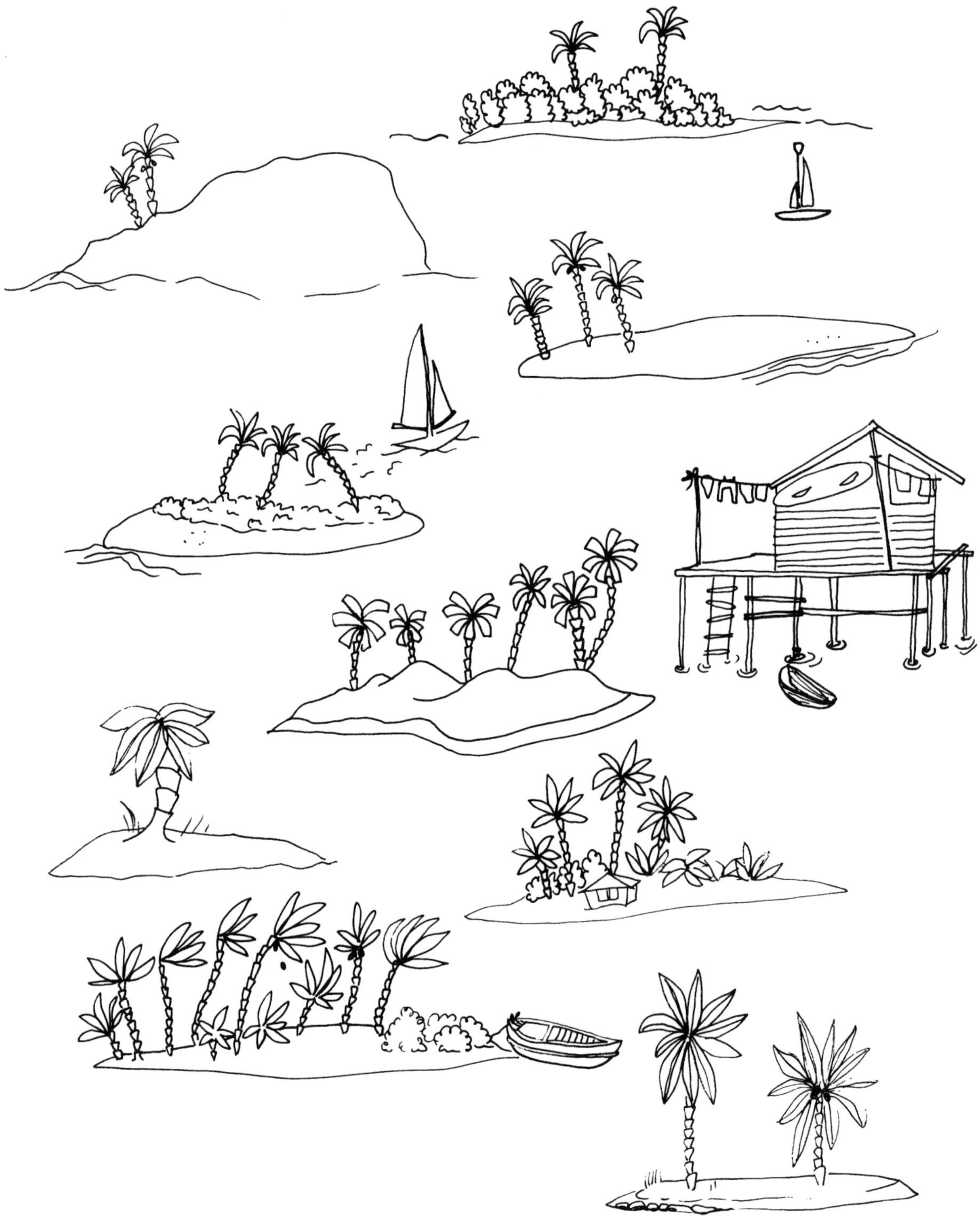

Überlege, wie du möglichst viele dieser Inseln aktivieren kannst.

INFO 25 Bindungskreise

T

Die Übung kann von dem/der Therapeut*in mit Eltern sowie Kindern oder Jugendlichen durchgeführt werden. Es empfiehlt sich, den Bindungskreis gemeinsam auszufüllen. Während das Arbeitsblatt bearbeitet wird, können Gespräche über die verschiedenen Beziehungen geführt werden.

Die beiden Bindungskreise auf dem Arbeitsblatt 64 »Meine Bindungskreise« können nacheinander bearbeitet werden.

Die mündliche Anleitung für die Patient*innen/Klient*innen kann etwa folgendermaßen lauten:

Wir erleben Bindungen in einer Art Hierarchie. Manche Beziehungen sind uns wichtiger als andere. Das merken wir dann, wenn wir uns überlegen, wen wir um Unterstützung bitten, wenn eine Situation oder eine Lebensphase schwierig wird. In dieser Übung wollen wir uns anschauen, wer dir nähersteht.«

Variation: Diese Übung kann auch mit Seilen und Moderationskarten im Raum durchgeführt werden oder mit einem Systembrett. Hier kann auch mit Symbolen, Bildern und anderem kreativen Material gearbeitet werden.

Welche Menschen stehen mir näher? Welche Menschen sind mir nicht so nahe?
Beschrifte die Kreise:

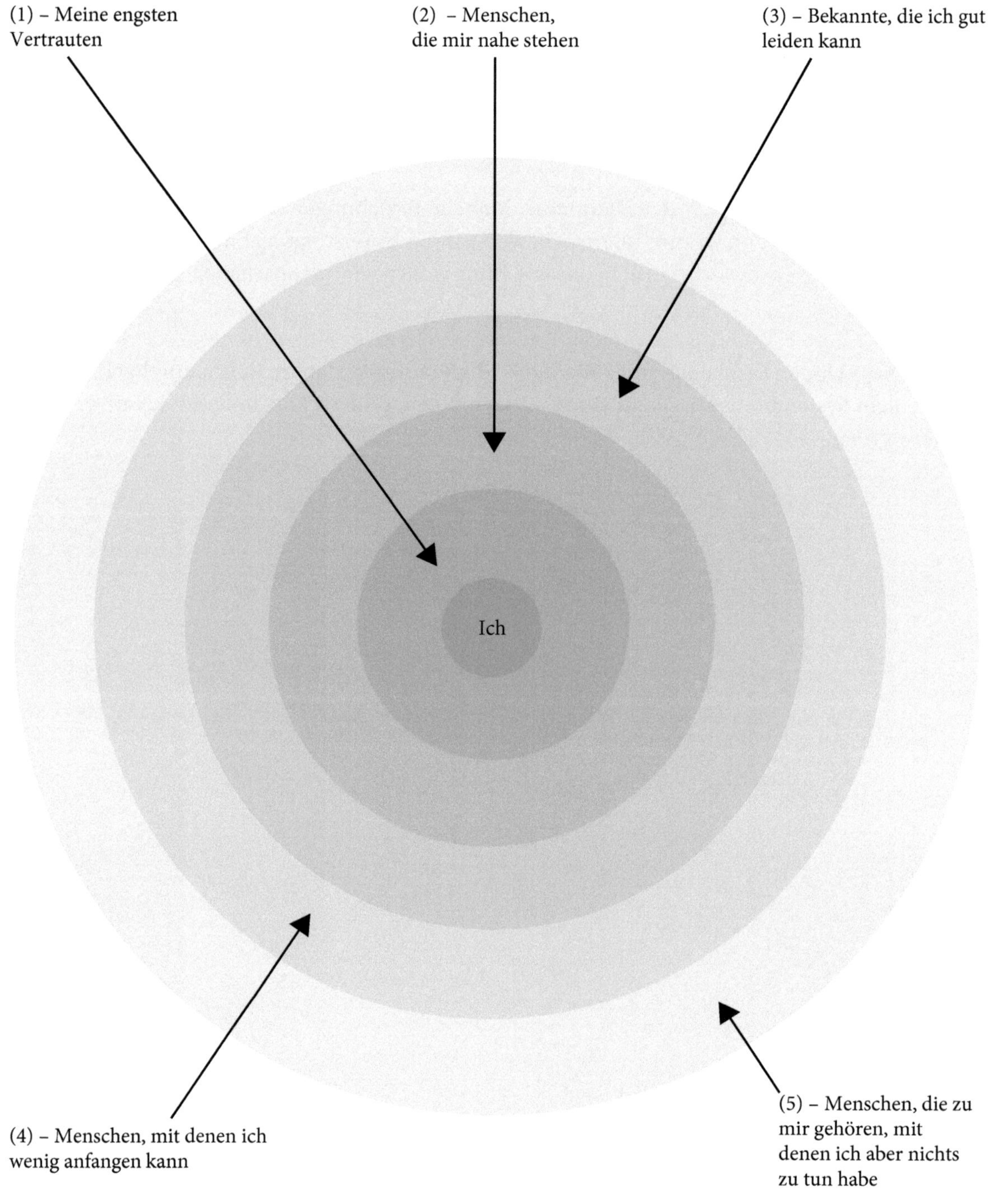

Wen würde ich mir näher wünschen? Markiere diese Menschen in Grün und zeichne einen Pfeil dahin, wo du sie gerne haben möchtest.

Wen würde ich mir weiter entfernt wünschen? Markiere diese Menschen in Rot und zeichne einen Pfeil dahin, wo du sie gerne haben möchtest.

Werte deine Bindungskreise aus und übertrage die Personen in dieses Schaubild!

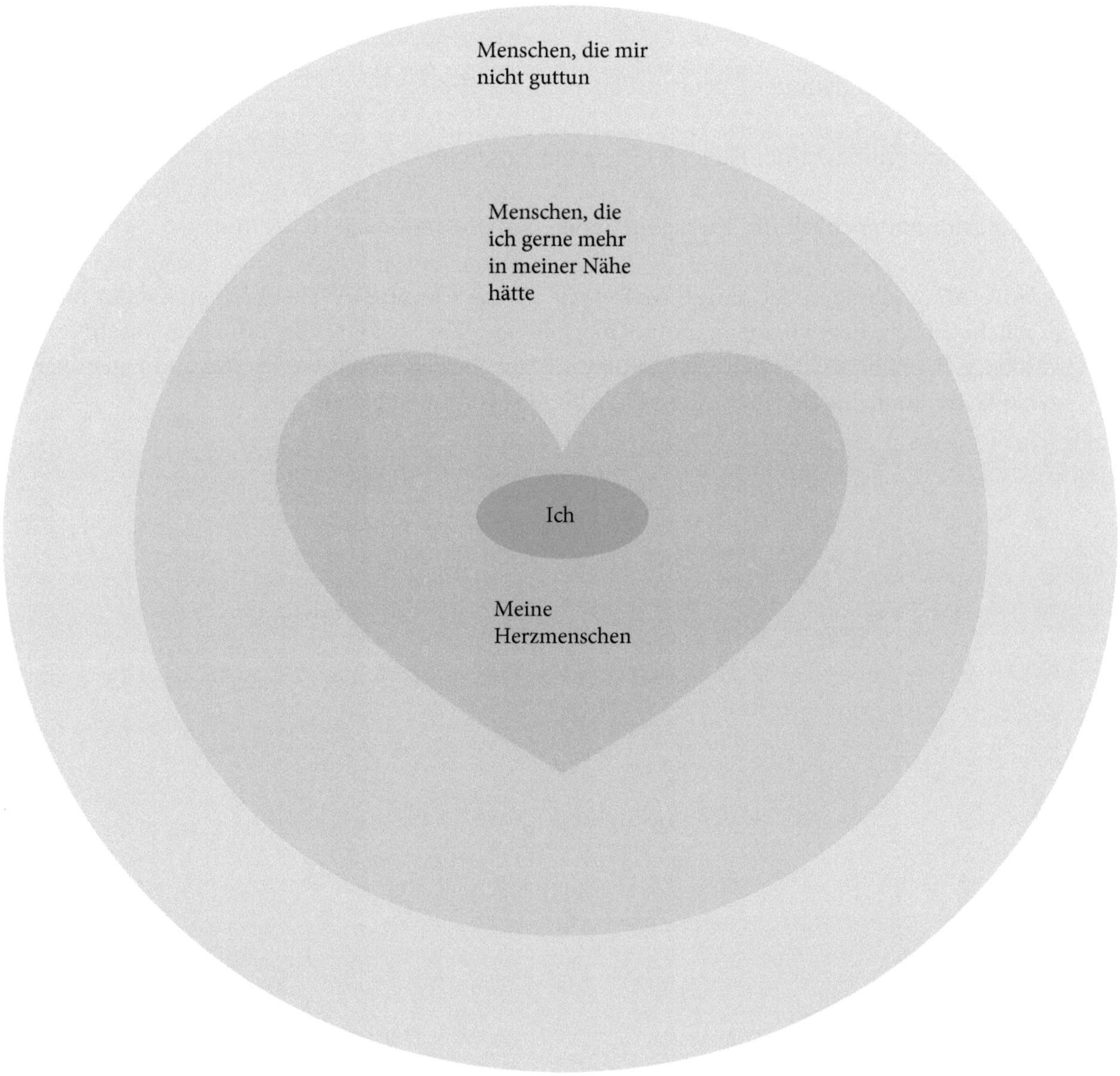

Wie kann es mir gelingen, diese Menschen zu mehr Nähe einzuladen?

Wie kann es mir gelingen, Menschen, die mir nicht guttun, zu verabschieden?

Was nehme ich mir vor?

INFO 26 Arbeiten mit dem Bindungssoziogramm

T B

Die Übung auf den Arbeitsblättern zum Bindungssoziogramm sollte mit Klient*innen/Patient*innen unter Anleitung des/der Therapeut*in oder des/der Betreuer*in durchgeführt werden. Dabei sind mehrere Varianten möglich:

(a) als Einzelarbeit mit dem/der Klient*in/Patient*in auf Papier

(b) als Einzelarbeit mit dem/der Klient*in/Patient*in als Skulptur

(c) als Reflexionsmöglichkeit für Therapeut*innen und professionelle Helfer*innen

(d) kreative Abwandlungen der obigen Methoden, z. B. in Gruppen: Dabei können Kinder und Jugendliche einzeln für sich Soziogramme machen oder ein Soziogramm kann gemeinsam erstellt werden, z. B. in Form einer bewegten Skulptur. Dabei bewegen sich alle Kinder und Jugendlichen so lange im Raum, bis sie einen guten Platz für sich gefunden haben.

Die folgende Übung soll mit Klient*innen/Patient*innen unter Anleitung der*die Therapeut*in oder Betreuer*in durchgeführt werden,

Materialien

Papier, Buntstifte, Radiergummi

Anleitung

Entwickele ein Bindungssoziogramm – ein Soziogramm mit Schwerpunkt auf deinen Beziehungen. Die unten aufgeführten Symbole kannst du dafür entsprechend verwenden:

Ich und meine Bezugspersonen

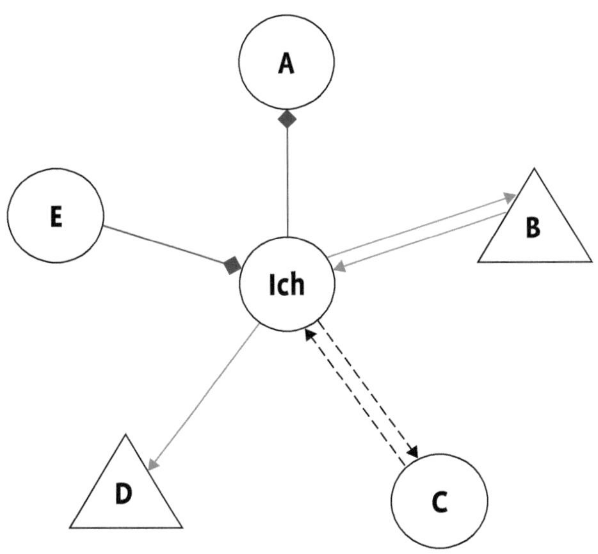

Ich in meiner Gruppe

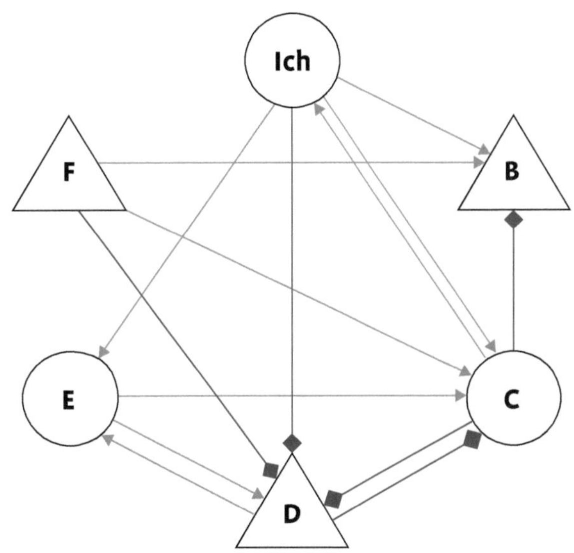

Mädchen, Frau

Junge, Mann

Einseitige Sympathie

Gegenseitige Sympathie

Einseitige Antipathie

Gegenseitige Antipathie

Einseitige Gleichgültigkeit

Gegenseitige Gleichgültigkeit

Sympathie

Ablehnung/Antipathie

Konflikt

Verliebt

Social-Media-Kontakt

(in Anlehnung an: www.landsiedel-seminare.de)

(1) Zeichne dich in die Mitte.

Bild der Gegenwart

(2) Platziere die wichtigsten Bezugspersonen so darum herum, dass sie die Nähe zwischen diesen Menschen und dir abbilden. Denke dabei auch an professionelle Bezugspersonen, (erweiterte) Familienmitglieder, Nachbar*innen, Lehrer*innen, Jugendgruppenleiter*innen etc.
(3) Beschreibe diese Menschen kurz deinem Therapeuten / deiner Therapeutin / deiner Bezugsperson? Was macht eure Beziehung aus? Zeichne mit den obigen Symbolen und farbigen Strichen ein, wie eure Beziehung ist. Wähle grün für positive, hilfreiche Beziehungen und rot für ungünstige und wenig hilfreiche Beziehungen. Beschrifte sie mit den obigen Symbolen oder finde eigene.
(4) Welche Bindungsbotschaften sendest du an sie aus?
(5) Wer tut dir gut? Mit wem bist du gerne zusammen? Mit wem kannst du Pferde stehlen?
(6) Von wem erhältst du Unterstützung? Auf wen kannst du bauen, wenn es schwierig wird?
(7) Wer tut dir nicht gut? Wer macht dir das Leben schwer? Wer verunsichert dich, macht dir Angst usw.?
(8) Welche Bindungsbotschaften senden die Personen zu dir aus? Wie würden sie eure Beziehung beschreiben? Welche Auswirkungen haben sie auf dich?
(9) Welche Botschaft gibst du dir selbst?

Wunsch-Bild der Zukunft

(10) Zeichne ein weiteres Soziogramm!
(11) Wen würdest du gerne mehr in deiner Nähe haben wollen? Verändere / zeichne ihre Position so, wie du sie dir wünschst.
(12) Wen würdest du gerne weiter entfernt haben wollen? Verändere / zeichne ihre Position so, wie du sie dir wünschst.
(13) Welche Auswirkungen hätte das, wenn sich deine Welt so verändern würde? Ggf. muss das Soziogramm noch einmal verändert werden.
(14) Welche Sätze könntest du auf die Bindungsbotschaften antworten, die du von den Personen bekommst?
(15) Was verändert sich dadurch für dich?
(16) Was nimmst du dir vor?

Die folgende Übung sollte mit Klient*innen/Patient*innen unter Anleitung des/der Therapeut*in oder Betreuer*in als Skulptur-Variante im Raum, mit dem Familienbrett oder auf einem Tisch mit Symbolfiguren durchgeführt werden.

Materialien

Man benötigt je nach Setting kreatives Material: Buntstifte, Bilder zum Ausschneiden, Moderationskarten, mehrere Seile in mehreren Farben, Symbolfiguren (Playmobil®-, Überraschungsei-Figuren), ein Familienbrett, ein großes Plakat oder Flip-Chart-Papier zum Bekleben usw.

Anleitung

Entwickle ein Bindungssoziogramm – ein Soziogramm mit Schwerpunkt auf deinen Beziehungen. Die unten aufgeführten Symbole kannst du für die Arbeit auf einem Plakat oder auf deinen Moderationskarten entsprechend verwenden:

(1) Suche zuerst einen Platz für dich. Welches Symbol würdest du dir geben?

Das Bild im Hier und Jetzt

(2) Welches sind die wichtigsten Personen in deinem Leben und wie nahe stehen sie dir? Wähle ein Symbol aus und setze es oder zeichne es an einen Platz, der zu deinem inneren Gefühl der Nähe passt.
(3) Wie erlebst du die Beziehung zu diesen Personen? Wähle grün für positive, hilfreiche Beziehungen und rot für ungünstige und wenig hilfreiche Beziehungen und zeichne sie ein oder lege Seile aus. Beschrifte sie mit den obigen Symbolen oder finde eigene.
(4) Welche Bindungsbotschaften sendest du an sie aus?

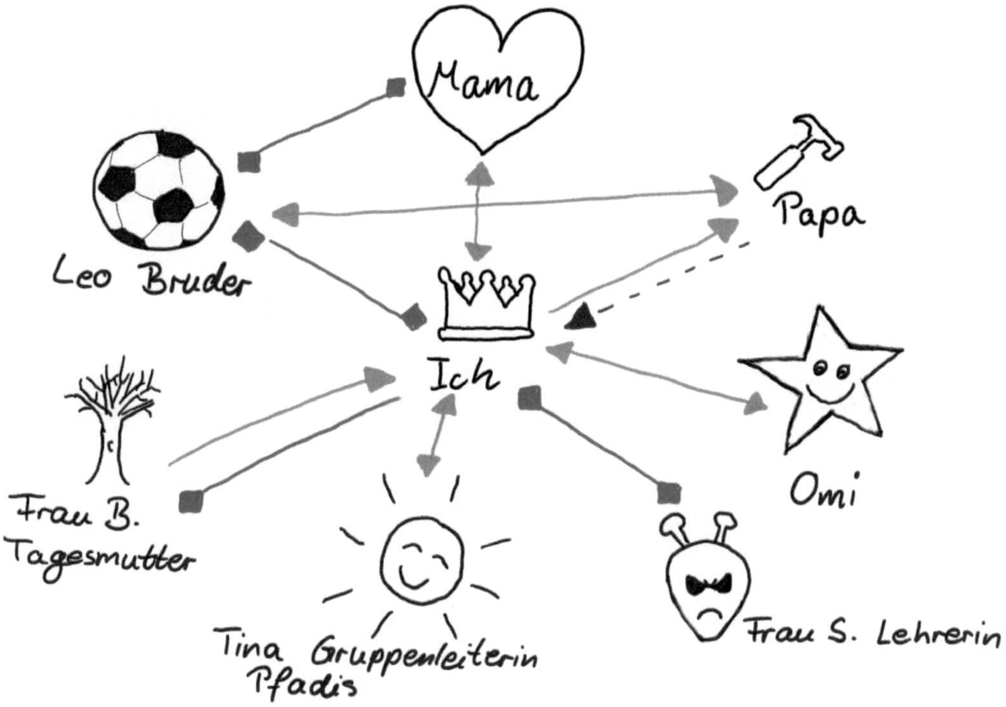

Betrachte dein Soziogramm:

(5) Welche Bindungsbotschaften senden die Personen zu dir aus? Wie würden sie eure Beziehung beschreiben? Welche Auswirkungen haben sie auf dich? Wo spürst du das am meisten im Körper? Wie verändert sich das Bild/Symbol, dass du dir selbst für dich ausgesucht hast?

(6) Wer tut dir gut? Mit wem bist du gerne zusammen? Mit wem kannst du Pferde stehlen?

(7) Von wem erhältst du Unterstützung? Auf wen kannst du bauen, wenn es schwierig wird?

(8) Wer tut dir nicht gut? Wer macht dir das Leben schwer? Wer verunsichert dich, macht dir Angst usw.?

(9) Welche Botschaften gibst du dir selbst?

Bild der Zukunft

(10) Verändere deine Skulptur.

(11) Wen würdest du gerne mehr in deiner Nähe haben wollen? Verändere / zeichne ihre Position so, wie du sie dir wünschst.

(12) Wen würdest du gerne weiter entfernt haben wollen? Verändere / zeichne ihre Position so, wie du sie dir wünschst.

(13) Welche Auswirkungen hätte das, wenn sich deine Welt so verändern würde? Würde das an deinem Bild etwas ändern? Falls ja, verändere die Skulptur erneut.

(14) Welche Sätze könntest du auf die Bindungsbotschaften antworten, die du von den Personen bekommst?
In der Raum-Variante: Stelle dich »vor die Person« (das Symbol, die Moderationskarte) und sprich sie laut aus. Wie verändert sich das Symbol, das du für diese Personen ausgesucht hast? Wenn es sich verändert, so suche ein anderes aus und integriere es in dein Soziogramm (z. B. klebe ein neues Bild in dein Wunsch-Bild oder ersetze das Symbol oder die Moderationskarte durch das neue Bild).

(15) Setzte diesen Teil so lange fort, bis du mit deinem neuen Bild zufrieden bist.

(16) Verändert sich dein Symbol dadurch? Passe auch hier das Symbol an, falls sich ein neues ergeben hat.

(17) Was nimmst du dir vor?

Für das therapeutische Arbeiten oder die Arbeit als Bezugsperson kann es hilfreich sein, die Bindungen der Klient*innen einmal intensiv zu betrachten, vor allem dann, wenn Kinder noch jünger sind oder auch in Gruppen (z. B. Jugendhilfe-Wohngruppen).

Entwickeln Sie ein Bindungssoziogramm – ein Soziogramm mit Schwerpunkt auf den Bindungen für eine*n Klient*in und/oder Ihre Gruppe. Die unten aufgeführten Symbole können Sie dafür entsprechend verwenden:

Mein*e Klient*in und seine*ihre Bezugspersonen

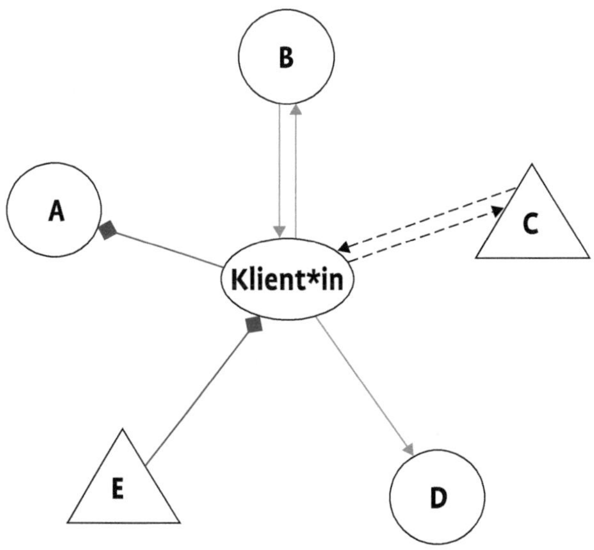

Mein*e Klient*in in seiner*ihrer Gruppe

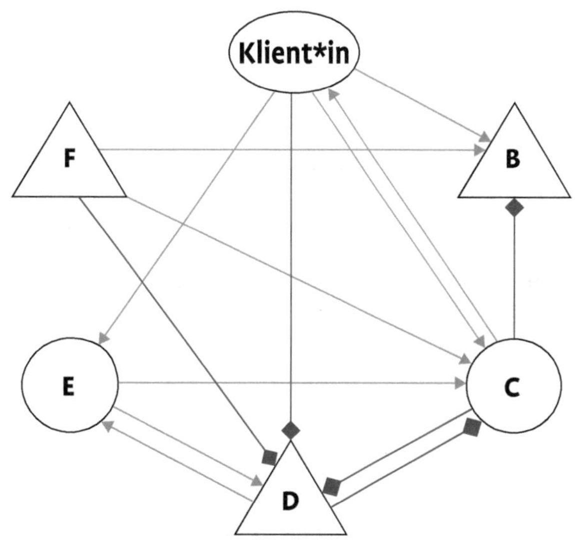

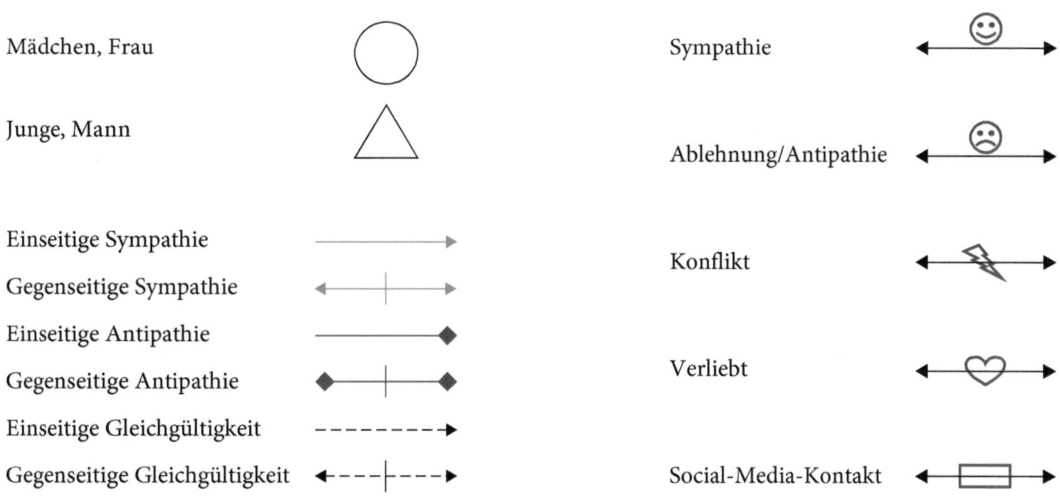

(in Anlehnung an: www.landsiedel-seminare.de)

(1) Zeichnen Sie Ihre*n Klient*in in die Mitte.
(2) Platzieren Sie die wichtigsten Bezugspersonen so darum herum, dass sie die Nähe zwischen diesen Menschen abbilden. Denken Sie dabei auch an professionelle Bezugspersonen, (erweiterte) Familienmitglieder, Nachbar*innen, Lehrer*innen, Jugendgruppenleiter*innen etc. Wo stehen Sie?
(3) Was wissen Sie von den jeweiligen Bindungs- und Bezugspersonen?
(4) Zeichnen Sie mit den obigen Symbolen und farbigen Strichen ein, wie die Beziehung ist. Wählen Sie Grün für positive, hilfreiche Beziehungen und Rot für ungünstige und wenig hilfreiche Beziehungen. Beschriften Sie sie mit den obigen Symbolen oder finden Sie eigene.
(5) Mit wem ist Ihr*e Klient*in gerne zusammen? Wer unterstützt Ihr*e Klient*in?
(6) Wer tut dem/der Klient*in nicht gut? Wer verunsichert, macht Angst usw.?
(7) Welche Bindungswünsche hat der/die Klient*in? Welche Botschaften würde er/sie diesen Bindungspersonen sagen?
(8) Welche Botschaften würden die anderen Bindungspersonen dem/der Klient*in sagen?
(9) Welche Botschaft würde er/sie sich selbst auf den Weg geben?

Zeichnen Sie ein Wunsch-Soziogramm:
(10) Welche hilfreichen Bindungen und Beziehungen wären wünschenswert bzw. könnten weiter entwickelt werden? Was würde der/die Klient*in dazu sagen? Zeichnen Sie diese in einer neuen, wünschenswerten Position ein.
(11) Welche Beziehungen/Verbindungen sind eher schwierig, hinderlich? Was würde der/die Klient*in dazu sagen? Ergibt es Sinn, diese Beziehungen zu verbessern? Ist es sinnvoller, sie auslaufen zu lassen? Zeichnen Sie diese in einer neuen wünschenswerten Position ein.
(12) Was könnten die Auswirkungen sein, wenn sich die Welt des/der Klient*in so verändert?
(13) Wie könnten Sie den/die Klient*in dabei unterstützen, dass dies gelingt? Wen brauchen Sie dazu (die Eltern, die Lehrer*innen etc.?)
(14) Was nehmen Sie sich vor?

6 Umgang mit Konflikten und herausfordernden Situationen

Die Gestaltung von Beziehungen/Bindungen mag, solange es keine Konflikte gibt und alles »schön« ist, einfach erscheinen. In Eltern-Kind-Beziehungen und auch in den Beziehungen zwischen professionellen Betreuungspersonen und den ihnen anvertrauten Kindern kommt es aber immer wieder unvermeidlich auch zu »herausfordernden« Situationen. Die Herausforderung hängt einerseits ab von dem Verhalten der Kinder, aber andererseits auch von der Verfassung und dem Verhalten der Eltern bzw. Betreuer*innen.

Wenn Kinder immer wieder Regeln brechen oder sich aggressiv verhalten, wenn sie unverständliches Verhalten zeigen, dann sind Eltern oder Betreuer häufig überfordert, zumal, wenn sie ohnehin gestresst und ausgelaugt sind. Sie können dann kaum angemessene Handlungsmöglichkeiten für den Umgang mit diesem »herausfordernden« Verhalten finden.

Daher wollen wir gerade für solche Situationen in diesem Kapitel Materialien und Informationen zur Verfügung stellen, die Handlungsoptionen eröffnen und Selbstreflexion in Bezug auf das Verhalten in schwierigen Erziehungs- und Beziehungssituationen unterstützen. Ein besonderer Schwerpunkt liegt dabei auf dem Umgang mit intensiven Gefühlen in solchen Situationen.

Arbeits- und Informationsmaterialien

AB 68 Kindliches Verhalten besser verstehen
Auf diesem Arbeitsblatt findet sich eine Reflexionshilfe für Eltern und professionelle Bezugspersonen, mit deren Hilfe sie erarbeiten können, durch welche Bedürfnislage bestimmte Verhaltensweisen des Kindes entstehen.

AB 69 In Beziehung bleiben – auch wenn es schwierig wird
Dieses Arbeitsblatt kann von Eltern und professionellen Bezugspersonen eingesetzt werden, wenn es gilt, herausfordernde Situationen bindungsorientiert vorzubereiten und zu gestalten.

INFO 27 Wie Trennungen von der Bezugsperson besser gelingen können
Auf diesem Informationsblatt sind einige Hinweise dafür zu finden, wie Klient*innen, aber auch »Profis« Trennungen vorbereiten und gestalten können.

AB 70 Strategien zum Umgang mit starken Gefühlen
Dieses Arbeitsblatt ist für Erwachsene und Jugendliche geeignet, die sich häufig in Beziehungen zu anderen wütend, ängstlich, hilflos, traurig oder schuldig fühlen und Hilfe dabei benötigen, starke Gefühle im Zusammenhang mit Beziehungen besser kontrollieren zu können.

AB 71 Was hilft mir, in akuten Stress-Situationen ruhig zu bleiben?
Mit dieser Checkliste können Jugendliche und Erwachsene verschiedene Aktivitäten dahingehend einschätzen, ob sie ihnen helfen, in Stress-Situationen ruhig bleiben zu können.

INFO 28 Warum Strafen nicht hilfreich sind
Auf diesem Informationsblatt findet sich eine differenzierte Betrachtung strafenden Verhaltens. Es kann an Erwachsene ausgegeben werden, die dazu neigen, sich strafend zu verhalten, um bei ihren Kindern (oder anderen Personen) Verhaltensänderungen hervorzurufen.

AB 72 Eigene Erfahrungen mit Bestrafungen
Mit dieser Reflexionshilfe können Jugendliche und Erwachsene – ggf. aufbauend auf das Lesen/Bearbeiten von INFO 28 »Warum Strafen nicht helfen« – anhand eigener biografischer Erfahrungen versuchen, die Wirkung von Strafen einzuschätzen.

INFO 29 Angemessene Reaktionen auf Grenzüberschreitungen meines Kindes
Diese Elterninfo soll die Sicherheit im Umgang mit Grenzüberschreitungen des Kindes vermitteln, ohne dass die Eltern den Eindruck haben, nur strafend reagieren zu können.

INFO 30 Umgang mit Nicht-Einhaltung von Regeln aus bindungspädagogischer Sicht
Diese Anleitung für Eltern und professionelle Bezugspersonen soll helfen, angemessen mit Regelverletzungen eines Kindes umzugehen.

AB 73 Interaktionsanalyse bei Nichteinhaltung von Regeln und Grenzen
Dieses Arbeitsblatt soll zum besseren Verstehen aktueller dysfunktionaler Dynamiken beitragen sowie dabei helfen, Ideen zur Verbesserung der Interaktion zwischen Erwachsenem und Kind zu entwickeln.

AB 74 Bitte nicht mit Trennung drohen!
Dieses Arbeitsblatt ist eine Hilfestellung für Eltern, die dazu neigen, ihrem Kind als Strafe mit Trennung zu drohen.

AB 75 Beziehungsreparatur: nach Verletzungen wieder zueinander finden
Diese Reflexionshilfe kann Eltern und professionelle Bezugspersonen dabei unterstützen, nach Verletzungen wieder zueinander zu finden.

Kindliches Verhalten besser verstehen

B E

Jedes Verhalten eines Kindes hat einen Sinn. Oft teilen die Kinder uns mithilfe ihres offenen, aber auch ihres verdeckten Verhaltens mit, wie es ihnen geht und was sie gerade beschäftigt. Um einen anderen bzw. funktionaleren Blickwinkel auf das kindliche Verhalten zu erlangen, kann es hilfreich sein, dieses genauer zu untersuchen und zu reflektieren. Im ersten Schritt ist dafür eine wertfreie Beschreibung des Verhaltens wichtig.

Wie würde ich das Verhalten meines Kindes in für mich schwierigen Situationen beschreiben, ohne es negativ zu bewerten? Was genau tut es?

....

....

....

....

Was könnte die Botschaft hinter dem Verhalten des Kindes sein, was will es »eigentlich« sagen?

....

....

....

....

Welches Bedürfnis ist möglicherweise nicht ausreichend befriedigt?

....

....

....

....

Wie kann ich aktiv mein Kind bei der Befriedigung seines Bedürfnisses unterstützen? Was braucht es von mir?

....

....

....

....

Krisen und Herausforderungen beinhalten Chancen für unsere Beziehung. Denn schwierige Situationen können uns zusammenschweißen und einander näherbringen. Wenn wir uns an unsere Jugend erinnern, so fallen uns solche Momente sehr häufig wieder ein, z. B. in Form von schwierigen Momenten, die wir in der Familie durchgestanden haben, ein aufgeschürftes Knie, bei dem wir getröstet wurden, oder aber auch Zeltlager, bei denen ein Sturm sämtliche Zelte zerrissen hat, die ganze Gruppe aber gut zusammengehalten hat. Oft wird viele Jahre später noch davon gesprochen und manchmal sogar nostalgisch darüber geschmunzelt.

Der bekannte Autor Max Frisch sagte »Eine Krise ist ein produktiver Zustand. Man muss ihr nur den Beigeschmack der Katastrophe nehmen.« Wenn also schwierige Situationen anstehen oder das Leben solche für uns bereithält, ist die Frage, wie wir dafür sorgen können, dass wir die Situation gut gemeinsam durchstehen und uns gegenseitig unterstützen können. Denn Krisen und schwierige Lebenssituationen können bindungsfördernde Momente sein.

Zu den schwierigen und herausfordernden Situationen gehören beispielsweise die folgenden Situationen:

- eine Trennung steht an
- eine Enttäuschung ist beim Kind zu erwarten
- etwas könnte weh tun
- das Kind bekommt Angst, ärgert sich oder wird traurig sein
- etwas wird sehr schwierig und fordert das Kind heraus
- ein Misserfolg ist zu erwarten
- eine Routine ändert sich
- ein plötzliches Ereignis bringt alles durcheinander

Sie als Bezugsperson spielen dabei eine ganz entscheidende Rolle und können Ihr Kind unterstützen! Wichtig ist, Ihr Kind durch die Situation zu tragen, sodass Sie sie gemeinsam gut bewältigen können und Ihr Kind das Gefühl hat, dass es unterstützt worden ist.

Ideen zur Aufrechterhaltung von Beziehung in herausfordernden Situationen
Bereiten Sie sich, wenn möglich, auf die schwierige Situation vor.
Welche Herausforderungen stehen an? Was könnte für mich und/oder mein Kind schwierig, anstrengend, belastend, beängstigend … sein? Welche »Überraschungen« könnten uns in der Situation noch erwarten?

Kündigen Sie Ihrem Kind kindgerecht und rechtzeitig an, was auf es zukommen wird.
Manche Kinder müssen Tage vorher immer wieder hören, was passieren wird. Bei anderen Kindern ist es sinnvoller, sehr kurzfristig anzukündigen, was passieren wird, weil sie sonst nächtelang nicht richtig schlafen können. Einige Kinder müssen im Detail erfahren, was passieren wird. Bei anderen ist es besser, nicht so genau zu wissen, was passieren wird. Hören Sie dabei auf Ihr Bauchgefühl und Ihre Intuition, um herauszufinden, was zu Ihrem Kind passt. Sie sollten aber nie Ihr Kind unangekündigt in eine schwierige Situation gehen lassen, wenn Ihnen diese vorher bekannt ist.

Was kann ich meinem Kind sagen? Wann wäre ein guter Zeitpunkt, dies zu sagen?

....

....

....

....

Falls Sie darauf Einfluss haben, gestalten Sie die herausfordernde Situation möglichst alters- und kindgerecht!
Sie erhöhen so die Wahrscheinlichkeit, dass die Situation gemeinsam durchgestanden werden kann. Braucht Ihr Kind ein Kuscheltier, dass es durch die Situation begleitet, oder ein vorbereitendes Mut-Machen? Ist es notwendig, eine Situation in kleine Unteraufgaben aufzuteilen, damit es leichter geht?

Was kann ich tun, damit mein Kind die Situation möglichst gut bewältigen kann? Was muss ich vorbereiten oder wofür muss ich sorgen?

....

....

....

....

Stimmen Sie sich selbst auf die Situation ein, damit Sie gelassen bleiben und Sicherheit ausstrahlen können.
Ihr Kind soll die Zuversicht spüren können, dass Sie die Situation im Griff haben. Manchmal hilft es auch, sich körperlich zu beruhigen, in dem Sie erst einmal tief durchatmen. Ihr Kind darf aber auch erfahren, dass Ihnen etwas schwerfällt oder dass Sie Angst haben, traurig oder wütend sind. Versuchen Sie, ruhig zu bleiben, auch wenn Ihr Kind Gefühle wie Wut, Trauer, Angst zeigt.

So kann ich mich auf die Situation gut einstimmen:

....

....

....

....

Leiten Sie Ihr Kind durch die Situation.

Positiv leiten bedeutet, dass …

- Sie Ihr Kind durch passende und kleinschrittige Hilfeangebote und Anweisungen unterstützen, sodass die Aufgabe oder Herausforderung bewältigbarer wird.
- Sie Fortschritte erkennen und Ihr Kind in seinem Verhalten bestätigen. Dies kann man z. B. durch anerkennendes Nicken und Loben tun.
- Sie das Kind genau zu beobachten und erkennen, wann das Kind aus dem Gleichgewicht gerät.
- Sie Ihre Anweisungen und Ihr Tempo entsprechend anpassen, sodass das Kind die Situation bewältigen kann. Helfen Sie Ihrem Kind durch das Problem.
- Sie Ihr Kind trösten und ihm zuhören, wenn es nötig ist. Manche Lebenssituationen sind und bleiben schwierig, auch wenn Sie gut vorbereitet sind. Dann können Sie aber zumindest gefühlvoll begleiten und für Ihr Kind da sein. Erkennen Sie die Gefühle des Kindes an. Es ist okay, sich zu ärgern, traurig oder ängstlich zu sein.
- Sie besonnen abwägen, wann eine Begrenzung aus Sicherheitsgründen sinnvoll ist (z. B. wenn das Kind anfängt zu schlagen oder auf Sie losgeht). Bleiben Sie dabei im Kontakt und erklären Sie, was Sie tun. Nehmen Sie solche Reaktionen nicht persönlich, auch wenn es schwerfällt.
- Sie abwarten, bis sich Ihr Kind wieder beruhigt hat, bevor Sie den nächsten Schritt angehen.

Das nehme ich mir vor:

....

....

....

....

Und ganz wichtig: Suchen Sie sich Unterstützung, wenn Sie allein nicht weiterkommen!

Wie Trennungen von der Bezugsperson besser gelingen können

T B E

Es gibt immer wieder Situationen, in denen Trennungen unausweichlich sind. Um diese allerdings für Ihr Kind erträglicher werden zu lassen, können Sie als Elternteil und Bezugsperson ein paar wichtige Regeln beachten:

Trennungen vorher ankündigen
Zumeist sind Trennungen vorhersehbar und von Erwachsenen geplant. Damit Ihr Kind genügend Vorlauf hat, sich auf die Zeit ohne die primäre(n) Bezugsperson(en) einzustellen, ist es hilfreich, diese anzukündigen. Je nach Alter des Kindes sollte der zeitliche Abstand zwischen Ankündigung und Trennung angepasst werden. Je jünger das Kind ist, desto geringer sollte dieser sein.

Wiederkommen in den Fokus stellen
Zudem sollte sichergestellt werden, dass Ihr Kind weiß, dass bzw. wann die Bezugsperson wieder verfügbar sein wird. So können Sie Ihrem Kind – auch hier altersentsprechend – einen Zeitpunkt in Aussicht stellen, an dem die Trennung beendet sein wird.

Das »Wie« macht oft den entscheidenden Unterschied
Nicht zu unterschätzen ist, wie Kindern mitgeteilt wird, dass eine Trennung bevorsteht. Spürt Ihr Kind, dass Sie selbst Schwierigkeiten mit der anstehenden Situation haben, fällt es ihm in der Regel wesentlich schwerer, Ihre Entscheidung zu akzeptieren, und es erhält nicht die notwendige Sicherheit. Es kann dadurch zu einem Gefühl von übermäßiger Bedrohung kommen, welches dann zu heftigen Protesten und zu Tränen führen kann.

Sicherheit schenken durch emotional bedeutsame Begleiter
Für Kinder sind Kuscheltiere, Puppen oder auch Gegenstände der Eltern wie Tücher, Schals oder Kleidungsstücke hilfreich, um die Zeit der Trennung besser zu überstehen. Insbesondere der Geruch der Eltern oder Bezugspersonen oder andere vertraute Gerüche können Ihrem Kind Sicherheit schenken.

Die Gefühle des Kindes annehmen und begleiten
Sowohl vor der Trennung als auch in der akuten Trennungssituation kann es bei Ihrem Kind zu starken Gefühlen kommen. Diese sollten von Ihnen angemessen begleitet werden: Das heißt, dem Kind zu signalisieren, dass die Gefühle berechtigt und in Ordnung sind und gleichzeitig als sichere Basis fungieren. Dafür ist es notwendig, die eigenen Gefühle weitestgehend kontrollieren zu können.

Ausreichend Zeit einplanen
Um nicht selbst unter Stress zu kommen, aber auch um für Ihr Kind und die möglicherweise entstehenden Emotionen genügend Zeit zu haben, ist es wichtig, ausreichend Zeit für die Trennungssituation einzuplanen. Kinder sind oft sehr feinfühlig, insbesondere was elterlichen Stress angeht, und reagieren darauf.

Zuverlässig sein
Sie sollten unbedingt zum angekündigten Zeitpunkt – oder früher – auch tatsächlich zurückkehren, damit Ihr Kind lernt, dass es sich auf Sie und Ihre Aussagen verlassen kann.

Ärger und Wut

Wut ist eine angeborene und durchaus hilfreiche Emotion. Sie gibt uns Energie, um zu handeln, wenn wir uns bedroht fühlen, und verhindert damit, dass wir uns hilf- und schutzlos fühlen. Der Umgang mit diesem starken Gefühl kann sehr unterschiedlich aussehen. Und auch die Ergebnisse bzw. die Konsequenzen, wenn wir wütend sind bzw. waren, sind abhängig von unserem konkreten Verhalten. Neigen wir dazu, oft mit Wut zu reagieren, wenn etwas nicht so läuft, wie wir es uns wünschen, kann es hilfreich sein, folgende Fragen genauer zu reflektieren:

In welchen Situationen erlebe ich starke (unkontrollierbare) Wut?

……………………………………………………………………………………………

……………………………………………………………………………………………

Wo spüre ich den Ärger oder die Wut in meinem Körper?

……………………………………………………………………………………………

……………………………………………………………………………………………

Wovor will mich dieses Gefühl vermutlich schützen? Wofür ist es hilfreich?

……………………………………………………………………………………………

……………………………………………………………………………………………

Was brauche ich, um meine Wut zu kontrollieren bzw. zu verringern, bevor diese zu intensiv wird?

……………………………………………………………………………………………

……………………………………………………………………………………………

Was würde mir in der Situation helfen, in der meine Wut »überkocht«?

……………………………………………………………………………………………

……………………………………………………………………………………………

Was könnte ich mir Gutes tun, wenn ich aufgrund zu starker Wut unangemessen reagiert habe?

……………………………………………………………………………………………

……………………………………………………………………………………………

Traurigkeit und Enttäuschung

Mögliche Reaktionsweisen auf einen Verlust oder eine erlebte Schädigung sowie die Nichterfüllung von Erwartungen, Wünschen oder Sehnsüchten können Traurigkeit und Enttäuschung darstellen. Im Zusammenleben mit anderen Menschen erleben wir, dass unsere Bedürfnisse – manchmal Grundbedürfnisse – nicht erfüllt werden.

Was macht mich (sehr) traurig oder enttäuscht mich im Zusammensein mit anderen Menschen?

....

....

Wo spüre ich die Trauer oder Enttäuschung in meinem Körper?

....

....

Wie verhalte ich mich, wenn ich traurig oder enttäuscht bin?

....

....

Was hilft mir in Situationen, in denen ich traurig oder enttäuscht bin?

....

....

Welche Erwartungen von mir werden (des Öfteren) nicht erfüllt und führen dann zu diesen Gefühlen?

....

....

Was könnte ich konkret anders machen, um dies für mich zu verändern?

....

....

Was könnte ich mir Gutes tun, wenn ich sehr traurig oder enttäuscht bin?

....

Hilflosigkeit und Ohnmacht

Hilflosigkeit ist ein Gefühl, das entsteht, wenn keine der (Handlungs-)Möglichkeiten, die wir für uns sehen, unserer Einschätzung nach zu einer Verbesserung einer aktuell ungünstigen Situation führt. Keine verfügbare Alternative – oder keine für uns vorstellbare Handlung – behebt das Problem; wir sind überfordert. Erleben wir die Situation so, als könnten wir *gar nichts* tun, so fühlen wir Ohnmacht.

In welchen Situationen spüre ich große Hilflosigkeit oder sogar Ohnmacht?

....

....

Wo spüre ich Hilflosigkeit oder Ohnmacht in meinem Körper?

....

....

Wie verhalte ich mich, wenn ich in diese Gefühlszustände komme?

....

....

Was habe ich in der Vergangenheit versucht, um aus dem Gefühl von Hilflosigkeit herauszukommen?

....

....

Was davon hat mir langfristig nicht gutgetan?

....

....

Was brauche ich, wenn ich mich hilflos oder ohnmächtig fühle? Was hilft mir in diesen Situationen?

....

....

Was könnte ich mir Gutes tun, wenn ich mich hilflos oder ohnmächtig fühle?

....

Scham und Schuld

Scham und Schuld sind soziale Gefühle. Wir erleben sie, wenn wir etwas tun, was sozial unangemessen oder geächtet ist (wir schämen uns) oder was nicht legitim, nicht »erlaubt« ist (wir fühlen uns schuldig). Diese Gefühle werden in der Kindheit gelernt und Menschen unterscheiden sich darin, wie häufig und intensiv sie Scham und Schuld erleben. So fühlen manche diese Gefühle nur sehr selten, während andere in vergleichbaren Situationen gefühlsmäßig davon »überflutet« werden.

In welchen Situationen spüre ich große Scham und/oder Schuld?

....

....

Was fällt mir in diesen Situationen schwer zu akzeptieren?

....

....

Wo spüre ich Scham oder Schuld in meinem Körper?

....

....

Wie verhalte ich mich in diesen Situationen?

....

....

Wie würde eine außenstehende Person, das bewerten, was bei mir Scham oder Schuld auslöst?

....

....

Was brauche ich, wenn ich Scham oder Schuld erlebe? Was hilft mir in diesen Situationen?

....

....

Was könnte ich mir Gutes tun, wenn ich mich schäme oder Schuld empfinde?

....

Angst und Sorge

Auch Angst ist ein energetisierendes (oder motivierendes) Gefühl; es zeigt eine (reale oder so empfundene) Bedrohung an. Dabei kann es um sehr reale Gefahren gehen oder um lediglich vorgestellte oder angenommene Bedrohungen. Diese können für Leib und Leben empfunden werden (z. B. an einem Abgrund entlanggehen) oder auch vor sozialen Gefahren (z. B. sich zu blamieren). Mit Sorge begegnen wir Risiken und negativen Ereignissen, die in der Zukunft eintreten könnten.

Was löst in mir große Angst und/oder Sorge aus?

....

....

Wo spüre ich Angst oder Sorge in meinem Körper?

....

....

Wie verhalte ich mich in Situationen, in denen ich ängstlich bin oder mich sorge?

....

....

Was habe ich in der Vergangenheit versucht, um die Angst und/oder Sorge zu verringern?

....

....

Was davon hat mir langfristig nicht gutgetan?

....

....

Was hilft mir in Situationen, in denen ich ängstlich oder voller Sorge bin?

....

....

Was könnte ich mir Gutes tun, wenn ich ängstlich oder sorgenvoll bin?

....

AB 71 Was hilft mir, in akuten Stress-Situationen ruhig zu bleiben? B E P J

Alternatives Verhalten	**Hilft mir sehr**	**Hilft mir**	**Hilft mir ein wenig**	**Hilft mir nicht**	**Habe ich noch nicht ausprobiert**
Mein Lieblingslied hören und laut mitsingen	☐	☐	☐	☐	☐
Sport treiben	☐	☐	☐	☐	☐
Tanzen	☐	☐	☐	☐	☐
An die frische Luft gehen und atmen	☐	☐	☐	☐	☐
Laut in die Hände klatschen	☐	☐	☐	☐	☐
In ein Kissen schreien/boxen	☐	☐	☐	☐	☐
Mich auf äußere Reize konzentrieren (5 Dinge, die ich sehe, höre, rieche …)	☐	☐	☐	☐	☐
Kaltes Wasser über die Hände oder das Gesicht laufen lassen	☐	☐	☐	☐	☐
Positive Sätze wie »Ich gehe gut mit mir und mit meiner Umwelt um«	☐	☐	☐	☐	☐
(Körperliche) Nähe herstellen	☐	☐	☐	☐	☐
Papier/Zeitungen zerreißen	☐	☐	☐	☐	☐
Langsam ein Glas Wasser trinken	☐	☐	☐	☐	☐
Eine Duftkerze anzünden	☐	☐	☐	☐	☐
Positive Erinnerungen wachrufen (z. B. der letzte Urlaub)	☐	☐	☐	☐	☐
Kneten oder einen Anti-Stress-Ball bearbeiten	☐	☐	☐	☐	☐
Kaugummi kauen	☐	☐	☐	☐	☐
Progressive Muskelentspannung (bewusster Wechsel zwischen An- und Entspannung)	☐	☐	☐	☐	☐
Einen Eiswürfel für einige Sekunden fest in der Hand halten	☐	☐	☐	☐	☐
In eine Zitrone oder eine Chilischote beißen	☐	☐	☐	☐	☐
Sex haben	☐	☐	☐	☐	☐
Lieblingsessen kochen	☐	☐	☐	☐	☐
Eine*n Freund*in anrufen	☐	☐	☐	☐	☐
	☐	☐	☐	☐	☐

Auf Bedürfnisse ausgerichtete Erziehung

Kinder streben in ihrer Entwicklung nach Autonomie und Selbstbestimmung. Das psychische Grundbedürfnis nach Kontrolle bereitet Kinder darauf vor, sich mit zunehmendem Alter von den Eltern unabhängig zu machen und ihre eigenen Wege zu gehen. Für Eltern ist es im Alltag und im Zusammenleben mit ihren Kindern manchmal (sehr) schwer, diesem Grundbedürfnis nachzukommen, insbesondere wenn Stress, Druck oder andere Belastungen im Vordergrund stehen und/oder Eltern davon überzeugt sind, ihre Kinder vor »falschen« Entscheidungen schützen zu müssen – oder auch, wenn das Kind sich selbst oder seine soziale Umwelt durch sein Verhalten gefährdet.

Wenn durch Gespräche und wiederkehrende Appelle vonseiten der Eltern keine Einsicht beim Kind erreicht werden kann, entstehen bei den Eltern Gefühle wie Überforderung, Hilflosigkeit, Frustration oder auch Ärger. Sie können nicht verstehen, warum ihr Kind denn nicht einsieht, dass es sich anders – so wie von den Eltern gewünscht – verhalten soll. Dies führt dann häufig zu Streit und Konflikten zwischen Eltern und ihren Kindern. Um sich wieder als selbstwirksam zu erleben, greifen Eltern dann nicht selten zu Erziehungsmaßnahmen, die sie als »Konsequenzen« bezeichnen; ganz nach dem Motto: »Wer nicht hören will, muss fühlen.« Hier liegt allerdings häufig schon ein grundlegendes Problem, denn Elternschaft und Erziehung von Kindern wäre wahrscheinlich sehr einfach, wenn das Androhen oder Vollziehen von negativen Konsequenzen bzw. Strafen zu einer dauerhaften Verhaltensänderung des Kindes führen würde. Tatsächlich zeigt die lerntheoretische Forschung, dass Strafen wenig verhaltenswirksam sind. Möglicherweise wird ein Verhalten aus Angst vor Strafe kurzfristig unterdrückt, aber langfristig bewirken Strafen wenig.

Fallbeispiel

Die Eltern verbieten dem Kind, am Tablet zu spielen. Das Kind übergeht das Verbot, nimmt sich in einem unbeobachteten Moment das Gerät und beginnt zu spielen. Daraufhin erwischen die Eltern das Kind beim Spielen am Tablet und reagieren mit dem Aussprechen einer Strafe: »Jetzt darfst du in den nächsten drei Tagen gar kein Tablet spielen!« Klingt erst mal logisch, denn das Kind hat sich nicht an die Vorgaben und Regeln seiner Eltern gehalten und sollte nun dafür bestraft werden. Das Kind erlebt mit hoher Wahrscheinlichkeit Trauer und Wut. Es wird wissen, dass es nicht richtig war, sich nicht an die Regeln gehalten zu haben. Die Eltern fühlen sich im Recht und erleben sich selbst wieder als wirksam. Das Kind reagiert – wahrscheinlich mehr aus Angst vor weiteren negativen Folgen als aus Einsicht – auf die Bestrafung seiner Eltern und wird sich zunächst an deren Vorgaben halten. Allerdings besteht eine hohe Wahrscheinlichkeit, dass es versucht, die Eltern »auszutricksen« und doch irgendwie am Tablet zu spielen, ohne dass die Eltern es mitbekommen. Die Eltern sind zufrieden. Es wird keine weiteren Konflikte diesbezüglich mehr geben. Auf der Beziehungsebene geschieht allerdings auch etwas: Das Kind lernt, dass es für Regelbrüche bestraft wird. Passiert dies häufiger, so besteht auch die Gefahr, dass es sich abgelehnt fühlt. Es spürt, die Eltern haben die Macht, sie sitzen am längeren Hebel und können über mich bestimmen.

Die klassischen Lerntheorien (operante Konditionierung) besagen, dass eine positive und/oder negative Konsequenz auf ein Verhalten der Wirkmechanismus ist, der ein Lebewesen dazu bringt, sein Verhalten anzupassen. Dies entspricht auch unserem Grundbedürfnis nach Lustgewinn und Unlustvermeidung: Wir wollen angenehme Zustände erleben und unangenehme Ereignisse vermeiden.

Bei Strafen besteht aber das Risiko, dass sich die Fronten zwischen den Kindern und ihren Eltern zunehmend verhärten und die Beziehung zwischen ihnen leidet. Beide Parteien fühlen sich ohnmächtig: das Kind, weil es die Strafe in seinem Verhalten einschränkt und die Eltern, da sie trotz aller noch so großen Anstrengungen nicht wirklich dauerhaft an ihr gewünschtes Ziel kommen.

Wichtig

Aus den Lerntheorien ist bekannt, dass es durchaus möglich ist, das Verhalten eines Menschen mithilfe von negativen Konsequenzen (Bestrafung) bis zu einem gewissen Grad zu lenken und damit zu beeinflussen. Sicherlich ist es auch nicht schädlich, in seltenen Fällen bei dem Kind durch das Androhen oder das Vollziehen einer Konsequenz/Strafe ein bestimmtes Verhalten zu erwirken, etwa wenn keine andere Möglichkeit gesehen wird, selbst- oder fremdgefährdendes Verhalten zu verhindern – allerdings erreicht man dadurch in der Regel keine echte, langfristige und stabile Verhaltensänderung. Denn wird die emotionale Bedeutung des Verhaltens durch die Bezugspersonen nicht ausreichend verstanden und berücksichtigt, bleibt das Bedürfnis und die hinter dem Verhalten liegende Motivation weiterhin bestehen. Infolgedessen bleibt dem Kind nichts anderes übrig, als seine empfundenen Emotionen, Bedürfnisse und Wünsche zu unterdrücken oder in einer anderen Weise zu äußern, was zu einer Verstärkung der Probleme oder einer Verlagerung auf andere (Lebens-)Bereiche führt.

Grenzen setzen statt Strafen

Das Grundbedürfnis nach Orientierung und Kontrolle beinhaltet allerdings zwei Seiten. Einerseits streben Kinder nach Autonomie, andererseits wollen sie aber auch ihre Welt verstehen und benötigen einen Rahmen, der ihnen Sicherheit gibt. Es ist also keineswegs erstrebenswert, ein Kind ohne Steuerung und ohne das Setzen von Grenzen zu erziehen. »Die Freiheit des Einzelnen endet dort, wo die Freiheit des Anderen beginnt« – diese Aussage des deutschen Philosophen Immanuel Kant kann als Leitsatz angesehen werden, wann Eltern auf das Verhalten ihrer Kinder begrenzend reagieren müssen. Eine wichtige Unterscheidung kann zwischen dem Setzen von Grenzen und dem Vollziehen von Strafen gezogen werden: Ersteres erfolgt in der Regel *vor* dem nicht erwünschten oder auch problematischen Verhalten des Kindes, wohingegen letzteres erst als Folge auf ein (unerwünschtes) Verhalten eingesetzt wird. Im Kontakt mit dem Kind bedeutet dies, dass im besten Fall bevor das Kind selbst- und/oder fremdschädigendes oder aber auch anderweitig unerwünschtes Verhalten zeigt, die Eltern in Kontakt mit ihrem Kind treten und ihr Kind in seinem Verhalten begrenzen. Kinder können aufgrund einer unzureichenden Hirnreife bis weit in die Pubertät hinein Gefahren und langfristig negative Folgen, welche aufgrund ihres Handels entstehen können, nicht überblicken. Eltern sind somit in der Pflicht, ihre Kinder ausreichend vor diesen zu beschützen. Zusammengefasst heißt dies: Bringen Kinder sich selbst oder ihre soziale Umwelt entweder mutwillig oder auch unbeabsichtigt in Gefahr, ist ein sofortiges Handeln und eine angemessene Reaktion durch die Eltern notwendig. Im nächsten Schritt sollte aber auch hier genauer untersucht werden, welche Motive hinter dem Verhalten des Kindes gestanden haben.

Kinder wollen sich als wertvoll und in der Gemeinschaft (z. B. in ihrer Familie) als wertgeschätzt erleben. Zeigen Kinder allerdings Verhaltensweisen, welche von den Eltern oder auch anderen Erwachsenen (z. B. Erzieher*innen oder Lehrer*innen) als unkooperativ empfunden werden und zu Konflikten führen, so ist es immer sinnvoll zu reflektieren, welches Grundbedürfnis die Kinder damit befriedigen wollen oder bei welchem Grundbedürfnis sie Verletzungen vermeiden wollen. Dazu kommt, dass auch Eltern nicht zu jedem Zeitpunkt eine ausreichende Befriedigung ihrer eigenen Bedürfnisse erleben und dadurch in ein Ungleichgewicht geraten. Somit können Leitfragen in Konfliktsituationen z. B. sein: Sind meine eigenen Grundbedürfnisse (ausreichend) befriedigt? Wie bewerte ich dasselbe in Bezug auf mein Kind? Und wie lassen sich diese im Sinne von feinfühligem Elternverhalten zeitnah wieder in ein Gleichgewicht bringen?

Was sollen Eltern nun konkret (anders) machen?

Erst einmal sollte gesagt werden, dass Probleme bzw. Problemverhaltensweisen des Kindes, die sich aufgrund unzureichender positiver Bindungserfahrungen entwickelt haben, sich weder kurzzeitig noch durch das Verändern einzelner »Stellschrauben« im Erziehungsverhalten der Eltern lösen lassen. Eltern, deren Kinder Schwierigkeiten im Bindungsverhalten und damit einhergehende weitere Verhaltensauffälligkeiten aufweisen, benötigen Hilfe dabei, ihre eigenen Bindungserfahrungen und die daraus resultierenden Bindungsrepräsentationen, ihr eigenes emotionales Erleben sowie ihr interaktionelles Verhalten zu verstehen.

Im Zusammenspiel mit ihren Kindern ist es zudem wichtig, das von den Kindern gezeigte Verhalten dahingehend zu untersuchen, welche Bedürfnisse das Kind mit dem Problemverhalten stillen möchte. Wie bereits oben erwähnt, ist eine auf negative Konsequenzen/Strafen ausgerichtete Erziehung in diesem Zusammenhang als eher beziehungsschädlich anzusehen. Dies betrifft allerdings nicht die selbstverständlich vorhandene Möglichkeit, Fehlverhalten durch Nicht-Beachtung zu löschen. Gerade wenn es um beziehungsrelevante Verhaltensweisen geht, also das Kind etwa Aufmerksamkeit und Zuwendung erhalten möchte, ist es selbstverständlich sinnvoll, solche Verhaltensweisen durch angemessene Aufmerksamkeit und Zuwendung zu »belohnen«, die wir für angemessen erachten (z. B. freundliche Fragen, freundliche Ansprache), und solche Verhaltensweisen, die wir für unangemessen halten (z. B. aggressives oder kontrollierendes Verhalten), durch Nicht-Beachtung zu löschen. Die Besprechung solcher unerwünschten Verhaltensweisen und der ihr zugrunde liegenden Ursachen in der Problemsituation selber birgt die Gefahr der Verstärkung des unerwünschten Verhaltens, solche Klärungen sollten daher besser zu anderer Zeit erfolgen.

Das Aufzeigen und gewaltfreie Durchsetzen von Grenzen ist eine Grundvoraussetzung dafür, dass Konflikte minimiert werden. Dazu ist es notwendig seine Grenzen (oder die von anderen) mitzuteilen und für deren Sicherstellung zu sorgen. Dies kann über eine kinderfreundliche Umgebung im häuslichen Rahmen (z. B. Süßigkeiten oder digitale Medien für das Kind unzugänglich aufbewahren), Veränderungen in Tagesabläufen sowie verbindlichen Absprachen erfolgen. Was aber, wenn das Kind die Grenzen doch *willentlich* überschreitet und damit sich oder eine andere Person schädigt? Eine Möglichkeit wäre, das Kind darin zu unterstützen und zu begleiten, eine Wiedergutmachung zu leisten. Diese Handlung sollte allerdings nicht aus Zwang heraus geschehen oder als beschämend für das Kind wahrgenommen werden.

Zudem können Konflikte konstruktiver und nachhaltiger gelöst werden, wenn nicht versucht wird, das störende Verhalten durch Strafen zu unterbinden, wodurch es zu einer (noch) größeren Distanz zwischen den Eltern und ihren Kindern kommt. Stattdessen sollte wertschätzend und offen über die unbefriedigten Bedürfnisse und erlebten Gefühle gesprochen werden, die hinter dem Konflikt liegen.

Eine gemeinsame Lösungsfindung und Beilegung des Konfliktes können damit etwas sehr Verbindendes darstellen. Kinder, die aufgrund von starken Gefühlen ausgeschlossen, abgewertet oder gar gedemütigt werden, finden für sich keinen konstruktiven Lösungsweg, denn all diese Konsequenzen führen nur zu noch weiteren negativen Gefühlen. Diese Negativspirale kann durch eine zugewandte und wertschätzende Begleitung in dem Erleben starker Gefühle den Kindern helfen, sich selbst besser zu verstehen, anzunehmen sowie zu regulieren.

Ein weiterer wichtiger Punkt ist die Fokussierung auf die Stärken und die Ressourcen der Kinder auch in herausfordernden Situationen und Krisenzeiten. Kinder wünschen sich, positive Aufmerksamkeit zu erhalten und als wertvoll von in ihren Eltern wahrgenommen zu werden. Es kann zudem hilfreich sein, gezielt positives – also gewünschtes – Verhalten zu belohnen, was die Motivation bei den Kindern erhöht, sich mehr in dieser Weise zu verhalten.

Fazit

Um neue Wege in der Er- bzw. Beziehung mit seinem Kind zu wagen, ist es zum einen ratsam, sich mit seinen eigenen (gelernten) Glaubenssätzen und den eigenen Kindheitserfahrungen in Bezug auf Strafen auseinanderzusetzen. Ein achtsames und auf die Bedürfnisse der einzelnen Familienmitglieder ausgerichtetes Miteinander fördert die innerfamiliären Beziehungen und damit die Bindung des Kindes zu seinen Eltern. Strafendes Erziehungsverhalten wirkt sich ebenso wenig positiv auf das Verhalten des Kindes sowie auf dessen Selbstwerterleben aus, sondern führt zu emotionaler Entfremdung und weiteren Auffälligkeiten. Es sollte allerdings nicht das Ziel sein, jegliches Verhalten der Kinder ungeachtet von gesellschaftlichen Normen, eigenen Werten oder der möglichem Gefahr, sich selbst oder anderen Schaden zuzufügen, gut zu heißen und ohne Rückmeldung bestehen zu lassen. Kinder streben sowohl nach Autonomie als auch nach (emotionaler) Sicherheit. Daher geht es vielmehr um das bewusste und gezielte Setzen von Grenzen und der Sicherstellung dieser, um Konflikte zu verringern. Somit ist es die Aufgabe der Eltern, genau hinzuschauen und sowohl im (emotionalen) Kontakt mit sich als auch mit ihrem Kind zu bleiben und damit beziehungs- und bindungsorientiert zu handeln.

Eigene Erfahrungen mit Bestrafungen

Einen nicht unerheblichen Einfluss auf sein eigenes Verhalten in Bezug auf Bestrafungen stellen die Kindheitserfahrungen mit den eigenen Eltern dar. Dadurch haben Sie gelernt, wie auf nicht-gewünschtes Verhalten reagiert werden kann. Oder vielleicht besser auch nicht? Es lohnt sich mal genauer hinzuschauen!

Beschreibe kurz – in ein paar Stichpunkten – eine Situation, in der du (wiederholt) die vereinbarten/vorgegebenen Regeln deiner Eltern übergangen hast.

....

....

....

....

Welche Motivation stand für mich damals (vermutlich) im Vordergrund, sodass ich mich in dieser Weise und nicht anders verhalten habe?

....

....

Wie haben meine Eltern auf Regelbrüche oder andere unerwünschte Verhaltensweisen reagiert? Gab es Unterschiede über die unterschiedlichen Altersphasen (Kleinkind bis junge*r Erwachsene*r)?
Reaktion meiner Mutter:

....

....

Reaktion meines Vaters:

....

....

Wie ging es mir dabei, wenn meine Eltern so reagiert haben?

....

....

....

Was glaube ich, welches Bild über mich selbst und mein Verhalten ist daraus in mir entstanden?

....

....

....

....

Wofür waren Bestrafungen durch die Eltern hilfreich aus heutiger Sicht?

....

....

....

....

Welche negativen Folgen haben sich für mich daraus entwickelt?

....

....

....

....

Was hätte ich in diesen Situationen, in denen ich wusste, dass ich mich nicht »richtig« verhalten habe, eigentlich gebraucht?

Von meiner Mutter:

....

....

....

Von meinem Vater:

....

....

INFO 29 Angemessene Reaktionen auf Grenzüberschreitungen meines Kindes

E

In unserer Gesellschaft besteht mittlerweile ein breiter Konsens darüber, dass Kindern keine körperliche Gewalt zugefügt werden darf und soll. Und doch kommt es in vielen Familien immer wieder zu verbalen und/oder körperlichen gewaltvollen Auseinandersetzungen. Denn auch das Androhen von Schlägen oder schweren Strafen sowie verbalen Abwertungen auf die Person des Kindes bezogen stellen (psychische) Gewalt dar.

Es kann allerdings vorkommen, dass Sie in emotionale Ausnahmesituationen geraten, sich vollkommen hilflos, überfordert und/oder auch provoziert durch das Verhalten Ihres Kindes fühlen und dann entweder auf alte Verhaltensmuster zurückgreifen, die Sie selbst erlebt haben, oder aufgrund Ihres Temperamentes mit überschäumender Wut oder sogar Aggression reagieren.

»Das Problem, wenn man seine Kinder ohne Gewalt erzieht, ist – dass man keine Gewalt anwendet« (Zitat des Comedian Moritz Neumeier), und doch kommen manche Eltern immer wieder in Situationen, in denen sie aggressive Impulse verspüren. Sollten Sie dies von sich kennen, können die folgenden Hinweise hilfreich sein, sich angemessener und weniger schädlich dem Kind – aber auch sich selbst – gegenüber zu verhalten:

Dos:

- Bereiten Sie schwierige Situationen gut vor und äußern Sie klar, was Sie möchten.
- Wenn Sie es noch rechtzeitig bemerken, dass es gleich zu einer Eskalation kommen könnte, verlassen Sie die Situation oder verändern Sie sie.
- Bitten Sie um Unterstützung von anderen erwachsenen Personen.
- Nehmen Sie sich in Stresssituationen (soweit möglich) bewusst Zeit für sich.
- Holen Sie sich professionelle Hilfe, wenn Sie regelmäßig das Gefühl haben, Ihre Impulse nicht kontrollieren zu können.
- Schauen Sie auf die Stärken und Ressourcen Ihres Kindes.
- Erinnern Sie sich an schöne und entspannte Momente zwischen Ihnen beiden.
- Nutzen Sie Hilfsmittel wie Stressbälle oder schreien Sie kräftig in ein Kissen.
- Gehen Sie an die frische Luft und atmen Sie mehrfach tief ein und aus.
- Besinnen Sie sich immer wieder darauf, wie Sie sich Ihren Umgang mit Ihrem Kind wünschen.
- Gehen Sie mit Ihrem Kind ins Gespräch, sobald sich die Situation beruhigt hat.
- Verzeihen Sie sich selbst, wenn Sie bemerken, dass Ihr Verhalten nicht angemessen war, und bitten Sie Ihr Kind ebenfalls um Entschuldigung.
- Bringen Sie sich in Sicherheit, bevor es zu einer Eskalation kommt.

Don'ts:

- Missachten Sie nicht die körperlichen und psychischen Grenzen Ihres Kindes.
- Drohen Sie nicht mit der Ausführung von körperlicher Gewalt oder einem Beziehungsabbruch.
- Schüchtern Sie Ihr Kind nicht mit Ihrer lauten Stimme ein.
- Nutzen Sie nicht das physische und psychische Machtgefälle zwischen Ihnen und Ihrem Kind aus.
- Sagen Sie keine Dinge, die Ihr Kind als Person abwertet.
- Verstärken Sie das unerwünschte Verhalten Ihres Kindes nicht dadurch, dass es dafür unmittelbar Aufmerksamkeit und Zuwendung erhält.
- Fügen Sie sich selbst keine Gewalt zu – insbesondere nicht vor den Augen Ihres Kindes.
- Sprechen Sie in Anwesenheit Ihres Kindes nicht abwertend mit anderen Personen (Partner*innen, Lehrer*innen, Freund*innen) über dieses.

Umgang mit Nicht-Einhaltung von Regeln aus bindungspädagogischer Sicht

Gerade bei Kindern und Jugendlichen mit schwierigen Bindungserfahrungen wird es schnell emotional, wenn Grenzen gesetzt werden. Die Frage ist also, wie Regeln trotzdem unter Berücksichtigung der Beziehung eingefordert werden können. Dafür können, wenn Regeln nicht eingehalten werden können, folgende Überlegungen hilfreich sein:

(1) Welchen Sinn hat das Einhalten der Regel?

- Wieso ist mir das wichtig? Verfolge ich ein Ziel, das für die Entwicklung des Kindes wichtig ist?
- Ist dies der geeignete Weg, das zu erreichen, was ich möchte?

(2) Die Folgen der Konfrontation abschätzen

- Um welchen Preis fordere ich die Regel ein? Was ist das größere Ziel? Wo ist die größere Gefahr? (Choose your battles)

(3) Situation der Konfrontation mit Fehlverhalten vordenken und präventiv vorbereiten

- Welche guten Gründe hatte das Kind/der Jugendliche, so zu handeln?
- Wie kann das angesprochen werden, um die Beziehung zu erhalten und Entwicklung möglich zu machen?
- Was soll rauskommen? Wie formuliere ich was?
- Welche alternativen Handlungsmöglichkeiten kann ich aufzeigen?

(4) Sicheren Ort und günstige Rahmenbedingungen für ein Gespräch schaffen

- Konfrontation nie im Erregungszustand oder in der Dissoziation
- Wenn möglich, nicht im persönlichen Bereich des Kindes oder Jugendlichen (→ nicht im eigenen Zimmer → soll ein sicherer Ort bleiben)
- in möglichst kleinem Rahmen und ohne Beschämung
- vor allem bei großen Themen Transparenz und Vorhersagbarkeit: Was wird wann mit wem besprochen und wozu ist das notwendig?

(5) Sich selbst in einen guten und sicheren Zustand bringen

- Selbstberuhigung, denn nur dann kann Co-Regulation stattfinden (Atemtechniken, innere Sätze, Bilder)
- aggressive Gestik und Mimik möglichst vermeiden, sich vor dem Kind aufbauen, bedrängen, drohen
- klare, sichere innere Haltung einnehmen

(6) Wohlwollend wertschätzende Kommunikation

- Joining: erst einmal eine gute Beziehung herstellen, Nöte des anderen wahrnehmen und anerkennen
- wohlwollende Neugier auf die Bedürfnisse des Kindes: »Wie kam es denn, dass …«, »Wie hast du die Situation erlebt?« → zuhören und wertschätzen, auch bei Vorwürfen oder Ungereimtheiten: »Aus deiner Sicht …«)
- Emotionen ansprechen: »Ich kann mir vorstellen, dass es für dich schwer ist, dass du wütend bist, …«)
- Ich-Sprache: »Das macht mir Sorgen …«, »Ich verstehe, aber ich bin nicht einverstanden« → über Beziehung argumentieren
- genaue Beschreibung des Regelübertritts und dessen Folgen für meine Person oder die der anderen – immer nur das Verhalten im Hier und jetzt, keine Verallgemeinerungen
- detaillierte Beschreibung des gewünschten Verhaltens mit Begründung und Hilfestellungen

(7) Dranbleiben

- Ggf. »Einmassieren«
- Situationen vorbereiten
- vereinbarte Hilfestellungen geben: in kleine bewältigbare Schritte aufteilen
- Time-In: »Ich bleibe hier und unterstütze dich so lange, bis du …«
- kleine Erfolge auf dem Weg dorthin sehen: »Guter Versuch, du hast es schon fast geschafft!«
- Umsetzung in einem Bereich, dann erst in anderen

(8) Regelübertretungen nicht persönlich nehmen oder moralisieren

Die Botschaften des Kindes könnten lauten:

- Ich kann nicht können …
- Ich übe noch …
- Ich habe die Kontrolle verloren …
- Ich bin überfordert …
- Ich habe gute Gründe …

(9) Einen gemeinsamen Weg für die Bedürfnisse und Emotionen von Erwachsenen und Kindern finden

- Wie kann ich das Ziel, das ich mit der Regel verfolge, auf einem Weg erreichen, den das Kind besser annehmen kann?
- Wie kann ich die Bedürfnisse und Emotionen des Kindes annehmen und soweit wie möglich erfüllen, ohne meine eigenen Grenzen hintenanzustellen?
- Kann ich *heute* einmal eine Ausnahme machen? (und diese auch als solche kundtun?)
- Können wir einen Deal aushandeln?

(in Anlehnung an Schmid & Lang, 2013)

Kinder überschreiten gelegentlich Grenzen und halten sich auch nicht immer an die von uns Eltern vorgebenen Regeln. Dies kann unterschiedliche Gründe haben (z. B. dass sie den Sinn dahinter nicht verstanden haben oder aber auch das Bedürfnis nach Lustgewinn bzw. Unlustvermeidung wichtiger war) und kann zum Teil zu starken (emotionalen) Reaktionen Ihrerseits führen, wodurch es – im schlimmsten Fall – zu einer Schädigung der Beziehung zwischen Ihnen und Ihrem Kind kommen kann.

Um eine Veränderung des eigenen Verhaltens erreichen zu können, ist es hilfreich, die aktuell vorherrschende Dynamik (»Ist-Zustand«), wenn Ihr Kind sich nicht an die von Ihnen festgesetzten Regeln hält, genau zu analysieren: Hierbei sollte unterschieden werden,

- ob ein (objektiver) Schaden für das Kind und/oder für seine Umgebung entsteht oder nicht,
- ob Sie Ihrem Kind unterstellen, dass sein Verhalten unbeabsichtigt oder aber gezielt bzw. gesteuert ist, was einen großen Einfluss auf Ihre Reaktionen haben wird.

In der Regel reagieren wir auf Verhalten, welches unbeabsichtigt gezeigt wird und durch welches kein Schaden entsteht, sehr viel verständnisvoller als auf Verhalten, welches beabsichtigt und schädlich ist. Beschreiben Sie also zunächst vier verschiedene Situationen

(1) das Verhalten des Kindes),
(2) und Ihre jeweilige Reaktion.
(3) Überlegen Sie sich, welche Gefühle dies bei Ihrem Kind
(4) sowie bei Ihnen dann in der Folge auslöst.

Im nächsten Schritt können Sie überlegen, welches Verhalten Sie gerne zeigen würden (»Soll-Zustand«), wenn Ihr Kind dasselbe Verhalten zeigt. Es geht also hier nicht um eine Veränderung des Verhaltens aufseiten des Kindes, sondern primär um Ihre Reaktionen darauf.

Ist-Zustand

Ist-Zustand-Analyse: So verhalte ich mich derzeit in Situationen, in denen mein Kind sich nicht an vereinbarte oder von mir vorgegebene Regeln hält:

	Es entsteht kein Schaden	**Es entsteht ein Schaden für mein Kind und/oder seine Umgebung**
Ich unterstelle meinem Kind unabsichtliches und/oder ungesteuertes Verhalten	(1) Verhalten des Kindes: (2) Meine Reaktion darauf: (3) Gefühle meines Kindes: (4) Meine Gefühle:	(1) Verhalten des Kindes: (2) Meine Reaktion darauf: (3) Gefühle meines Kindes: (4) Meine Gefühle:
Ich unterstelle meinem Kind absichtsvolles und/oder bewusstes Verhalten	(1) Verhalten des Kindes: (2) Meine Reaktion darauf: (3) Gefühle meines Kindes: (4) Meine Gefühle:	(1) Verhalten des Kindes: (2) Meine Reaktion darauf: (3) Gefühle meines Kindes: (4) Meine Gefühle:

Soll-Zustand

Soll-Zustand-Analyse: So möchte ich mich in Zukunft verhalten in Situationen, in denen mein Kind sich nicht an vereinbarte oder von mir vorgegebene Regeln hält:

	Es entsteht kein Schaden	**Es entsteht ein Schaden für mein Kind und/oder seine Umgebung**
Ich unterstelle meinem Kind unabsichtliches und/oder ungesteuertes Verhalten	(1) Verhalten des Kindes: (2) Meine Reaktion darauf: (3) Gefühle meines Kindes: (4) Meine Gefühle:	(1) Verhalten des Kindes: (2) Meine Reaktion darauf: (3) Gefühle meines Kindes: (4) Meine Gefühle:
Ich unterstelle meinem Kind absichtsvolles und/oder bewusstes Verhalten	(1) Verhalten des Kindes: (2) Meine Reaktion darauf: (3) Gefühle meines Kindes: (4) Meine Gefühle:	(1) Verhalten des Kindes: (2) Meine Reaktion darauf: (3) Gefühle meines Kindes: (4) Meine Gefühle:

Bitte nicht mit Trennung drohen!

B E

Das Grundbedürfnis von Kindern nach einer stabilen und verlässlichen Bindungsperson ist zu vergleichen mit dem Verlangen nach regelmäßiger Nahrungsaufnahme. Dazu kommt, dass Kinder, je jünger sie sind, desto schlechter Trennungen von ihren Eltern verkraften können. Deshalb ist es umso wichtiger, dass Trennungen gut vorbereitet und in einem langsamen Prozess mit den Kindern eingeübt werden und für den Zeitraum der Trennung von den wichtigsten Bezugspersonen andere für das Kind bekannte und verlässliche Ansprechpartner*innen zur Verfügung stehen.

Als Elternteil sollten Sie die Möglichkeit der Trennung keinesfalls als strafende Erziehungsmaßnahme einsetzen. Alleine das Drohen mit einer möglichen Trennung löst im Kind massiven Stress aus. Dieser Stress resultiert aus der Angst des Kindes, von seinen wichtigsten Bezugspersonen getrennt zu werden. Es ist also kein Wunder, dass alleine die Androhung dieser Maßnahme dazu führt, dass die Kinder das von den Erwachsenen gewünschte Verhalten zeigen. Auf längere Sicht gesehen reagieren Kinder allerdings oft mit starker Frustration bis hin zu Aggressionen, einem starken Anklammern und/oder großer innerer Unruhe und Ängsten sowie möglichen somatischen Symptomen wie Bauch- oder Kopfschmerzen.

Damit diese Urängste und weitere negative Emotionen nicht aktiviert werden, ist es wichtig zu überlegen, was Sie in Stresssituationen alternativ zu Ihrem Kind sagen können.

So besser nicht …:	**Stattdessen vielleicht so …:**
Wenn du jetzt nicht mitkommst, gehe ich ohne dich!	
Du gehst jetzt sofort in dein Zimmer!	
Wenn du dein Verhalten nicht änderst, kommst du ins Heim!	
Wenn du jetzt nicht machst, was ich dir sage, musst du alleine gucken, wie du klarkommst!	

In der Erziehung und im gemeinsamen Zusammenleben entstehen immer einmal wieder Momente, die unser Verbundenheitsgefühl herausfordern oder sogar nachhaltig verletzen. Das ist menschlich und gehört in allen Lebensgemeinschaften dazu. Nicht immer können wir Kindern Enttäuschungen ersparen. In der Regel halten Kinder dies auch aus.

Gerade zwischen Eltern/Fachkräften und Kind ist es wichtig, dass dieses Verbundenheitsgefühl erhalten bleibt, auch wenn Herausforderungen zu überwinden sind. Dies kann gelingen, wenn wir im Vorfeld solche Situationen gut gestalten. Wenn etwas schief gegangen ist, lohnt es sich, nochmal genau zu schauen, was passiert ist. Außerdem brauchen Kinder immer auch ein Angebot, die Beziehung wiederherzustellen. Die Verantwortung liegt hier beim Erwachsenen. Diese Fragen sollen Sie dabei unterstützen, nach misslungenen Beziehungsmomenten wieder besser zueinander zu finden:

Was ist in der herausfordernden Situation passiert?
Versuchen Sie eine möglichst objektive Beschreibung der Situation.

....

....

....

....

Was genau hat mich an die Grenze gebracht? Was war für mich herausfordernd? Welche guten Gründe habe ich dafür?
Oft verbergen sich hinter Beziehungsherausforderungen Sorgen oder Befürchtungen oder aber auch eigene lebensgeschichtliche Themen aus unserer Vergangenheit.

....

....

....

....

Was bräuchte ich, damit ich wieder in guter Verbundenheit zu meinem Kind sein könnte?

....

....

....

....

Wenn ich mich in die Situation des Kindes/Jugendlichen versetze: Wie würde er oder sie die Situation schildern?

....

....

....

Welche guten Gründe könnte mein Kind für sein Handeln haben?
Welche Sorgen und Befürchtungen stehen für das Kind im Vordergrund? Falls Ihnen keine einfallen, fragen Sie jemanden anderen, der das Kind gut kennt und dem Sie vertrauen, oder vertrauen Sie auf Ihre Intuition und lassen Sie Ihrer Fantasie freien Lauf. Es geht nicht um richtig oder falsch, sondern auch darum, eine andere Sichtweise zu bekommen.

....

....

....

Was glaube ich, braucht mein Kind, um sich mit mir wieder mehr verbunden zu fühlen?

....

....

....

Was muss jetzt passieren, damit wir wieder gut zueinander finden können?
Beispiele können ein klärendes Gespräch, ein guter Beziehungsmoment etc. sein. Wann wäre ein guter Zeitpunkt dafür? Was müssen Sie dafür bedenken oder im Vorfeld gestalten?

....

....

....

Unter Berücksichtigung beider Sichtweisen, die von mir und die meines Kindes: Wie könnte ich diese Situation das nächste Mal gestalten, damit solche Verletzungen nicht noch einmal auftreten oder möglichst gering bleiben?

....

....

7 Bindungsorientierte Biografie-, Eltern- und Familienarbeit

Mit den Materialien dieses Kapitels wollen wir dazu beitragen, Ressourcen der beteiligten Personen (wieder) zugänglich zu machen und zu stärken.

Daher finden sich hier für Erwachsene geeignete Materialien zur biografischen Reflexion, aber auch zur Beschäftigung mit aktuellen Ressourcen, mit der Veränderung der elterlichen Paarbeziehung im Laufe der Zeit, mit der Schaffung von Unterstützungsnetzwerken (soziale Ressourcen) und zur Reflexion familiärer und anderer Beziehungen.

Auch gute Literatur ist eine Ressource – daher finden sich zum Ende des Kapitels auch Listen mit weiterführenden Literaturhinweisen.

Arbeits- und Informationsmaterialien

INFO 31 Eltern brauchen Unterstützung
Dieses Infoblatt ist für Eltern gedacht, deren soziale Ressourcen aktiviert oder verbessert werden könnten.

AB 76 Eltern-Unterstützungsnetzwerke fördern
Dieses Arbeitsblatt ist eine Reflexionshilfe für professionelle Helfer*innen, die die soziale Situation ihrer Klient*innen verbessern wollen.

AB 77 Meinen Akku wieder aufladen (1)
Erwachsene und Jugendliche, die Bindungen/Beziehungen gestalten wollen, benötigen dafür Energie. Mit diesem Arbeitsblatt können Möglichkeiten gesucht werden, genügend Kraft und Ressourcen aufzubauen.

AB 78 Meinen Akku wieder aufladen (2)
Mit diesem Arbeitsblatt können die Bereiche konkretisiert werden, in denen Energie aufgenommen werden kann.

AB 79 Starke Beziehungen in unserer Familie – Was uns verbindet!
Dieses Arbeitsblatt dient der Reflexion der eigenen Familienkultur und der Chancen in familiären Beziehungen. Die Übung kann mit Klient*innen allein oder mit einer ganzen Familie durchgeführt werden. Der/Die Therapeut*in oder Betreuer*in sollte die Übung begleiten und es nicht den Patient*innen bzw. Klient*innen überlassen, das Arbeitsblatt allein auszufüllen.

AB 80 Reise in die Vergangenheit
Dieses Arbeitsblatt bietet eine biografisch orientierte Reflexionsmöglichkeit für Eltern und professionelle Bezugspersonen. Vor dem Hintergrund eigener Lebenserfahrungen kann hier überlegt werden, was dem eigenen Kind in schwierigen Situationen helfen kann.

AB 81 Ressourcen- und bindungsorientierter Blick in die Lebensgeschichte
Auf diesem Arbeitsblatt bekommen Therapeut*innen/Berater*innen eine Anleitung für eine von ihnen vorzugebende Lebenslinienübung.

AB 82 Brief an einen Elternteil – Was hast du mir gegeben?
Dieses für Jugendliche und Erwachsene geeignete Arbeitsblatt ist für die emotionale Auseinandersetzung mit den eigenen Eltern konzipiert. Während im Arbeitsblatt 83 »Brief an einen Elternteil – Was hat mir gefehlt?« die kritischen, traurigen Punkte im Vordergrund stehen, soll dieses Arbeitsblatt helfen, die guten Seiten der Eltern-Kind-Beziehung zu beschreiben.

AB 83 Brief an einen Elternteil – Was hat mir gefehlt?
Nach der Beschäftigung mit den Ressourcen in Arbeitsblatt 82 »Brief an einen Elternteil – Was hast du mir gegeben?« folgt hier ein Brief an die eigenen Eltern, in dem die schwierigen Seiten der Beziehung thematisiert werden können.

AB 84 Eigene Beziehungsstrategien erkennen
Dieses Arbeitsblatt bietet Therapeut*innen, professionellen Bezugspersonen, Eltern und erwachsenen Patient*innen/Klient*innen eine ausführliche Reflexionsmöglichkeit der eigenen Bindungserfahrungen, der daraus abgeleiteten Beziehungsstrategien und der diesbezüglichen Veränderungsmöglichkeiten.

AB 85 Wir als Paar – damals und heute
Das Arbeitsblatt ist eine Reflexionshilfe für Elternpaare, deren Paarbeziehung im Kontext der Erweiterung der Familie um Kinder gelitten zu haben scheint.

INFO 32 Bindungs- und beziehungsorientierte Elternratgeber
Auf diesem Infoblatt findet sich eine Übersicht über relevante Elternratgeber.

INFO 33 Übersicht bindungsorientierter Elterntrainings
Auf diesem Infoblatt gibt es einen Überblick über geeignete bindungsorientierte Programme für die professionelle Arbeit mit Familien.

INFO 31 Eltern brauchen Unterstützung

E

«Es braucht ein ganzes Dorf, um ein Kind aufzuziehen.« Dieses Zitat haben die meisten schon einmal gelesen oder gehört und trotz allem finden sich Eltern im Alltag viel zu oft alleine mit ihren Kindern und den damit verbundenen Aufgaben wieder. Schließlich findet das Familienleben im Privaten statt. Und Elternschaft kann anstrengend sein. Ständig gilt es, sich auf neue Situationen flexibel einzustellen und die körperlichen sowie psychischen Bedürfnisse der Kinder im Blick zu halten und zu befriedigen. Je jünger die Kinder sind, desto mehr brauchen sie elterliche Zuwendung, Nähe, Zeit und Hilfe. Dies kann zu Überforderung aufgrund fehlender Unterstützung aus dem sozialen Umfeld führen. Gerade diese Eltern bedürfen intensiver (Selbst-)Fürsorge.

Aus diesem Grund ist es hilfreich, wenn sie Menschen in ihrem Umfeld haben, die sie unterstützen und ihnen – auch in ganz praktischen Dingen – helfen. So erhalten Eltern die Möglichkeit, ihre Akkus wieder aufzuladen. Wie viel Zeit jeder Elternteil für sich braucht, ist sehr individuell. Von daher gilt es zunächst herauszufinden, was an zeitlichen Ressourcen zur Verfügung steht und wie diese dann konkret genutzt werden möchten. Um dies dann auch konkret umzusetzen, brauchen Eltern Menschen, denen sie vertrauen, denen ihre Kinder vertrauen und bei denen diese sich sicher und gut aufgehoben fühlen. Kinder bevorzugen in der Regel ihre Eltern, aber wenn diese vorrübergehend ihre Freude am Elternsein verlieren, weil sie müde und erschöpft sind, dann ist es besser, wenn ihre Kinder bei den Großeltern, guten Freunden oder auch bezahlten Baby- bzw. Kindersittern aufgehoben sind, bis die Eltern sich wieder erholt haben. Hier sind dann zwei Bedürfnisse vonseiten des Kindes zu berücksichtigen: Zum einen das Bedürfnis, bei den Eltern zu sein, und zum anderen das Bedürfnis, bei einer Person zu sein, die ausreichend Ressourcen hat, sich um dieses zu kümmern. Wobei mit »kümmern« hier nicht nur die Befriedigung körperlicher Grundbedürfnisse gemeint ist, sondern vielmehr eine emotionale Verfügbarkeit, die Kinder brauchen, um psychisch gut versorgt zu sein.

Was Sie als Eltern zum Beispiel konkret tun können:

- Erstellen Sie eine Übersicht von Menschen, die zeitweise zur Unterstützung der Familie zur Verfügung stehen können
- Intensivieren Sie Beziehungen zu Menschen in Ihrem Umfeld soweit, dass die Kinder sich ausreichend sicher bei ihnen fühlen und damit eine Betreuung durch andere Personen außer Ihnen möglich ist
- Tauschen Sie sich mit Ihrem Partner/Ihrer Partnerin über Ihre Bedürfnisse aus und suchen Sie nach gemeinsamen Lösungen, wie diese erfüllt werden können.
- Gehen Sie in den Austausch mit anderen Eltern über den Alltag mit Kindern und den damit verbundenen Anforderungen und unterstützen Sie sich dabei gegenseitig emotional.
- Nehmen Sie eigene Bedürfnisse ernst und suchen Sie nach Lösungen, wie diese ausreichend befriedigt werden können. Denn nur wenn die eigenen Bedürfnisse wahr- und ernstgenommen werden, können die der Kinder erfüllt werden.
- Setzen Sie Prioritäten! Sowohl in Bezug auf Haushalt, aber auch den eignen Beruf. Dafür kann es notwendig sein, sich von eigenen Leistungsansprüchen, aber auch von Erwartungen von anderen abzugrenzen. Hilfreich kann hierbei sein, sich immer wieder die Frage zu stellen, was wirklich notwendig ist und vor allem auch, was Sie zufrieden und glücklich sein lässt.

Eltern, gerade Eltern junger Kinder, sind auf soziale Unterstützung angewiesen. Leider haben unsere Klient*innen bzw. Patient*innen häufig wenig angemessene soziale Unterstützung. Dies hat vielfältige Gründe, aber ein Zusammenhang besteht sicher mit der Bindungsfähigkeit der Eltern. Menschen mit der Lebenserfahrung, dass Bitten um Hilfe und Trost von anderen entsprochen wird, haben es einfach, andere Menschen um Hilfe zu bitten. Menschen mit ungünstigen Bindungserfahrungen, denen in Not kein Trost und keine Hilfe von anderen zuteilwurde, haben es auch als Erwachsene schwer, sich vertrauensvoll auf andere Menschen einzulassen. Sie haben Angst vor der Abhängigkeit von anderen oder vor Zurückweisung. Dementsprechend haben sie dann oft auch gar kein oder nur ein sehr kleines Unterstützungsnetzwerk. Diese Situation ist für Eltern in von der Norm abweichenden Lebenslagen noch schlimmer, denn gerade z. B. psychisch kranke Eltern oder sehr junge Eltern fühlen sich in üblichen »sozialen Elternsituationen«, etwa bei Zusammentreffen mit anderen Kindergarteneltern, nicht wohl. Wir sollten daher in der Elternberatung und in der Kinder- und Jugendlichenpsychotherapie versuchen, gerade Eltern mit eigenen ungünstigen Bindungserfahren dabei zu unterstützen, ein unterstützendes Netzwerk aufzubauen.

Was weiß ich über das soziale Netzwerk der Eltern des von mir betreuten/behandelten Kindes?

....

....

....

Was hindert nach meiner Einschätzung die Eltern daran, andere Menschen nach Unterstützung zu fragen?

....

....

....

....

....

Wie könnte ich die Eltern ermutigen, sich um soziale Unterstützung durch Verwandte, Freunde, Nachbarn usw. zu bemühen?

....

....

....

....

....

Kann/Sollte ich aktiv in den Aufbau des Unterstützungsnetzwerkes eingreifen, etwa indem ich alle potenziellen Unterstützer einmal zu einem gemeinsamen Gespräch einlade?

....

....

....

....

Meinen Akku wieder aufladen (1)

Was bereitet mir Freude? Was gibt mir Energie?

....

....

....

....

Wie kann ich erreichen, dass ich solche angenehmen Erlebnisse häufiger habe?

....

....

....

....

Wer kann mich dabei unterstützen?

....

....

....

....

Wann und wie oft kann ich im Alltag diesen Aktivitäten nachgehen?

....

....

....

....

Jeder Mensch nutzt unterschiedliche Wege, um seinen Akku wieder aufzuladen. Wenn der Akku leer ist, haben wir oft auch nicht genug Kraft, um uns so um unsere Lieben zu kümmern, wie wir das eigentlich gerne tun würden. Bitte überlege dir, was du für dich brauchst, um wieder an Energie zu gelangen und dich wieder besser zu fühlen. Sammle konkrete Beispiele:

Zeit für mich und mit mir allein

....

....

Zeit mit meinem Partner bzw. meiner Partnerin

....

....

Zeit mit Freund*innen

....

....

Körperlichen Aktivitäten nachgehen/Sport machen

....

....

Kultur genießen

....

....

In der Natur sein

....

....

Sonstiges

....

....

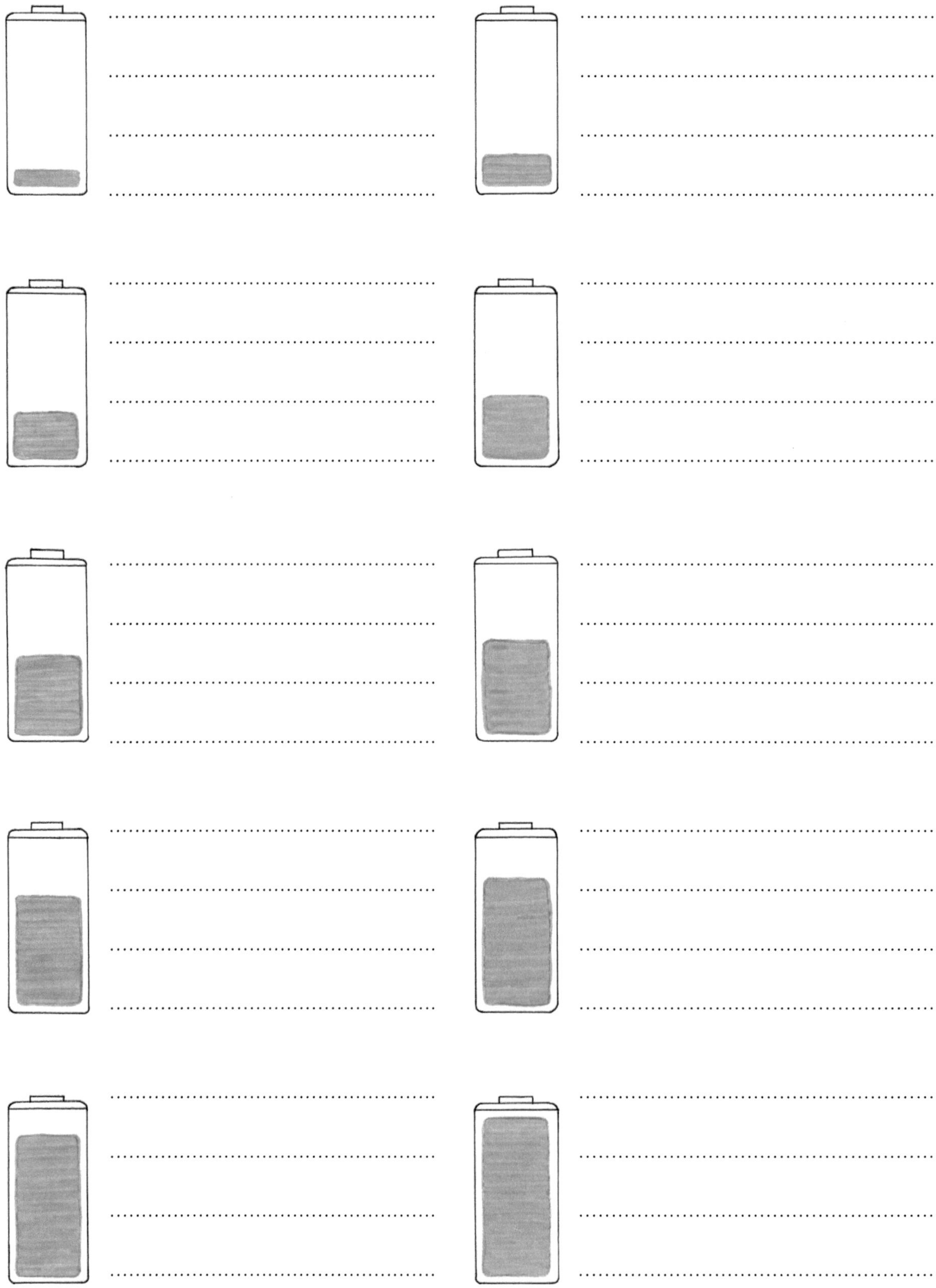

In Familien gibt es oft Beziehungskulturen, also ungeschriebene Beziehungsregeln, die alle stillschweigend miteinander pflegen, Rituale und Traditionen, Sätze, die sich auf das Zusammenleben beziehen usw. Oft sind uns diese nicht bewusst. Trotzdem lohnt es sich, sie einmal genauer anzuschauen. Die folgende Übung kann mithilfe dieses Blatts oder alternativ auch gemeinsam im Raum mit kreativem Material mit Aufforderungscharakter durchgeführt werden. Es darf gemalt oder gebastelt werden oder es können Bilder und Symbole herausgesucht werden. Wichtig ist, dass nur positive Aspekte benannt werden.

In diesen Momenten sind wir uns alle ganz nah …	Diese (un-)geschriebenen Regeln sorgen dafür, dass wir gut miteinander auskommen …
Gemeinsame Momente, die uns als Familie wichtig sind und in denen wir uns zusammen wohlfühlen …	Gemeinsam sind wir stark! So unterstützen wir uns gegenseitig im Alltag …
Wenn es bei einem von uns schwierig wird, unterstützen wir uns so …	Diese Traditionen pflegen wir in unserer Familie seit Generationen …
Das schätzen wir an unserer Familie …	In diesem Bereich wünschen wir uns mehr Gemeinsamkeiten …

Welches Symbol, welches Bild, welcher Satz passt zu meiner Familie?

....

....

....

....

....

....

Was davon kann ich mit in meinen Alltag nehmen? Was könnte mich stärken?

....

....

....

....

....

....

....

Reise in die Vergangenheit

B E

Oft tun wir uns als Erwachsene schwer zu verstehen, was Kinder und Jugendliche brauchen. Ein Blick in unsere eigene Kindheit hilft uns manchmal dabei.

Reisen Sie zurück in Ihre Vergangenheit als Kind und erinnern Sie sich an eine konkrete Situation, bei der Sie Unterstützung gebraucht und bekommen haben oder bei der diese Unterstützung ausgeblieben ist. Achten Sie dabei gut auf sich und suchen Sie sich nur Situationen aus, die Sie nicht überfordern oder an die Grenze bringen. Gute Beispiele sind: ein Sturz, bei dem man sich das Knie aufgeschürft hat, oder ein Moment, in dem wir eine Dummheit angestellt haben oder etwas Wichtiges verloren haben. Falls Ihnen keine Momente Ihrer Kindheit mehr einfallen, überlegen Sie, wie es Ihnen heute als Erwachsener geht.

Welche Situation fällt mir ein, die für mich schwierig oder herausfordernd war oder in der ich traurig war und Unterstützung gebraucht habe?

....

....

....

Was hat mir damals geholfen? ODER: Was hätte ich gebraucht, um diese Situation gut zu überstehen?

....

....

....

....

Wenn ich diese Erkenntnisse auf mein Kind übertrage: Was davon würde meinem Kind auch guttun?

....

....

....

Wie schaffe ich es, dies mit meinem Kind umzusetzen?

....

....

....

Ressourcen- und bindungsorientierter Blick in die Lebensgeschichte

T B

In dieser Übung geht es darum, dass Sie mit der nachfolgenden Anleitung Ihren Patient*innen/Klient*innen helfen, einen ressourcenorientierten Blick auf ihre Lebensgeschichte zu werfen. Nachfolgend finden Sie eine Materialienliste und Hinweise für die Gestaltung der Übung mit den Erwachsenen/Jugendlichen, mit denen Sie arbeiten.

Materialien

- ein großer Raum, Seil von ca. 5 m Länge ODER einen großen Tisch, ein Seil, das in etwa Tischlänge hat, ODER ein großes Plakat oder Papiere, die man zusammenkleben kann, und Stifte
- beim Verwenden des Seils: Moderationskarten
- Bilder, Bastelmaterial, Gegenstände, die Aufforderungscharakter haben

Anleitungen und Fragen

- Bilde deine Lebenslinie mit dem Seil oder auf dem Papier. Lege das Seil möglichst langgestreckt aus ODER zeichne eine Linie auf dein Papier.
- Wichtige Bindungsmomente in deinem Leben: Beschrifte deine Lebenslinie mit den wichtigsten Lebensabschnitten in deinem Leben im Hinblick auf positive Bindungserlebnisse.
  - Fange bei der Geburt an und wandere durch die Zeit.
  - An welche positiven Bindungspersonen und Bindungsmomente erinnerst du dich? Welche wohlwollenden und wertschätzenden Menschen haben dich auf deinem Lebensweg unterstützt? In deiner Kernfamilie? In der erweiterten Familie? In der Nachbarschaft? In der Schule? Im Freundeskreis? Am Arbeitsplatz? In deinen Liebesbeziehungen? … usw. Nicht immer sind dies nur Personen aus der Familie. Wir haben oft eine Vielzahl anderer Menschen, mit denen wir verbunden sind.
  - Versuche, jeder Person einen Zeitpunkt zuzuordnen: Wann war diese Beziehung oder Unterstützung für dich ganz besonders wichtig? Bei manchen Personen finden sich evtl. auch mehrere Momente in deinem Leben.
  - Welche positiven Auswirkungen hatten diese auf dein Leben? Was veränderte dies damals für dich? Wie fühlt sich das an, wenn du heute darauf zurückblickst?
  - Versuche, ein Bild, eine Metapher, ein Symbol dafür zu finden und platziere dies auf deiner Lebenslinie zu dem Moment, wo diese Beziehung besonders wichtig war.
- Vervollständige nach diesem Prinzip deine Lebenslinie bis heute.
- Betrachte deine Lebenslinie oder gehe an ihr entlang und nimm verschiedene Positionen ein.
  - Was trägt mich heute noch?
  - Wo spüre ich die größte Stärke für mich heute? Spüre dabei auch in deinen Körper und achte darauf, wie sich diese Stärke in deinem Körper anfühlt.
  - Wenn ich in die Vergangenheit blicke, wo lassen mich diese bindungsstärkenden Erfahrungen, meine Lebensgeschichte ein kleines bisschen gelassener nehmen?
  - Was nehme ich mit für kommende Herausforderungen? Wie können mir diese stärkenden Bindungsmomente helfen, diese besser durchzustehen?

AB 82 **Brief an einen Elternteil – Was hast du mir gegeben?** P J

Auch wenn manches, was du mit deinen Eltern erlebt hast, dir nicht gutgetan hat und dir bis heute noch Schwierigkeiten bereitet, gibt es Erinnerungen, die auch Gutes beinhalten. Vielleicht gab es Momente, an denen du die Liebe und Zuwendung deiner Eltern spüren konntest oder bei denen du aus heutiger Sicht sagen würdest, dass sie sich an manchen Stellen bemüht haben, dich mit deinen Bedürfnissen zu sehen und sie auch zu befriedigen.

Vielleicht hilft es dir, einen Brief (nur für dich selbst) zu schreiben, um diese Erinnerungen für dich festzuhalten. Dazu können die folgenden Fragen für dich als kleine Stütze dienen:

- Was hast du mir Wertvolles mitgegeben?
- Welche – auch für mich bedeutsamen – Werte hast du vermittelt?
- Welche guten Erfahrungen habe ich mit dir gemacht? Welche schönen Erinnerungen verbinde ich mit dir?
- Was verbindet uns trotz aller Schwierigkeiten?
- Wofür möchte ich dir vielleicht sogar danken?

Liebe/Lieber ....

....

....

....

....

....

....

....

....

....

....

....

....

....

Dein/Deine ....

Brief an einen Elternteil – Was hat mir gefehlt?

P J

In der Vergangenheit und eventuell auch noch aktuell haben deine Eltern oder eines deiner Elternteile dir nicht ausreichend Liebe, Zuneigung, Sicherheit und/oder respektvollen Umgang zu Teil werden lassen, was dir heute vielleicht Probleme bereitet, mit anderen Menschen in Kontakt zu kommen und zu bleiben. Auch im Umgang mit dir selbst kannst du in stressigen Momenten merken, dass es dir an Stabilität fehlt.

Ein kleiner Schritt für dich kann es sein, dass du einen Brief formulierst. Dazu können die folgenden Fragen für dich als kleine Stütze dienen:

- Was hat mir in unserer Beziehung gefehlt?
- Durch welches Verhalten hast du mich verletzt?
- Was hätte ich von dir gebraucht?
- Was hätte ich mir von dir gewünscht?
- Was hat das Erlebte mit mir gemacht?
- Wie möchte ich mit den Erfahrungen in Zukunft gerne umgehen?

Liebe/Lieber ....

....

....

....

....

....

....

....

....

....

....

....

....

....

....

dein/deine ....

Wenn Sie Schwierigkeiten in Beziehungen erleben, kann es hilfreich sein, wenn Sie Ihre eigenen Bindungsstrategien ganz genau kennen. Auch Sie haben eine Familiengeschichte und Bindungserfahrungen gemacht, die sich in für Sie typischen Bindungsstrategien abbilden. Erwachsene können dabei manchmal ihre Strategien flexibler als Kinder und Jugendliche anpassen, trotzdem neigen wir zu bestimmten Beziehungsmustern, die dann auch in Erziehung und Therapie wieder auftauchen können. Dieses Arbeitsblatt soll Sie dabei unterstützen, die eigenen Beziehungsmuster zu erkennen. Wenn dieser Prozess schmerzlich ist, so lassen Sie sich professionell begleiten.

Welche Bezugspersonen hatte ich als Kind? Nicht immer sind nur die Eltern Bezugspersonen, sondern es gibt oft noch andere Menschen, die für uns wichtig sind. Dazu gehören z. B. die Großeltern oder Geschwister, auch nahestehende Menschen aus dem weiteren Umfeld, z. B. ein*e wichtige*r Gruppenleiter*in oder Eltern eines Freundes oder einer Freundin.

....

....

....

....

....

....

....

An welche typischen Erfahrungen erinnere ich mich als Kind in Bezug auf Bindung und meine wichtigsten Bezugspersonen?

....

....

....

....

....

....

....

....

Wie beeinflussen mich diese Erfahrungen heute?

- ▶ Was hat mich für meine weitere Entwicklung gestärkt?

....

....

....

....

- ▶ Welche Erfahrungen beschäftigen mich heute noch? Wo ist noch etwas offen?

....

....

....

....

In schwierigen Lebenssituationen: Welche Unterstützung habe ich bekommen? Oder welche Unterstützung hätte ich mir gewünscht?

....

....

....

....

Aus meiner Sicht heute als Erwachsene*r: Welche Stärken habe ich daraus entwickelt? Welche Stärken, Sätze, Bilder etc. könnte ich dem Kind von damals geben, dass es diesen Weg bis heute (noch) besser gehen kann?

....

....

....

....

....

Welche Erwartungen an Beziehungen/Bindungen habe ich aus meiner Lebensgeschichte heraus entwickelt? Wie kam es dazu?

....

....

....

Welches Bedürfnis nach Nähe habe ich generell? Wie erlebe ich Nähe zu anderen Menschen?

....

....

....

Wenn ich in angespannte Situationen gerate und das Leben oder eine Situation nicht leicht oder angenehm verläuft, welche Bindungsbedürfnisse habe ich dann? Wie nutze ich Beziehungen und Bindungen als Unterstützungsmöglichkeit? Wie gut gelingt es mir, mich dadurch wieder besser zu fühlen?

....

....

....

Erkenne ich bei mir eine der typischen Bindungsstrategien (sicher, unsicher-vermeidend, unsicher-ambivalent)? Welche und woran merke ich das? (Zur Erinnerung: Nicht jeder hat das Glück, als Kind eine sichere Bindungserfahrung machen zu dürfen. Trotzdem können aus uns gesunde und glückliche Erwachsene werden.)

....

....

....

Gibt es Momente, in denen ich ganz anders handle? Wann? Mit wem? Wie gelingt mir das?

....

....

....

Wie beeinflussen mich meine lebensgeschichtlichen Erfahrungen in Bezug auf mein pädagogisches Tun, auf meine Erziehungsfähigkeiten, mein Handeln mit anderen Menschen?

....

....

....

....

Gibt es Momente, in denen ich mich dabei ertappe, die gleichen Sätze zu sagen wie meine eigenen Eltern oder das Gleiche zu tun? Wann passiert das? Wie geht es mir damit?

....

....

....

....

Welche Stärken und Ressourcen aus meiner Lebensgeschichte kann ich für die Momente nutzen, in denen ich mein Kind erziehe oder mit anderen Menschen in Kontakt bin?

....

....

....

Wie kann ich mich davor schützen, in ungewünschte Erziehungs- und Beziehungsmuster zu rutschen, die ihren Ursprung in meiner eigenen Vergangenheit haben, die ich aber gar nicht haben möchte?

....

....

....

Das nehme ich mir vor:

....

....

Wir als Paar – damals und heute

E

Die Beziehung zwischen zwei Menschen verändert sich deutlich in dem Moment, in dem ein Kind in das gemeinsame Leben tritt. Durch diesen Prozess entsteht neben der Paarebene eine weitere Basis: die Elternebene, welche das Paar nicht selten vor große Herausforderungen stellt. Es können Unzufriedenheit bei beiden Beziehungspartner*innen und daraus resultierend auch Konflikte entstehen, die die schönen und positiven Seiten der Beziehung zeitweise in den Hintergrund rücken lassen.

Deswegen haben wir uns damals füreinander entschieden:

....

....

....

Das haben wir, bevor wir Eltern wurden, als Paar gerne zusammen gemacht:

....

....

....

Das ist uns heute wichtig für unserer Paarbeziehung:

....

....

....

Das können wir als Paar gemeinsam richtig gut:

....

....

....

Das schätzen wir aneinander:

....

....

....

Im Folgenden finden Sie eine kleine Übersicht aktueller Literatur. Diese Bücher sollen Eltern darin unterstützen, mit ihren Kindern in Beziehung zu treten und einen positiven Blick auf ihr Kind zu behalten – auch wenn es phasenweise sehr herausfordernd sein kann.

Titel	**Autor*innen**	**Erscheinungsjahr**
Miteinander durch die Pubertät: Gelassener begleiten, weniger streiten, in Kontakt bleiben. So bleiben dein Kind und du ein Team.	Inke Hummel	2020
Pubertät bei Mädchen und Jungen | Gewaltfreie Kommunikation mit Kindern und Jugendlichen (GFK): Der 2-in-1-Elternratgeber, mit Erziehungstipps für mehr Gelassenheit	Yummi Johannsen	2020
Das Buch, von dem du dir wünschst, deine Eltern hätten es gelesen	Philippa Perry und Karin Schuler	2020
Gewaltfreie Kommunikation mit Kindern: bleibe mit deinem Kind in Verbindung – trotz Wut, Streit und Krisen	Yvonne George	2019
Kinderjahre. Die Individualität des Kindes als erzieherische Herausforderung	Remo H. Largo	2019
Mama, nicht schreien! Liebevoll bleiben bei Stress, Wut und starken Gefühlen	Jeannine Mik und Sandra Teml-Jetter	2019
Erziehen ohne Schimpfen. Alltagsstrategien für eine artgerechte Erziehung.	Nicola Schmidt	2019
Nestwärme, die Flügel verleiht. Halt geben und Freiheit schenken – wie wir erziehen, ohne zu erziehen	Stefanie Stahl und Julia Tomuschat	2019
Bindung. Eine sichere Basis fürs Leben	Fabienne Becker-Stoll, Kathrin Beckh und Julia Berkic	2018
Kindheit ohne Strafen: Neue wertschätzende Wege für Eltern, die es anders machen wollen	Katia Saalfrank	2017
Das gewünschteste Wunschkind aller Zeiten treibt mich in den Wahnsinn: Der entspannte Weg durch die Trotzphase	Danielle Graf und Katja Seide	2016
Geborgen Wachsen: Wie Kinder glücklich groß werden und Eltern entspannt bleiben	Susanne Mierau	2016
Neue Autorität: Das Geheimnis starker Eltern	Haim Omer	2016
Kess Erziehen: Der Elternkurs	Christof Horst	2012

Titel	**Autor*innen**	**Erscheinungsjahr**
Wenn Nervensägen an unseren Nerven sägen	Rudi Rhode und Mona Sabine Meis	2011
Liebe und Eigenständigkeit. Die Kunst bedingungsloser Elternschaft, jenseits von Belohnung und Bestrafung	Alfie Kohn	2010
Dein kompetentes Kind. Auf dem Weg zu einer neuen Wertgrundlage für die ganze Familie	Jesper Juul	2009
Kinder verstehen. Born to be wild: wie die Evolution unsere Kinder prägt	Herbert Renz-Polster	2009

Übersicht bindungsorientierter Elterntrainings

T B

Es gibt zahlreiche Elterntrainings, die zum Ziel haben, die Beziehung zwischen Eltern und ihren Kindern zu stärken. Mithilfe von diesen Einzel- und Gruppentrainings werden Eltern Kompetenzen für den Alltag mit ihren Kindern vermittelt, welche die Bindung stärken und gleichzeitig Ideen für den Umgang mit schwierigen Situationen liefern sollen. Zudem werden Informationen über die unterschiedlichen Entwicklungsaufgaben und die damit einhergehenden Bedürfnisse von Kindern erläutert. Die folgende Tabelle stellt eine Übersicht von – zum Teil gut evaluierten – Programmen dar:

Name des Trainings	Zielgruppe	Dauer	Internetlink
Kinder besser verstehen	Eltern von Kleinkindern, Schulkindern und Jugendlichen	6 Sitzungen	https://www.kinderbesser-verstehen.net/kinder-besser-verstehen-kurse
KISS – Eltern Training	Eltern von Kindern zwischen 0–6 Jahren, 6–12 Jahren und 12–18 Jahren	6 Sitzungen	https://chipa.de/paedagogik-erziehungsberatung/
Palme – Präventives Elterntraining für alleinerziehende Mütter (Wir2)	Alleinerziehende Mütter von Kindern im Vor- und Grundschulalter	20 Sitzungen	https://www.wir2-bindungstraining.de/
Safe – Sichere Ausbildung für Eltern	Präventives Gruppenprogramm für werdende Eltern	10 Seminartage in der Gruppe + Einzeltermin	https://www.khbrisch.de/safe.html
Starke Eltern – Starke Kinder	Eltern von Kindern unterschiedlichen Alters	8–12 Sitzungen	http://www.sesk.de/content/start.aspx
Step – Systematisches Training für Eltern und Pädagogen	Eltern von Kindern unterschiedlichen Alters (gemischte Altersgruppen)	10 Sitzungen + Elterntreffen nach dem Abschluss	https://www.instep-online.de/
Triple P – Positive Parenting Programm	Eltern von Kindern zwischen 2 und 12 sowie zwischen 12 und 16 Jahren; Eltern von Kindern mit einer Behinderung	8 Module (auch online möglich)	https://www.triplep-eltern.de/
Kess Erziehen	Elternkurse zu verschiedenen Schwerpunktthemen von ganz kleinen Kindern bis zur Pubertät und für Eltern in besonderen Lebenskontexten	5 Grundstufen der Erziehung Kurse sind individuell nach Thema gestaltet	https://www.kess-erziehen.de/ Auch als Erziehungsratgeber im Buchhandel erhältlich (siehe Elternratgeber)
Marte Meo	Ressourcenorientiertes videogestütztes Elterntraining für Kinder aller Altersklassen	Individuell	https://www.martemeo.com/de/
STEEP	Ressourcenorientiertes videobasiertes Elterntraining im Bereich der Frühintervention	Individuell	https://steep-qualifizierung.de/

8 Bindung aufbauen und erhalten in Risikokontexten

Viele der in diesem Buch befindlichen Materialien können sowohl in wenig belasteten Familien als auch in hoch belasteten Familien Anwendung finden. Zum Teil beschäftigen sie sich mit allgemeinen Fragen der Erziehung, wie sie in vielen Familien auftreten. Einige Materialien sind auch sehr spezifisch auf Betroffene mit unsicheren Bindungen oder Bindungsstörungen ausgerichtet.

Bestimmte Lebenssituationen sind sehr häufig mit Bindungsproblemen und ggf. Bindungsstörungen verbunden. Wir stellen daher in diesem Kapitel Materialien und Informationen zur Verfügung, die spezifisch auf Risikokonstellationen ausgerichtet sind. Dazu zählen wir etwa Trennungsfamilien, Familien mit psychisch kranken Elternteilen, Pflege- sowie Adoptivfamilien und Kinder/Jugendliche, die in stationären Jugendhilfeeinrichtungen leben. Auch für die Arbeit mit diesen Familien sind viele Materialien aus den vorhergehenden Kapiteln geeignet, aber es gibt auch besondere Materialien, die fast ausschließlich in solchen Problemsituationen relevant sind. Diese sind hier in diesem Kapitel zusammengefasst.

So sind hier Informationen zu Trennung/Scheidung und Elternschaft, zu Familien mit psychisch kranken Eltern und zu besonderen Herausforderungen von Pflegefamilien und bei Kindern in stationären Jugendhilfeeinrichtungen (z. B. im Zusammenhang mit Umgang, Rückführung) zu finden, die fachlich bindungsorientierte Handlungsleitlinien in schwierigen Situationen vermitteln sollen.

Darüber hinaus gibt es Materialien und Informationen zu Bindungstraumatisierungen, Co-Regulation von Emotionen, zu besonderen Entwicklungsrisiken und Schutzfaktoren von Entwicklung in schwierigen Kontexten.

Arbeits- und Informationsmaterialien

INFO 34 Bindungstraumatisierungen
Auf diesem Infoblatt bekommen professionelle Helfer*innen Informationen zu den Auswirkungen frühkindlicher bindungsbezogener Traumatisierungen (entwickelt nach Garbe, 2015; van der Kolk, 2017).

INFO 35 Entwicklungsgefährdende Kindheitserlebnisse – Adverse Childhood Experiences (ACE)
Auf diesem Infoblatt findet sich eine Übersicht über Art und Häufigkeit entwicklungsgefährdender Erlebnisse in der Kindheit und welche Auswirkungen sie haben können.

INFO 36 Entwicklungsfördernde Kindheitserlebnisse – Positive Childhood Experiences (PCEs) und Benevolent Childhood Experiences (BCEs)
Dieses Infoblatt gibt eine Übersicht über die Lebenserfahrungen, die Entwicklungsrisiken in der Kindheit vermindern können (nach Narayan et al., 2018).

INFO 37 Anwendung von Checklisten zu entwicklungsbezogenen Ereignissen
Diese Informationen sind für Therapeut*innen, Berater*innen und andere professionelle Helfer*innen, die die nachfolgenden Checklisten in der Arbeit mit ihren Klient*innen/Patient*innen einsetzen wollen.

AB 86 ACE-Checkliste zur Risikoeinschätzung bei Kindern und Jugendlichen
Die Checkliste für Therapeut*innen und andere professionelle Helfer*innen hilft bei der Einschätzung und Reflexion der Risikobedingungen eines Kindes/Jugendlichen (weiterentwickelt nach Felitti et al., 1998; Finkelhor, 2013).

AB 87 Entwicklungsgefährdende Kindheitserlebnisse (ACEs) – Checkliste für Eltern
Das Arbeitsblatt enthält eine Checkliste und Reflexionshilfe für Eltern zu den eigenen entwicklungsgefährdenden Kindheitserlebnissen. Es kann in der Elternarbeit eingesetzt werden (weiterentwickelt nach Felitti et al., 1998).

AB 88 Entwicklungsförderliche Kindheitserlebnisse – Einschätzung der Schutzfaktoren bei Kindern
Das Arbeitsblatt unterstützt die professionellen Helfer*innen dabei, Schutzfaktoren im Leben eines Kindes zu entdecken und zu fördern (entwickelt nach Bethell et al., 2019; Narayan et al., 2018).

AB 89 Entwicklungsförderliche Kindheitserlebnisse – Fragebogen für Eltern
Das Arbeitsblatt enthält eine Checkliste und Reflexionshilfe zu den eigenen entwicklungsfördernden Kindheitserlebnissen für die Elternarbeit. Es kann auch bei erwachsenen Patient*innen zum Einsatz kommen (entwickelt nach Bethell et al., 2019; Narayan et al., 2018).

AB 90 Bindungsaufbau braucht Geduld, Zeit und Feedback-Schleifen
Diese Reflexionshilfe ist für (Pflege-)Eltern und professionelle Bezugspersonen gedacht, die bei einem Kind vor dem Hintergrund ungünstiger Lebenserfahrungen in kleinen Schritten eine Beziehung/Bindung aufbauen wollen.

AB 91 Mein Beziehungsangebot auswerten (Eltern)
In Zusammenhang mit Arbeitsblatt 90 »Bindungsaufbau braucht Geduld, Zeit und Feedback-Schleifen« bietet dieses Arbeitsblatt eine Reflexionshilfe für (Pflege-)Eltern, die ihrem Kind in kleinen Schritten Beziehungsangebote machen.

AB 92 Mein Beziehungsangebot auswerten (professionelle Bezugspersonen)
In Zusammenhang mit AB 90 »Bindungsaufbau braucht Geduld, Zeit und Feedback-Schleifen« bietet dieses Arbeitsblatt eine Reflexionshilfe für professionelle Bezugspersonen, die einem Kind in kleinen Schritten Beziehungsangebote machen.

INFO 38 Bindungs- und Emotions-Co-Regulation – in Beziehung bleiben in eskalierten Situationen
Auf diesem Informationsblatt erhalten erwachsene Bezugspersonen von Kindern, mit denen es häufig zu eskalierenden hoch emotionalen Auseinandersetzungen kommt, Tipps für diese emotional schwierigen Situationen.

INFO 39 Familien mit einem psychisch erkrankten Elternteil
Mit diesem Infoblatt erhalten professionelle Helfer*innen Informationen zu den besonderen (bindungsbezogenen) Aspekten von Familien mit einem psychisch erkrankten Elternteil.

INFO 40 Beziehungsstabilität in Krisen schaffen
Dieses Infoblatt gibt Anregungen für Therapeut*innen oder Berater*innen, die auf Krisensituationen in Familien mit einem psychisch erkrankten Elternteil gut vorbereitet sein wollen.

AB 93 Notfallplan für Krisensituationen (Eltern)
Mit diesem Arbeitsblatt können sich Eltern auf Krisensituationen vorbereiten und Informationen über das Kind zusammenstellen, die etwa für Betreuungspersonen in Krisensituationen hilfreich sein können.

AB 94 Notfallplan für Krisensituationen (Kinder/Jugendliche)
Mit diesem Arbeitsblatt können betroffene Kinder und Jugendliche im Vorfeld einer Krise Informationen zusammentragen, die in der Krise für Betreuungspersonen hilfreich sind.

AB 95 Rückführung zu den Eltern
Nach einer vorübergehenden Trennung von den Eltern können die in der Krise eingesprungenen Betreuungspersonen hier reflektieren, welche Bedingungen bei der Rückkehr zu den Eltern wichtig für ein Gelingen der Rückführung sind.

AB 96 Zurück zu Mama und/oder Papa
Auf diesem Arbeitsblatt können Kinder und Jugendliche beschreiben, wie es ihnen bei einer vorübergehenden Trennung von den Eltern ergangen ist und was ihnen wichtig ist, wenn sie wieder zu den Eltern zurückkehren.

INFO 41 Netzwerke nutzen, wenn es mal schwierig ist
Dieses Infoblatt gibt Anregungen für professionelle Helfer*innen, wie psychisch erkrankte Eltern oder Eltern in Krisensituationen soziale Unterstützung für sich organisieren können.

AB 97 Netzwerkkarte
Auf dieser Netzwerkkarte können Eltern, Kinder oder Jugendliche eintragen, wer ihnen in Krisensituationen helfen kann.

AB 98 Achtsam Kontakt herstellen
Pflege- und Adoptiveltern sowie professionelle Bezugspersonen erleben häufig Kinder, die sich einerseits enge Beziehungen wünschen und sich aber andererseits davor ängstigen. Diese Reflexionshilfe unterstützt beim vorsichtigen, achtsamen Beziehungsaufbau.

AB 99 Entwicklungsrückstände berücksichtigen
Rygaard (2006) weist darauf hin, dass Kinder mit bindungstraumatisierenden Erfahrungen häufig emotional und sozial entwicklungsverzögert sind. Dieses Arbeitsblatt soll Pflege- und Adoptiveltern sowie professionelle Bezugspersonen dabei unterstützen, diese Entwicklungsrückstände einzuschätzen und daraus entsprechende Konsequenzen zu ziehen.

AB 100 Regression annehmen
Dieses Arbeitsblatt hilft Pflege-/Adoptiveltern und professionellen Bezugspersonen, die durch regressives Verhalten eines Kindes verunsichert sind.

AB 101 Konflikte (Übertragung) aushalten
Dieses Arbeitsblatt bietet eine Reflexionshilfe für Pflege-/Adoptiveltern und professionelle Bezugspersonen, die Gefahr laufen, von massiven Konflikten mit dem Kind überwältigt zu werden.

INFO 42 Bindungsorientierte Entscheidungshilfe zur Frage der Rückführung von Pflegekindern an ihre leiblichen Eltern
Es ist wichtig, dass bei Fragen zu möglichen Rückführungen von Pflegekindern die relevanten bindungspsychologischen Faktoren bei der Entscheidungsfindung berücksichtigt werden. Diese fachliche Perspektive können Therapeut*innen mit entsprechenden Stellungnahmen einbringen. Dieses Infoblatt mit Entscheidungsdiagramm soll dabei unterstützen, entsprechende fachlich fundierte Stellungnahmen zu erstellen.

INFO 43 Flussdiagramm Bindung und Umgangskontakte
Im Hinblick auf Umgangskontakte mit dem nicht mit dem Kind zusammenlebenden Eltern(teilen) sollten bindungspsychologische Überlegungen eine wichtige Rolle spielen. Dieses Infoblatt bietet Therapeut*innen mithilfe eines Entscheidungsdiagrammes Unterstützung für die fachgerechte Erstellung einer Stellungnahme.

INFO 44 In Verbindung bleiben nach Trennung und Scheidung
Dieses Infoblatt für Therapeut*innen und professionelle Bezugspersonen gibt kurze Information zur Relevanz der Elternrolle auch nach Trennung/Scheidung der Eltern.

AB 102 Getrennt leben – Eltern bleiben
Dieses Arbeitsblatt gibt Eltern nach einer Trennung als Paar eine Reflexionshilfe als Grundlage/Vorbereitung der gemeinsamen Ausübung der elterlichen Sorge.

AB 103 Meine Wünsche für den Umgang mit meinen Eltern
Auf diesem Arbeitsblatt können Kinder und Jugendliche ihre Wünsche und Ängste in Bezug auf die Trennung ihrer Eltern und die sich daraus ergebenden Veränderungen eintragen.

AB 104 Gemeinsame Elternvereinbarung
Anhand dieser Vorlage können als Paar getrennte Eltern gemeinsam eine Vereinbarung abschließen mit dem Ziel, die (Bindungs-)Situation des betroffenen Kindes trotz Trennung bestmöglich zu gestalten.

Bindung ist überlebenswichtig und die meisten Kinder suchen von Natur aus die Nähe zu anderen Menschen. Nicht alle Eltern sind jedoch in der Lage, ihre Kinder mit guten feinfühligen Bindungsangeboten zu versorgen. Oft haben sie selbst eigene schwierige oder sogar traumatische Bindungserfahrungen gemacht. Sie haben nicht gelernt, wie man Kinder (emotional) gut versorgt, oder werden durch die Bindungssuche des Kindes selbst an ihre eigenen schlimmen Erfahrungen erinnert und geraten in eigene Überlebensreaktionen. Fachkräfte, die mit psychisch erkrankten Eltern arbeiten, berichten, dass es bei traumatisierten Eltern zu Erstarrungsreaktionen und Dissoziationen kommen kann. Das Weinen ihres Babys sorgt dann beispielsweise dafür, dass sie selbst einen Filmriss bekommen und erst nach einiger Zeit wieder zu sich kommen. In der Zwischenzeit ist das Baby unversorgt und damit mit großem Risiko behaftet, selbst ein erhöhtes Entwicklungsrisiko davon zu tragen. Andere Eltern sind selbst erkrankt, davon einige mit psychischen Erkrankungen wie Depressionen, sodass ihnen die Energie fehlt, ihren Kindern das zu geben, was sie benötigen. Andere Eltern erkranken körperlich oder müssen sich um Familienmitglieder (z. B. ein Geschwisterkind mit Behinderung) kümmern. Manche Familien haben eine traumatische oder extrem belastende Situation erlebt, bei der die Eltern so beeinträchtigt waren, dass sie nicht als tröstender sicherer Hafen zur Verfügung standen, weil sie selbst kaum mit der Situation zurechtkamen. Deswegen ist es wichtig, bei der Anamnese auch den Aspekt der eigenen Bindungserlebnisse der Eltern nicht außer Acht zu lassen. Zentral ist hier, ob sich enge Bezugspersonen um das Kind kümmern und mit ihm eine Bindung eingehen konnten und ob sie als sicherer Hafen in schwierigen Situationen zur Verfügung standen.

Entwicklungstraumatisierung. Trotzdem gehen auch Kinder, die nicht angemessen versorgt wurden, mit ihren Eltern (meist unsichere) Bindungen ein, sogar im Kontext von emotionaler und körperlicher Vernachlässigung. Die Eltern sind gleichzeitig nahe Bindungspersonen und damit ein Ort, an dem Schutz gesucht und gefunden werden sollte, aber auch eine Gefahrenquelle, auf die sich das Kind nicht sicher verlassen kann und von der es keine passende Unterstützung erhält oder sich sogar bedroht fühlt. Dies ist besonders gravierend, wenn dies früh im Leben des Kindes stattfindet. Oft entwickeln diese Kinder Überlebensstrategien, die sich auch in das Nervensystem des Kindes (z. B. im Stresssystem) einbauen und deren Therapie oft viel Geduld und Mühe benötigt. Gleichzeitig ergeben sich gravierende Auswirkungen auf die allgemeine psychische und körperliche Gesundheit im späteren Leben als Folge. Wir gehen hier von einer Entwicklungstraumatisierung (Garbe, 2015) aus. Bessel van der Kolk (2017) spricht von einer Trauma-Entwicklungsstörung.

Was sind Entwicklungstraumatisierungen?

- Traumatische Erfahrung in früher Kindheit aus mindestens einer der folgenden Kategorien:
  - **Erfahrungen von körperlicher Gewalt:** z. B. Misshandlung, Vernachlässigung, Missbrauch
  - **langandauernde, emotional unzureichend feinfühlige Versorgung bzw. emotionale oder verbale Gewalt:** z. B. langandauernde Entwertungen, Überforderungen, Alleinlassen, fehlende Geborgenheit, emotionale Misshandlung, emotionale Vernachlässigung
  - **Trennung und Verluste:** z. B. durch Erkrankungen von Kind/Eltern, plötzlicher Tod oder Suizid eines Elternteils oder Familienangehörigen
  - **Zeuge von Gewalt, chronischer Erkrankung, Lebensbedrohlichkeit**
  - Erleben einer **Bedrohung des eigenen Lebens** (z. B. eigene Erkrankung, Unfälle)

  Diese Ereignisse sind insbesondere gravierend, wenn sie vor dem 3. Lebensjahr stattfinden (sensible Phase für das Stress- und das Bindungssystem), sie können aber auch danach noch große Entwicklungsrisiken nach sich ziehen.

- **Bindungspersonen stehen zur Regulierung von Stress nicht zur Verfügung**. Oft sind sie die Verursacher*innen, Täter*innen, Mittäter*innen, Selbst-Betroffene oder nicht verfügbar.
- Die Ereignisse passieren **im persönlichen Schutzraum**, also in Lebensumfeldern, die Schutz und Sicherheit bieten sollen. Stattdessen sind Angst, Gewalt, Verlassenheit und Konflikte zur Normalität geworden. Dies führt zu einem **Verlust des Urvertrauens** in die Welt.
- **Deutliche Auswirkungen auf das Stresssystem/affektive und physiologische Dysregulation:**
  - verminderte Bewusstheit für Sinneseindrücke, Emotionen und körperliche Zustände
  - eingeschränkte Fähigkeit, eigene Emotionen oder körperliche Zustände zu beschreiben
  - Beschäftigung mit Bedrohung und potenzieller Gefahr, Hab-Acht-Stellung: »Die Welt ist gefährlich.«
  - Schwierigkeiten bei der Regulation von körperlichen Funktionen und Sinneswahrnehmungen (u. a. Schlafstörungen, Appetit, Ausscheidungen, veränderte Schmerzempfindlichkeit, Hyperreaktivität auf Berührungen, Gerüche und Geräusche, Desorientierung bei Übergängen)
  - Unfähigkeit, extreme Gefühlszustände zu modulieren, tolerieren, bzw. sich zu beruhigen
  - Tendenz zu Überlebensreaktionen, z. B. Bindungssuche bis hin zum Anbiedern, reaktive verbale und körperliche Aggression, Dissoziation, Erstarren vor Angst, Sammeln, Kontrolle, Unterwerfung, sich laut und groß machen, Flucht, Kampf, Einigeln, Daueraktivität, im Bett liegen, in den Schrank klettern, Fluchtvorbereitungen etc.
  - unangepasste Versuche der Selbstregulation (z. B. Stereotypien wie Schaukeln, rhythmische Bewegungen, Masturbieren, Selbstverletzungen etc.)
- **Deutliche Auswirkungen auf das Bindungssystem**
  - unsichere Bindung: Bindung und Beziehung ist kein sicherer Hafen, sondern kann auch Trigger sein, unsicher bis desorganisiertes Bindungsmuster
  - extremes oder überdauerndes Misstrauen
  - Widerstand oder Mangel an Gegenseitigkeit in Beziehungen
  - ungeschickte und unangemessene Bindungsversuche: Verstrickung in Beziehungen, (exzessive und promiske) Versuche, vertraute/intime Kontakte herzustellen, übermäßiges Zutrauen zu weitgehend unbekannten Erwachsenen und Gleichaltrigen etc.
  - intensive Beschäftigung mit der Sicherheit von Bezugspersonen, Trennungsschwierigkeiten
  - eingeschränkte Fähigkeit, Empathie zu regulieren
- **Deutliche Auswirkung auf die Aufmerksamkeits- und Verhaltenssteuerung**
  - eingeschränkte Fähigkeit, Gefahren wahrzunehmen, sich selbst zu schützen
  - Hochrisikoverhalten, Sensation Seeking
  - Selbstverletzungen
  - Schwierigkeiten, Situationen angemessen einzuschätzen und zielgerichtetes Verhalten zu initiieren
- **Deutliche Auswirkungen auf das Selbstbild**
  - entwicklungsverzögertes Bewusstsein für die persönliche Identität
  - negatives Selbstbild, Abscheu vor der eigenen Person oder vor dem eigenen Körper
- **Langfristige Auswirkungen auf die körperliche und psychische Gesundheit**
  - erhöhtes Risiko für körperliche, geistige und psychische Beeinträchtigungen
  - gravierende Auswirkungen auf das Funktionieren im Alltag

Adverse Childhood Experiences (ACEs) oder entwicklungsgefährdende Kindheitserlebnisse sind eine Sammlung verschiedener Typen von Misshandlung, Vernachlässigung und Ereignissen einer schwierigen Kindheit. Es kann davon ausgegangen werden, dass diese traumatisierenden Charakter haben oder zumindest Auswirkungen auf die Bindung zwischen Eltern und Kindern. 1998 wurde erstmals eine Studie veröffentlicht, die die Häufigkeit dieser von den Versuchspersonen rückwirkend geschilderter Ereignisse und ihre Auswirkungen genauer untersuchte (Felitti et al., 1998). Felitti et al. entwickelten einen Fragebogen, bei dem diese verschiedenen Ereignisse abgefragt wurden, und befragten 17.000 Personen in den USA rückwirkend zu ihrer Kindheit. Sowohl in der ACE-Studie als auch in einer deutschen Studie von 2011 mit ca. 2500 Versuchspersonen (Häuser et al., 2011) traten diese aversiven Ereignisse relativ häufig auf. Etwa zwei Drittel aller Versuchspersonen der ACE-Studie berichteten von mindestens einem dieser Ereignisse. Von dieser Gruppe hatten 87 Prozent mehr als eines dieser Ereignisse angegeben.

Als entwicklungsgefährdende Ereignisse gelten in der ACE-Studie:	**Häufigkeit in den USA (%)** (ACE-Studie, Felitti et al., 1998)	**Häufigkeit in Deutschland (%)** (Häuser et al., 2011)	
		Leicht bis extrem	**Schwer/extrem**
Emotionale Misshandlung	10,6	14,9	1,6
Körperliche Misshandlung	28,3	12,0	2,7
Sexueller Missbrauch	20,7	12,5	1,9
Emotionale Vernachlässigung	14,8	49,3	6,5
Körperliche Vernachlässigung	9,9	48,4	10,8
Gewalttätigkeiten gegenüber der Mutter	12,7		
Substanzmissbrauch eines Haushaltsmitglieds	26,9		
Psychische Erkrankungen eines Haushaltsmitglieds	19,4		
Trennung/Scheidung der Eltern	23,3		
Haftstrafe eines Haushaltsmitgliedes	4,7		

Das Ergebnis der Studie konnte zeigen, dass eine schwierige Kindheit ein großes Risiko für die spätere Gesundheit darstellt. Je mehr dieser Ereignisse genannt wurden, umso größer war das Risiko, auch wenn es hier individuell unterschiedliche Entwicklungen gab. Dabei fanden sich langfristige Zusammenhänge sowohl zu der geistigen, emotionalen als auch zu der körperlichen Entwicklung und auch zum Risikoverhalten. Finkelhor et al. (2013) schlugen noch eine Erweiterung der ACEs um weitere, vor allem soziale Ereignisse vor.

Beispiel

Auswirkungen der ACEs

Die Häufigkeit der ACEs steht in Zusammenhang u. a. mit einem erhöhten Risikoverhalten, einem weniger leistungsfähigen Immunsystem, einem veränderten Stresssystem und einer geringeren kognitiven Leistungsfähigkeit. Konkret erhöht sich das Risiko u. a. in diesen Bereichen:

- Rauchen, Alkohol- oder Drogenmissbrauch
- Leber-, Herz- oder Lungenerkrankungen (Asthma, COPD), Krebserkrankungen aller Art
- Depression und andere psychische Störungen, inklusive Suizid/-versuche
- verschlechterte Arbeitsfähigkeit und Leistung in Schule und Beruf
- infektiöse Erkrankungen z. B. Hepatitis (als Folge von erhöhtem Risikoverhalten/Immunschwäche)
- sexuell übertragbare Krankheiten
- Knochenbrüche
- Essstörung (v. a. Übergewicht), Diabetes
- unerwünschte Schwangerschaft, Totgeburt

INFO 36 Entwicklungsfördernde Kindheitserlebnisse – Positive Childhood Experiences (PCEs) und Benevolent Childhood Experiences (BCEs) T B E

Einige Forschungsgruppen beschäftigen sich mit der Frage, welche Kindheitserlebnisse langfristig mit einer positiven Entwicklung von Menschen in Zusammenhang stehen. Bethell et al. (2019) befragten über 6000 Versuchspersonen rückwirkend zu positiven Kindheitserlebnissen (Positive Childhood Experiences, PCEs). Narayan et al. (2018) benutzen eine andere Zusammenstellung von Ereignissen unter dem Begriff »Benevolent Childhood Experiences (BCEs)«. Positive Kindheitserlebnisse sind für die Entwicklung Schutzfaktoren, d. h., sie erhöhen die Wahrscheinlichkeit für einen gesunden und gelingenden Lebensverlauf. Bethell et al. (2019) fanden z. B. ein um 72 % reduziertes Risiko, an Depressionen zu erkranken, wenn die Versuchspersonen 6 oder 7 PCEs berichten konnten im Vergleich zu Menschen, die nur maximal zwei PCEs als Schutzfaktoren hatten.

Positive Childhood Experiences (PCE)

Vor dem 18. Geburtstag …

(1) Möglichkeit, mit meiner Familie über meine Gefühle sprechen zu können
(2) Gefühl, dass meine Familie auch in schwierigen Zeiten hinter mir steht
(3) Teilnahme an kulturellen Traditionen wird als positiv erlebt
(4) Gefühl der Zugehörigkeit zur eigenen Schule
(5) Gefühl, von Freund*innen Unterstützung zu bekommen
(6) Mindestens 2 nicht-elterliche Erwachsene mit ehrlichem Interesse an der Person und deren Entwicklung
(7) Gefühl der Sicherheit und des Schutzes durch einen Erwachsenen zuhause

(nach Bethell et al., 2019)

Benevolent Childhood Experiences (BCEs)

Als ich aufgewachsen bin …

(1) mindestens eine Bezugsperson, bei der ich mich sicher gefühlt habe
(2) mindestens einen guten Freund/eine gute Freundin
(3) Glauben/Glaubenssätze, die mir Trost gaben
(4) Freud*innen in der Schule
(5) mindestens eine*n Lehrer*in, dem/der ich wichtig war
(6) gute Nachbar*innen
(7) mindestens ein*e Erwachsene*r (kein Elternteil oder eine Bezugsperson im eigentlichen Sinne), der/die mir Unterstützung oder Rat geben konnte
(8) Möglichkeiten, Spaß zu haben
(9) das Gefühl, dass ich mich mag oder mich mit mir selbst wohlfühle
(10) vorhersagbare häusliche Routinen, z. B. regelmäßige Mahlzeiten und Bett-Geh-Zeiten

INFO 37 Anwendung von Checklisten zu entwicklungsbezogenen Ereignissen

T B

Die Diagnostik dieser Kindheitserlebnisse (ACEs und BCEs oder PCEs) kann sowohl im Blick auf die Kinder und Jugendlichen als auch in der Arbeit mit Eltern verwendet werden.

Entwicklungsgefährdende und entwicklungsförderliche Kindheitserlebnisse mit Fokus auf die Kinder

Dieser Blick bietet sowohl die Möglichkeit, eine Risikoabschätzung als auch eine Abschätzung der Schutzfaktoren für das Kind in der aktuellen Lebenssituation zu machen. Damit bewegen wir uns sehr schnell auch im Bereich des Kinderschutzes.

Gleichzeitig kann diese Perspektive auch genutzt werden, um abzuleiten, in welchen Bereichen therapeutisches Arbeiten mit dem Kind und/oder der Familie sinnvoll sein könnte. Es kann daran gearbeitet werden, in welchen Bereichen entwicklungsgefährdende Ereignisse reduziert und/oder therapeutisch bearbeitet werden sollten. Gleichzeitig können Schutzfaktoren ausgebaut werden. Therapeut*innen und professionelle Bezugspersonen gelten hier schon per se als Schutzfaktoren, weil sie in der Übersicht über die BCEs Personen sind, die nicht zum Kreis der engsten Bezugspersonen gehören, aber für Rat und Unterstützung zur Verfügung stehen.

Entwicklungsgefährdende und entwicklungsförderliche Kindheitserlebnisse mit Fokus auf die Elternarbeit

Wenn es gelingt, mit Eltern ihre eigene Kindheit anzuschauen und sie vertrauensvoll dazu einzuladen, ihre eigenen guten und schlechten Erfahrungen zu äußern, so öffnet dies unter Umständen Türen dafür, die Bedürfnisse des eigenen Kindes besser zu sehen. Hier muss von professioneller Seite sehr feinfühlig und vorsichtig vorgegangen werden, um nicht vorschnell traumatisierende Kindheitserlebnisse zum Vorschein zu bringen, deren emotionale Auswirkungen dann eine weitere Zusammenarbeit erschweren.

Name: .... Geburtsdatum: ....

Ausgefüllt von: .... Datum: ....

Welche Ereignisse erlebt das Kind oder der*die Jugendliche im Moment im häuslichen Umfeld?

- ☐ **Emotionale Misshandlung:** häufige Beschimpfungen, Beschuldigungen, Demütigungen, Niedermachen, Androhen von körperlicher Gewalt
- ☐ **Körperliche Misshandlung:** Stoßen, Schlagen, Werfen von Gegenstände nach dem Kind/Jugendlichen, Verletzungen oder sichtbare körperliche Anzeichen als Folge dieser Handlungen
- ☐ **Sexueller Missbrauch:** Versuche, das Kind in sexueller Weise anzufassen (nicht gemeint sind Spiele bei jüngeren Kindern), Versuche, das Kind dazu zu bringen, jemand anderes sexuell zu befriedigen, Versuch oder Vollzug von oralem, analem oder vaginalen Sexualverkehr
- ☐ **Emotionale Vernachlässigung:** Gefühl, nicht geliebt zu werden und/oder für die anderen Familienmitglieder nicht wichtig oder besonders zu sein, keine emotionale Unterstützung oder Kümmern, die Familie hat keine Nähe untereinander
- ☐ **Körperliche Vernachlässigung:** keine ausreichende Versorgung durch Nahrung, unangemessene oder schmutzige Kleidung, kein Schutz vor realen Gefahren, keine ausreichende medizinische Versorgung, Beeinträchtigung der Versorgung durch Eltern, die dazu aufgrund von psychischen Erkrankungen oder anderen Beeinträchtigungen (Sucht, Substanzmissbrauch, Intelligenzeinschränkungen) nicht in der Lage sind.
- ☐ **Trennung oder Scheidung der Eltern**, jetzt oder in der Vergangenheit
- ☐ **Häusliche Gewalt gegenüber einem im Haushalt lebenden Elternteil** (auch Stief-/Pflegeeltern): körperliche Gewalt, Schubsen, Stoßen, Schlagen, Werfen von Gegenstände, Treten, Beißen, Gewalt durch das Benützen von Gegenständen und Waffen, mehrfaches Schlagen oder Schlagen für einige Minuten, Bedrohungen mit Gegenständen, Messern oder anderen Waffen
- ☐ Alkohol- oder Drogenmissbrauch, **Substanzabhängigkeit** einer im Haushalt lebenden Person
- ☐ **Psychische Erkrankung** eines engeren Familienmitgliedes, Suizidversuch eines Familienmitgliedes
- ☐ **Inhaftierung** eines engeren Familienmitgliedes

Zusätzliche entwicklungsgefährdende Erlebnisse

- ☐ **Chaotische häusliche Umstände:** familiäre Konflikte, viele und lautstarke Streitereien, Unordnung, Messie-Verhalten, viele wechselnde Personen, die sich innerhalb der Familie aufhalten, schlechte hygienische Zustände, beengte Wohnverhältnisse, kein eigener Platz für das Kind
- ☐ **Erfahrungen, die die Sicherheit des häuslichen Lebensumfelds bedrohen:** Gewalt in der Nachbarschaft bis hin zu Beobachten von Gewalterlebnissen, Einbrüche oder Vandalismus im eigenen Wohnumfeld, Naturkatastrophen, Diskriminierung
- ☐ **Ereignisse, die die Lebensgrundlage der Familie bedrohen:** Arbeitslosigkeit oder drohende Arbeitslosigkeit, finanzielle Schwierigkeiten, Armut, Obdachlosigkeit
- ☐ **Ereignisse, die die psychische Stabilität der Eltern und Erziehungsfähigkeit beeinträchtigen:** Erkrankungen der Eltern und/oder eines Geschwisterkindes, Schicksalsschläge im familiären Umfeld
- ☐ **Belastende Lebenserfahrungen für das Kind:** Mobbing-Erfahrung durch Gleichaltrige, keine guten Freunde oder Freundinnen, schlechte Schulnoten, Sitzenbleiben, Verlust von wichtigen Personen durch Unfälle oder Erkrankungen, eigene Erkrankungen oder Unfälle, Trennungen von der Familie, Sorge um ein anderes Familienmitglied
- ☐ **Wenig familiäre Unterstützung** durch das Lebensumfeld durch familiäre Isolation

Auswertung

Welche Gefährdungen sehe ich vor allem für das Kind/den*die Jugendliche*n?

....

....

....

....

In welchen Bereichen kann ich im Rahmen meiner Möglichkeiten das Kind/den*die Jugendliche*n unterstützen?

....

....

....

....

Was nehme ich mir vor?

....

....

....

....

Entwicklungsgefährdende Kindheitserlebnisse (ACEs) – Checkliste für Eltern

Auch Eltern haben manchmal selbst schwierige Kindheitserlebnisse erfahren und aushalten müssen. Vielleicht geht es Ihnen genauso. Manchmal haben solche Erlebnisse noch heute Auswirkungen auf das Leben im Erwachsenenalter und auch auf unser Erziehungsverhalten. Je mehr solcher Ereignisse wir erlebt haben, umso höher ist das Risiko für Beeinträchtigungen des Denkens, der Psyche und auch der körperlichen Gesundheit im späteren Leben.

Name: .... Datum: ....

Welche dieser Ereignisse haben Sie vor dem 18. Geburtstag erlebt?

- ☐ Hat Sie ein Elternteil oder ein anderer Erwachsener im Haushalt oft oder sehr oft beschimpft, beschuldigt, niedergemacht oder gedemütigt ODER so gehandelt, dass Sie Angst hatten, körperlich verletzt zu werden?
- ☐ Hat Sie ein Elternteil oder ein anderer Erwachsener im Haushalt oft oder sehr oft hart angepackt, geschlagen oder etwas nach Ihnen geworfen ODER so hart zugeschlagen, dass Sie Spuren davongetragen haben oder verletzt wurden?
- ☐ Hat ein Erwachsener oder eine Person, die mindestens 5 Jahre älter war als Sie, Sie angefasst oder begrapscht oder Sie dazu gebracht, den Körper in sexueller Weise anzufassen ODER hat oraler, analer oder vaginaler Sexualverkehr stattgefunden bzw. wurde dieses versucht?
- ☐ Haben Sie sich oft oder sehr oft so gefühlt, als ob Sie niemand in Ihrer Familie liebt oder denkt, Sie wären wichtig oder besonders ODER Ihre Familienmitglieder haben sich nicht umeinander gekümmert, hatten keine Nähe zueinander oder haben sich nicht gegenseitig unterstützt?
- ☐ Haben Sie sich oft oder sehr oft so gefühlt, als hätten Sie nicht genügend zu Essen, als müssten Sie schmutzige Kleidung tragen oder hatten Sie niemanden, der Sie beschützte ODER Ihre Eltern waren zu betrunken oder zu high, um sich um Sie zu kümmern oder um Sie zu einem Arzt zu bringen, wenn es erforderlich war?
- ☐ Waren Ihre Eltern jemals getrennt voneinander oder geschieden?
- ☐ Wurde Ihre Mutter oder Stiefmutter oft oder sehr oft geschubst, hart angepackt, geschlagen oder wurde sie mit etwas beworfen oder getreten, gebissen, mit der Faust oder mit einem harten Gegenstand geschlagen oder mehrfach für einige Minuten geschlagen oder mit einem Messer oder einer Schusswaffe bedroht?
- ☐ Haben Sie bei jemandem gewohnt, der Alkoholprobleme hatte, alkoholabhängig war oder andere Drogen missbraucht hat?
- ☐ War ein Familienmitglied depressiv oder psychisch krank oder hat ein Familienmitglied einen Suizidversuch unternommen?
- ☐ War ein Familienmitglied im Gefängnis?

Auswertung
Wenn ich diese Ereignisse anschaue: Welche beeinflussen mich noch heute? Wie?

....

....

....

Welche Stärken habe ich durch das Aushalten dieser Lebensereignisse gewonnen, die ich heute nutze oder nutzen könnte?

....

....

....

....

....

Beeinflussen diese Ereignisse meine Erziehungshaltung, meine Erziehungsfähigkeiten, meine Beziehung zu meinem Kind?

....

....

....

....

....

Gibt es etwas, das ich mir vornehmen will, um bei meinem Kind für bessere Lebensbedingungen zu sorgen als die, die ich erfahren habe?

....

....

....

....

Name: .... Geburtsdatum: ....

Ausgefüllt von: .... Datum: ....

Wie ist die Lebenssituation des Kindes aktuell?

- ☐ Das Kind hat die Möglichkeit, mit seiner Familie über Gefühle sprechen zu können.
- ☐ Das Kind hat das Gefühl, dass seine Familie auch in schwierigen Zeiten hinter ihm steht.
- ☐ Das Kind erlebt Teilnahme an kulturellen Traditionen als positiv.
- ☐ Das Kind hat ein Gefühl der Zugehörigkeit zur eigenen Schule und erlebt dort Freude.
- ☐ Das Kind hat das Gefühl, von Freund*innen Unterstützung zu bekommen.
- ☐ Das Kind hat mindestens eine erwachsene Person außerhalb der Kernfamilie mit ehrlichem Interesse an der Person des Kindes und deren Entwicklung (aus der erweiterten Familie, Nachbar*innen, Lehrer*innen, Jugendgruppenleiter*innen etc.) und/oder die Unterstützung und Trost anbietet.
- ☐ Das Kind hat das Gefühl der Sicherheit und des Schutzes durch mindestens einen Erwachsenen zuhause.
- ☐ Das Kind verfügt über Glauben oder Glaubenssätze, die ihm Trost geben.
- ☐ Das Kind hat Möglichkeiten, Spaß zu haben.
- ☐ Das Kind mag sich selbst oder fühlt sich mit sich selbst wohl.
- ☐ Das Kind erlebt vorhersagbare häusliche Routinen, z. B. regelmäßige Mahlzeiten und Bett-Geh-Zeiten.

Entwicklungsförderliche Kindheitserlebnisse – Auswertung

Welche Schutzfaktoren sehe ich für das Kind/den*die Jugendliche*n?

....

....

....

....

....

In welchen Bereichen kann ich im Rahmen meiner Möglichkeiten das Kind/den*die Jugendliche*n unterstützen, diese auszubauen oder neue zu entwickeln?

....

....

....

....

....

Was nehme ich mir vor?

....

....

....

....

....

Name: .... Datum: ....

Welche dieser Ereignisse haben Sie vor dem 18. Geburtstag erlebt?

- ☐ Hatten Sie die Möglichkeit, mit Ihrer Familie über Ihre Gefühle zu sprechen?
- ☐ Hatten Sie das Gefühl, dass Ihre Familie auch in schwierigen Zeiten hinter Ihnen steht?
- ☐ Haben Sie die Teilnahme an kulturellen Traditionen als positiv erlebt?
- ☐ Hatten Sie ein Gefühl der Zugehörigkeit zur eigenen Schule und hatten Sie dort Freude erlebt?
- ☐ Hatten Sie das Gefühl, enge Freund*innen zu haben oder von Freund*innen Unterstützung zu bekommen?
- ☐ Hatten Sie mindestens eine erwachsene Person außerhalb der Kernfamilie mit ehrlichem Interesse an Ihrer Person und Ihrer Entwicklung (aus der erweiterten Familie, Nachbar*innen, Lehrer*innen, Jugendgruppenleiter*innen etc.) und/oder die Ihnen Unterstützung und Trost angeboten haben?
- ☐ Hatten Sie ein Gefühl der Sicherheit und des Schutzes durch mindestens einen Erwachsenen zuhause?
- ☐ Hatten Sie einen Glauben oder Glaubenssätze, die Ihnen Trost geben haben?
- ☐ Hatten Sie Möglichkeiten, Spaß zu haben?
- ☐ Mochten Sie sich selbst oder haben Sie sich mit sich selbst wohlgefühlt?
- ☐ Hatten Sie vorhersagbare häusliche Routinen, z. B. regelmäßige Mahlzeiten und Bett-Geh-Zeiten?

Auswertung

Wenn ich diese Ereignisse anschaue: Welche beeinflussen mich noch heute? Wie?

....

....

....

....

....

Welche Stärken habe ich dadurch für mein Leben gewonnen, die ich heute nutze oder nutzen könnte?

....

....

....

....

....

....

....

Beeinflussen diese Ereignisse meine Erziehungshaltung, meine Erziehungsfähigkeiten, meine Beziehung zu meinem Kind?

....

....

....

....

....

....

....

Gibt es etwas, das mein Kind im Moment so nicht erleben darf, was ich mir aber für mein Kind wünschen würde?

....

....

....

....

....

Gibt es etwas, das ich mir vornehmen will?

....

....

....

....

....

....

Wenn Kinder und Jugendliche wenig Vertrauen in andere Menschen haben, haben sie oft gute Gründe. Manchmal sind diese weder ihnen noch ihren Bindungspersonen bewusst. Trotzdem sorgen sie dafür, dass sie sich schützen, und können aus diesem Grund nur sehr schwer Vertrauen zu anderen Menschen entwickeln. Andere Kinder und Jugendliche haben schon von Geburt an wenig Interesse an anderen Menschen und Beziehungen. Sie sind Beziehungen einfach nicht gewöhnt und auch nicht gut geübt in ihnen. Alle diese jungen Menschen brauchen Geduld und Zeit, um sich erst wieder sehr langsam an andere Menschen und Beziehungen anzunähern und die Erfahrung zu machen, dass diese gut tun können. Hier braucht es oft sehr, sehr kleinschrittige Beziehungsangebote, die so sind, dass ein Kind oder Jugendlicher gerade noch eine gute Beziehungserfahrung machen kann. Erwachsene müssen hier oft sehr lange durchhalten, ohne die Geduld zu verlieren, denn oft sind nur ganz kleine Fortschritte möglich. Dabei müssen wir manchmal erst ausprobieren, was funktioniert und was nicht. Dazu müssen wir das Geschehen hinterher auswerten und daraus lernen. Dieses Arbeitsblatt soll Ihnen dabei helfen. Es kann auch mehrfach für jede Beziehungssituation verwendet werden.

Welche guten Gründe könnte mein Kind haben, dass es in Beziehungen vorsichtig ist?

....

....

....

....

....

Welches Beziehungsangebot könnte ich machen, das gerade so ist, dass es mein Kind als positiv annehmen kann?

....

....

....

....

....

Woran würde ich merken, dass mein Kind dieses Angebot positiv empfindet?

....

....

....

....

Welche Reaktionen meines Kindes könnten auftauchen, die mich aus der Fassung bringen könnten?

....

....

....

....

Was könnte mir helfen, in dieser Situation doch gelassen zu bleiben? Wie kann ich mich in der Situation beruhigen? Welche Fähigkeiten und Stärken bringe ich mit, die mir dann helfen könnten?

....

....

....

....

....

Wie kann ich mich selbst darin unterstützen, durchzuhalten, den Mut nicht zu verlieren und geduldig zu sein?

....

....

....

....

....

Welches Beziehungsangebot ist mir mit meinem Kind gelungen?

....

....

....

....

....

Wie ist das Beziehungsangebot beim Kind angekommen? Welche Signale habe ich vom Kind bekommen und wie interpretiere ich diese?

....

....

....

....

....

Was kann ich daraus im Hinblick auf ein gutes gemeinsames Miteinander und unsere Beziehung lernen?

....

....

....

....

....

AB 92

Mein Beziehungsangebot auswerten (professionelle Bezugspersonen)

B

Welches Beziehungsangebot ist mir mit dem Kind/Jugendlichen gelungen?

....

....

....

....

....

Wie ist das Beziehungsangebot beim Kind/Jugendlichen angekommen? Welche Signale habe ich vom Kind bekommen und wie interpretiere ich diese? Welche Bindungsbotschaften und -muster erkenne ich?

....

....

....

....

....

Was kann ich daraus im Hinblick auf ein gutes gemeinsames Miteinander und unsere Beziehung lernen?

....

....

....

....

....

Bindungsvermeidende Kinder und Jugendliche fordern ihre Bezugspersonen heraus. Wenn sie langsam Nähe zulassen können, machen sie neue Bindungserfahrungen, erleben oft zum ersten Mal Sicherheit und emotionale Unterstützung. Gleichzeitig tauchen im Alltag ganz natürlich Trennungssituationen auf, die jetzt verarbeitet werden müssen. Neue Bindungserfahrungen können auch alte Bindungstraumatisierungen triggern, sodass ganz schnell gut geübte Überlebensreaktionen zum Vorschein kommen (z. B. Kampf, Flucht, Wut etc.). Die Bezugspersonen müssen deswegen einerseits weiter Beziehungsangebote machen, gleichzeitig aber auch die jetzt auftauchenden Emotionen und Überlebensreaktionen aushalten und regulieren können. Oft sind diese Gefühle ansteckend, sodass die Bezugspersonen ebenso schnell in emotionale Erregung geraten und sich deshalb gut schützen müssen.

Typische Überlebensreaktionen sind:

- **Kampf:** Aggressivität, Wutausbrüche, Schreien, Zerstörungen, Schimpfen und Schimpfworte, das verhasste Arbeitsblatt zerreißen, patzige Antworten
- **Flucht:** Weglaufen, sich verstecken bzw. verkriechen, eine Aufgabe vermeiden, sich gar nicht erst an eine Aufgabe dranwagen
- **Erstarren:** nicht mehr ansprechbar sein und wegträumen, vor sich hinstarren, nicht mehr aus dem Bett kommen, unendlich müde werden

Hilfreiche Tipps für emotional schwierige Situationen

- **Nehmen Sie nichts persönlich!** Das Kind/der Jugendliche handelt aus einer inneren Not heraus.
- **Beruhigen Sie sich selbst zuerst**, denn auch Bezugspersonen zeigen Überlebensreaktionen, wenn sie an ihre Grenze kommen. Denken Sie an die Sauerstoffmasken im Flugzeug. Auch dort werden Erwachsene gebeten, sich selbst erst die Maske aufzusetzen, bevor sie dem Kind helfen sollen. Genauso sollten Sie es hier auch machen. Nehmen Sie sich die Zeit, zur Ruhe zu kommen. Atmen Sie tief durch, reden Sie beruhigend zu sich selbst in einem inneren Dialog, versuchen Sie, achtsam wahrzunehmen, wo Sie gerade sind und was im Raum passiert und wo Sie stehen, um sich damit wieder zu erden. Das Kind kann sich in diesem Moment selbst nicht mehr beruhigen und braucht unbedingt Ihre Unterstützung.
- **Achten Sie gleichzeitig gut auf sich.** Sorgen Sie zuerst für Ihre Sicherheit und auch, wenn möglich, für die Sicherheit des Kindes. Wenn es Unterstützungspersonen in Ihrem Umfeld gibt, so bitten Sie um Hilfe.
- **Bleiben Sie im Kontakt mit dem Kind/Jugendlichen und strahlen Sie Sicherheit aus.** Jetzt ist nicht die richtige Zeit für Auszeiten oder harte Konsequenzen. Das Kind zeigt Überlebensreaktionen und kann im Moment nicht anders handeln. Dies bedeutet nicht, dass diese Situationen nicht hinterher nachbesprochen oder später mit Konsequenzen belegt werden können.
- **Begrenzen Sie Überlebensreaktionen, die gefährlich sind, oder bringen Sie sich und andere in Sicherheit.** Falls noch andere Kinder in der Nähe sind, so bitten Sie sie, aus dem Zimmer zu gehen.
- **Erklären Sie genau, was Sie tun und auch warum.** Dies ist besonders wichtig, wenn Sie sich aus der Gefahrenzone entfernen müssen oder dem Kind/Jugendlichen Freiraum geben wollen, um sich selbst zu beruhigen. In eskalierten Situationen entstehen schnell Missverständnisse. Das Kind sollte wissen, dass Sie weiter an der Beziehung mit ihm interessiert sind. Manchmal muss dies auch mehrfach gesagt werden, damit es beim Kind überhaupt ankommt.

- **Bieten Sie emotionale Unterstützung an,** bevor Sie versuchen, gemeinsam mit dem Kind die Situation zu lösen. Gestresste Gehirne sind nur vermindert in der Lage, logisch zu denken und Lösungen zu entwickeln. Sie müssen sich zuerst beruhigen. Dazu braucht es Verständnis, Trost und emotionale Begleitung, auch dann, wenn die Forderungen und Beschuldigungen in diesem Moment völlig überzogen und nicht immer logisch sind. Lassen Sie diese einfach so stehen und fokussieren Sie stattdessen auf die Gefühle des Kindes/Jugendlichen. Für das Kind/den Jugendlichen ist die Situation in diesem Moment schlimm, selbst dann, wenn es für andere im Moment nicht verständlich ist. Oft müssen Bezugspersonen den Kindern und Jugendlichen auch Gefühle anbieten, weil sie selbst in diesem Moment schlecht sagen können, was mit ihnen los ist. Bei Kindern und Jugendlichen, die mit der Überlebensreaktion Erstarrung reagieren, muss manchmal erst abgewartet werden, bis sie wieder zu sich kommen und ansprechbar sind, bevor Sie emotionale Unterstützung anbieten können.
- **Bieten Sie vorsichtig Emotionsregulationsmöglichkeiten an.** Achten Sie dabei auf die Reaktion. Es kann sein, dass das Kind/der Jugendliche dazu im Moment überhaupt nicht in der Lage ist.
- **Bieten Sie so lange nichts anderes als emotionale Unterstützung an, bis sich das Kind/der Jugendliche sichtlich beruhigt hat.** Achten Sie auf körperliche Signale. Wie ist der Gesichtsausdruck? Ändert sich die Gesichtsfarbe wieder? Wie ist der Blick? Ist das Kind wieder ansprechbarer?
- **Überlegen Sie mit dem Kind/Jugendlichen gemeinsam, was jetzt in diesem Moment sinnvoll sein kann, um sich besser zu fühlen.** Es kann sein, dass die bevorstehende Situation oder Aufgabe zu diesem Zeitpunkt gar nicht mehr bewältigbar ist und dass es nur darum geht, wieder in einen guten und stabilen Zustand zu kommen. Begleiten Sie das Kind dabei, in dem Sie gemeinsam überlegen, was jetzt in diesem Moment hilfreich sein könnte, um wieder zu inneren Kräften zu kommen. Das Kind braucht jetzt Ihre Kreativität und Ihren Weitblick, damit Unterstützung organisiert werden kann.
- **Wenn möglich, werten Sie die Situation (evtl. auch erst zu einem späteren Zeitpunkt) mit dem Kind aus:** Was können Sie aus der Situation lernen? Wie kann eine ähnliche Situation das nächste Mal besser vorbereitet, bewältigt oder durchgestanden werden?

Die Perspektive der Kinder: Entwicklungsrisiken und Schutzfaktoren

Menschen mit einer psychischen Störung haben etwa genauso häufig Kinder wie Menschen ohne psychiatrische Diagnose. Mehrere Untersuchungen ergaben, dass etwa 10 bis 30 % der Patient*innen in psychiatrischen Kliniken in Deutschland Eltern minderjähriger Kinder sind. Bis heute sind keine genauen Angaben über die Zahl der Kinder, die bei mindestens einem psychisch erkrankten Elternteil aufwachsen, zu finden (Mattejat, 2014). Die Zahl der Kinder, die im Verlauf eines Jahres die psychische Erkrankung eines Elternteils erleben, wird auf etwa drei Millionen geschätzt, wovon 175.000 pro Jahr miterleben, dass der betroffene Elternteil stationär behandelt wird. Da allgemein davon auszugehen ist, dass eine psychische Störung eines Familienmitgliedes belastende Auswirkungen auf vor allem nahe Angehörige des/der Betroffenen hat, sind insbesondere die Kinder dieser Familien in den Fokus zu rücken. Dies spiegelt sich auch in der stark angewachsenen Literatur zu genau diesem Thema wider. Forschungsergebnisse der letzten Jahre belegen einen signifikanten Zusammenhang zwischen einer psychischen Erkrankung der Eltern und einem erhöhten Entwicklungsrisiko für deren Kinder: Im Vergleich zu Kindern aus Familien ohne psychische Störung auf elterlicher Seite, haben Kinder mit mindestens einem psychisch erkrankten Elternteil ein drei- bis vierfach erhöhtes Risiko, selbst eine psychische Störung zu entwickeln (Lenz, 2014). Studien belegen, dass etwa 50 bis 60 % aller Kinder psychisch kranker Eltern selbst im Laufe ihrer Kindheit und Jugend psychisch auffällig werden oder sogar selbst eine psychische Störung entwickeln (im Vergleich zu einer Prävalenz von circa 10 % in der Gesamtbevölkerung; Ravens-Sieberer et al., 2006), wobei diese in den überwiegenden Fällen nur zeitweilig auftritt. Etwa 10 bis 30 % der Kinder weisen eine persistierende kinderpsychiatrische Störung auf. Dabei handelt es sich nicht zwangsläufig um die gleiche Störung, wie sie bei dem betroffenen Elternteil diagnostiziert wurde (Wiegand-Grefe et al., 2013).

Häufig gehen mit einer elterlichen psychischen Störung psychosoziale Belastungen einher durch z. B. wiederholte und langfristige Klinikaufenthalte und damit Trennungen zwischen Eltern(-teilen) und ihren Kindern, Konflikte zwischen den Eltern, Arbeitslosigkeit, ein niedriger Sozialstatus und finanzielle Probleme. Weitere Schwierigkeiten ergeben sich aus mangelnden Beziehungs- und Erziehungskompetenzen der Eltern, Verwahrlosung, körperlichen und seelischen Misshandlungen sowie Schuld- und Angstgefühlen der Kinder (Wiegand-Grefe et al., 2009; Lenz, 2014).

Allerdings entwickelt ein Großteil der Kinder von psychisch erkrankten Eltern selbst keine psychische Störung. Dies lässt sich auf förderliche Faktoren zurückführen, die sich positiv auf die kindliche Gesamtentwicklung auswirken und damit der genetischen Vulnerabilität und den ungünstigen psychosozialen Bedingungen entgegenwirken. Jungbauer (2010) unterscheidet zwischen generellen und spezifischen Schutzfaktoren, welche besonders bei Kindern psychisch kranker Eltern relevant sind. Generelle Widerstandsfähigkeit lässt sich auf verschiedenen Ebenen aufzeigen: Auf der personalen Ebene zählt hierzu z. B. eine durchschnittliche Intelligenz, ein positives Selbstwertgefühl, emotionale Kompetenzen und Empathie, soziale und handlungsorientierte Problemlösefähigkeiten sowie ein Temperament, das positive Umweltreaktionen hervorruft. Die familiäre Ebene zeichnet sich durch eine sichere Bindung zu mindestens einer nahen Bezugsperson sowie durch ein positives Familienklima aus und auf der sozialen Ebene ist u. a. das Vorhandensein von Freunden und anderen Menschen, die unterstützend zur Seite stehen, von Bedeutung. Spezifische protektive Faktoren sind beispielsweise ein altersentsprechendes Wissen um die elterliche Erkrankung, die Sicherheit, keine Schuld an dieser zu haben, sowie das Gefühl, auch von dem erkrankten Elternteil geliebt zu werden, Bewältigungsstrategien in Krisensituationen sowie Krankheitseinsicht und ein Problembewusstsein auf Elternseite.

Die Perspektive der Eltern

Die Zahl der Eltern mit psychischer Störung ist bislang weitgehend ungeklärt: Dies lässt sich u. a. darauf zurückführen, dass Untersuchungen häufig nur bestimmte Personengruppen in ihre Stichprobe aufnehmen können. Es lässt sich jedoch sagen, dass ein großer Teil der stationär behandelten Personen Eltern sind, die in der Regel auch mit ihren minderjährigen Kindern zusammenleben. Die Wahrscheinlichkeit, als psychisch erkrankte Person Kinder zu bekommen, erhöht sich durch die Faktoren weibliches Geschlecht und höheres Alter. Die Art der Diagnose und der Verlauf der Störung scheinen zusätzlich eine nicht geringe Rolle zu spielen (Lenz, 2014). Der Wunsch nach einem Kind und einer intakten Familie scheint auch bei vielen Personen – vor allem bei Frauen – mit psychischer Störung vorhanden zu sein. Auf der anderen Seite besteht eine große Verunsicherung und oft ein Wissen um die zusätzliche Belastung, die ein Kind mit sich bringt. Insbesondere die Angst vor dem Verlust des Sorgerechts und vor Stigmatisierung wiegt schwer. Zusätzlich kommt die Sorge hinzu, dem Kind durch störungsbedingte Verhaltensweisen zu schaden, es zu ängstigen, zu verletzen oder sogar zu töten.

Mehrere Untersuchungen zeigten, dass die meisten Eltern auf der einen Seite (viel) Freude bei der Erziehung ihrer Kinder haben, auf der anderen Seite belastende Situationen im Familienalltag häufig mit ungünstigen Erziehungsverhaltensweisen kovariieren und einen Risikofaktor für die Eltern-Kind-Interaktion darstellen. Beispielsweise kamen Griepenstroh et al. (2013) zu dem Ergebnis, dass die Gruppe der Eltern mit psychischer Störung signifikante Unterschiede in ihren Erziehungskompetenzen im Vergleich zu einer nicht-klinischen Kontrollgruppe aufzeigte. Eltern(-teile) mit psychischen Störungen zeigen häufig Schwierigkeiten im Erziehungsverhalten und berichten von einem Erleben permanenter Überforderung in der Erfüllung der Elternrolle. Dies kann sich unter anderem in feindseligem Verhalten gegenüber den Kindern, geringer emotionaler Beteiligung im interaktionellen Kontakt, einem inkonsistenten und konfliktausweichenden Erziehungsstil, dem Nutzen von harten – auch körperlichen – Strafen sowie geringer Strukturierung, Reglementierung sowie emotionaler Kälte widerspiegeln.

»Die Eltern reagieren hierbei nicht auf die kindlichen Signale, ihr Verhalten wird vielmehr durch ihre eigenen Bedürfnisse gesteuert und sie äußern sich den Kindern gegenüber vermehrt feindselig bzw. abweisend und entwertend« (Lenz, 2014, S. 19). Es sind zudem Verhaltensweisen wie Überbehütung und Einengung des kindlichen Handlungs- und Bewegungsspielraums aus Sorge um die Kinder zu beobachten. Weiter kommt es bei bestimmten Störungsbildern zu impulsivem und für die Kinder nicht berechenbarem Interaktionsverhalten. Merkmale von diesen Verhaltensmustern sind Unter- bzw. Überstimulation sowie Unberechenbarkeit, was sich auch im Kommunikationsverhalten zwischen Eltern und ihren Kindern widerspiegelt. In einer Studie zur Perspektive von Familien in Einbezug der Familienfunktionalität, der elterlichen Störung, des Bindungsverhaltens und der kindlichen Lebensqualität von Pollak et al. (2011), konnte herausgefunden werden, dass das Familienleben besonders beeinträchtigt zu sein scheint, wenn das elterliche Bindungsverhalten von Ambivalenz und somit von einer überhöhten Bedürftigkeit der eigenen Person geprägt ist.

Über diese generelle oder zeitweise Einschränkung ihrer Erziehungsfähigkeit – speziell in akuten Phasen – sind sich die meisten Eltern bewusst. Andererseits empfinden es viele als übergriffig und kränkend, wenn ihre Erziehungskompetenzen per se angezweifelt werden. Im Gesamten führt dies nicht selten zu starken Schuldgefühlen, einer geringen Selbstwirksamkeitserwartung, dem Gefühl, keine gute Mutter bzw. kein guter Vater zu sein, und letztlich auch zu einer sehr negativen Wahrnehmung der eigenen Person, was wiederum die psychopathologische Symptomatik der Störung begünstigen oder sogar aufrechterhalten kann (Mattejat, 2014). An dieser Stelle ist es die Aufgabe von Psychotherapeut*innen, Ärzt*innen, Hebammen, Sozialarbeiter*innen, Pädagog*innen usw., achtsam, unterstützend und respektvoll mit diesen Eltern umzugehen. Nicht außer Acht zu lassen ist, dass trotz der Schwierigkeiten, die auf der Seite der Eltern bestehen, davon auszugehen ist, dass die meisten Eltern(-teile) mit psychischer Störung ihre Elternrolle annehmen, ein verantwortungsbewusstes Elternverhalten zeigen, ihre Erziehungsstile reflektieren und die Entwicklung ihrer Kinder gerne positiv beeinflussen möchten. Psychologische und sozialpädagogische Interventionen sollten darauf abzielen, Eltern in der konkreten Umsetzung ihrer Erziehungsziele zu unterstützen, und die Ressourcen und Copingstrategien für Krisensituationen sowohl bei dem erkrankten Elternteil als auch bei den Kindern und dem/der Partner*in zu erhöhen (Jankowski et al., 2018).

Parentifizierung – eine problematische Form der Eltern-Kind-Interaktion

Parentifizierung ist ein vielfach beschriebenes Phänomen und entstammt ursprünglich der psychoanalytischen Therapieschule. Später wurde es von der systemischen Familientherapie übernommen und fortgesetzt: Es beschreibt die Nicht-Einhaltung der Generationengrenzen von Subsystemen innerhalb der Familie, welche für die Funktionalität einer Familie von großer Bedeutung sind. Boszormenyi-Nagy und Spark (1981, S. 209) definieren Parentifizierung als »subjektive Verzerrung einer Beziehung – so, als stelle der Ehepartner oder gar eines der Kinder einen Elternteil dar«. Es findet demnach eine Rollenumkehr statt, wodurch entweder die Kinder oder der/die (Ehe-)Partner*in in die Verantwortung kommen, für das Wohlergehen eines Elternteils bzw. des/der Partner*in zu sorgen. Im Folgenden soll vorzugsweise auf die Parentifizierung zwischen Eltern und Kindern eingegangen werden. Unterschieden wird zwischen emotionaler und instrumenteller Parentifizierung.

Emotionale Parentifizierung. Von emotionaler Parentifizierung wird gesprochen, wenn z. B. Kinder die Fürsorge für einen (psychisch erkrankten) Elternteil oder ein jüngeres Geschwisterkind übernehmen oder sie die Rolle eines Schiedsrichters, Friedensstifters oder Sündenbocks in konfliktreichen (Eltern-) Partnerschaften einnehmen und damit einen Verbündeten eines Elternteils darstellen. So versuchen sie, die emotionalen und sozialen Bedürfnisse (darunter können auch sexuelle Bedürfnisse fallen) der Eltern zu befriedigen.

Instrumentelle Parentifizierung meint das Übernehmen von Haushaltsführung und/oder Verpflegung von Familienmitgliedern sowie der Verantwortung für die Tagesstrukturierung und eventuelle Medikamenteneinnahme. Insbesondere in Krisenzeiten zeigen psychisch erkrankte Eltern Schwierigkeiten, ihre Rolle auszuführen, und stehen damit ihren Kindern nicht ausreichend zur Verfügung.

Destruktive Parentifizierung. Sobald das Gleichgewicht zwischen Geben und Nehmen innerhalb eines Familiensystems gestört ist, das Kind seine Bedürfnisse denen der Eltern hinten anstellt, für sein Handeln keine Anerkennung erhält und dies über einen längeren Zeitverlauf im Kindesalter auftritt, wird von einer destruktiven Parentifizierung gesprochen. Somit kann dieses Familienmuster als spezifische Ausprägung von psychischer Misshandlung an dem Kind angesehen werden. Häufig stellen diese Kinder eine Kraftquelle und einen engen Vertrauten für eines der beiden Elternteile – oder sogar für beide – dar. Den Preis, den die Kinder dafür zahlen, ist die Aufgabe ihrer eigenen Bedürfnisse nach positiver Wichtigkeit, Fürsorge und Sicherheit für die instrumentellen und emotionalen Bedürfnisse der Eltern. Neben der destruktiven Form der Parentifizierung kann eine vorübergehende Verantwortungsübernahme vonseiten des Kindes – aufgrund schwieriger Lebensumstände wie z. B. einer schweren Erkrankung eines Familienmitgliedes oder auch kultureller Gegebenheiten – für bestimmte Bereiche des familiären Zusammenlebens unter Berücksichtigung der kindlichen Bedürfnisse, des Entwicklungsalters und der Angemessenheit der ans Kind herangetragenen Anforderungen als gesunde und adaptive Form gewertet werden (Graf & Frank, 2001; Müller, 2008).

Ursachen für dieses Interaktionsmuster können sowohl auf Elternseite als auch auf der Seite der Kinder ausgemacht werden: Eine elterliche psychische Störung stellt dabei nur ein mögliches Erklärungsmuster dar. Weiter kann solch ein Muster aufgrund biografischer Bindungs- und Beziehungserfahrungen der Eltern und im Sinne der transgenerationalen Weitergabe erklärt werden. So fordern Eltern eine vermehrte Fürsorge nicht von den eigenen Eltern, sondern von ihren Kindern ein. Ein wichtiger Bedingungsfaktor stellt die Akzeptanz dieser Rolle – als parentifiziertes Kind – aufseiten des Kindes dar, was die dysfunktionale Familiendynamik durchaus stabilisieren kann. Das Konzept der Parentifizierung scheint zudem Verbindungen zur Bindungstheorie aufzuweisen: Insbesondere bei Kindern mit einem vermeidend-unsicheren und solchen mit einem desorganisierten Bindungsstil lässt sich diese Art der Fürsorge beobachten und kann in diesem Zusammenhang als Copingstrategie der Kinder gewertet werden. So lernen die Kinder, »sich exakt in die inneren Zustände der Eltern einzufühlen, entwickeln dem entgegen aber sehr wenig Wahrnehmung der eigenen Gefühle« (Schier et al., 2011, S. 365).

Langzeitfolgen. Ein instabiles und vermindertes Selbstwertgefühl, Ablösungs- und Identitätsprobleme, (stark ausgeprägte) Depressionen, geringe Selbstregulation, Defizite der sozialen Kompetenzen und suizidales Verhalten können als negative Langzeitfolgen von Parentifizierung auftreten. Weitere Folgen können neben dem Verlust von Sorglosigkeit und Lebensfreude permanente Schuld- und Überforderungsgefühle, schlechte oder besonders herausragende schulische Leistungen, welche mit einem großen Erfolgs- und Perfektionsstreben zu erklären sind, sowie das Aufgeben sozialer Kontakte sein. Parentifizierte Kinder zeigen sich häufig »hin- und hergerissen zwischen dem grandiosen Gefühl der Macht und Einzigartigkeit (wegen der Sonderstellung) und der Verzweiflung, doch nicht zu genügen« (Graf & Frank, 2001). Parentifizierte Kinder stehen insbesondere in der Adoleszenz vor der großen Aufgabe, sich von ihren Eltern zu lösen sowie Eigenständigkeit zu entwickeln und selbstbestimmt zu handeln.

Im Leben eines Elternteils mit psychischer Erkrankung kann es wiederholt zu Krisen unterschiedlichen Ausmaßes kommen. Eine intensive Vorarbeit und ein kompetentes Krisenmanagement sowie eine Unterstützung bei der Suche von Konfliktlösungsstrategien können Eltern(-teilen) und ihren Kindern helfen, frühzeitig aus der Krisenspirale auszusteigen bzw. aus einer entstandenen Krise keinen Notfall (einschließlich einer Kindeswohlgefährdung nach § 8a SGB VIII) werden zu lassen.

Wichtig

Das oberste Ziel in der Krisenintervention sollte sein, die Eltern(-teile) zu stabilisieren und im Familiensystem eine Entlastung zu schaffen. Tritt für einen Elternteil mit psychischer Erkrankung allerdings eine suizidale Krisensituation auf, ist ein unverzügliches Tätigwerden und ein sofortiges Einleiten von (therapeutischen) Unterstützungsmaßnahmen erforderlich.

Zunächst sollte die akute Selbst- und/oder Fremdgefährdung abgeklärt werden, um eine Gefahr – z. B. die eines Suizides – abzuwenden. Helfersysteme sind hier aufgefordert, nicht vorschnell aufgrund von Angst, Zeit- und Handlungsdruck aus einer Krise einen Notfall werden zu lassen und eine sofortige Klinikeinweisung zu veranlassen. Häufig können klassische Kriseninterventionen die vorherrschende Situation entschärfen.

Wichtig

Es muss zu jedem Zeitpunkt gründlich abgewogen werden, wie hoch das Gefährdungspotenzial – ausgehend von dem Elternteil – eingeschätzt wird, wenn eine psychiatrische Klinikeinweisung des Elternteils und damit verbunden eine Fremdunterbringung der Kinder veranlasst wird (aufgrund der Tatsache, dass der zweite Elternteil nicht verfügbar ist). Zunächst sollte dem betroffenen Elternteil ein Gesprächsangebot unterbreitet werden, um Möglichkeitsräume für eine konstruktive Krisenbewältigung zu eröffnen. Ressourcenaktivierende Methoden sowohl im Vorfeld (präventiv) als auch in akuten Krisensituationen ermöglichen eine Veränderung der Sichtweise auf die eigene Person. So können u. a. erfolgreiche Bewältigungsstrategien vorangegangener Krisen helfen, sich als selbstwirksam und kompetent zu erleben.

Notfallplan. Zudem wird empfohlen, mit Elternteilen einen Krisen- bzw. Notfallplan anzulegen, um gleichzeitig für sich aber auch für die Sicherheit und das Wohl ihres Kindes sorgen zu können. Ein Krisen- bzw. Notfallplan sollte wichtige Personen (inkl. deren Kontaktdaten) enthalten, die eine schnelle Unterstützung sicherstellen können. Auch für die Kinder erscheint die Erstellung eines solchen Planes als wirksame Methode mit dem Ziel, die Selbstwirksamkeitserwartung zu stärken und dem kindlichen Bedürfnis nach Sicherheit gerecht zu werden. So können verbindliche Absprachen mit den vom Kind ausgesuchten Bezugspersonen getroffen werden, um in Krisensituationen handeln zu können und entstehenden negativen Gefühlen, wie z. B. Angst, Trauer oder Scham, entgegenzuwirken. Auch für die Eltern stellt die Sicherheit, dass ihr Kind versorgt ist, wenn sie selber gerade nicht in der Lage sind, ihren elterlichen Aufgaben nachzukommen, eine Entlastung dar. Solche Krisen- bzw. Notfallpläne können u. a. auf zuvor erstellten Netzwerkkarten basieren. Die speziell für die Kinder erarbeiteten Pläne enthalten neben Kontakten zu möglichst engen Bezugspersonen und/oder Menschen aus dem Helfersystem – soweit es das Alter zulässt –, Informationen darüber, welche Gegenstände bei dem Kind Gefühle von Sicherheit und Geborgenheit hervorrufen und sie bei der Emotionsregulation unterstützen können, wie z. B. Kuscheltiere und -decken, Fotos von schönen Erlebnissen, Hörspiele oder Musik-CDs u. v.m. Der Elternteil wird über den Aufenthaltsort des Kindes informiert und kann gegebenenfalls mit den Kindern in Kontakt treten, soweit es für deren Wohl förderlich erscheint.

Sollte es zu einer mittel- bis längerfristigen Trennung zwischen dem Elternteil und seinem Kind gekommen sein, ist es die Aufgabe von (professionellen) Helfersystemen, das System darin zu unterstützen, wieder zueinander zu finden. Das Kind sollte in die Entscheidung, wie der Kontakt zum Elternteil wiederhergestellt wird, mit einbezogen werden. Zudem kann es sinnvoll erscheinen, die in der Krisenzeit bedeutsamen Bezugspersonen der Kinder in die Rückführung dieser einzubinden

Notfallplan für Krisensituationen (Eltern)

Diese Personen stehen im Krisenfall für die Betreuung meines Kindes zur Verfügung (bitte Verhältnis und Kontaktdaten mit angeben):

(1) ....

....

....

....

(2) ....

....

....

....

(3) ....

....

....

....

Für mein Kind sind folgende Punkte wichtig, um sich wohl zu fühlen:

....

....

....

Das mag mein Kind überhaupt nicht:

....

....

....

So schläft mein Kind:

....

....

....

Das isst mein Kind am liebsten:

....

....

....

Mein Kind bekommt folgende Medikamente regelmäßig:

....

....

....

Diese Personen kenne ich gut und mag ich:

(1) ....

....

....

....

(2) ....

....

....

....

(3) ....

....

....

....

Wenn ich nicht zu Hause bin, brauche ich Folgendes, um mich wohl zu fühlen:

....

....

Das sollten die oben genannten Personen über mich wissen:

....

....

Wenn ich schlafen gehe, brauche ich:

....

....

Das esse ich am liebsten:

....

....

....

Wenn ich mich … fühle, dann brauche ich:

einsam: ....

....

....

traurig: ....

....

....

wütend: ....

....

....

Wie ist es dem Kind in der Zeit ohne seine Mutter/seinen Vater ergangen?

....

....

....

Welche Gefühle hat das Trennungserlebnis bei dem Kind ausgelöst?

....

....

....

Was ist in der Krisensituation gut gelaufen?

....

....

....

Was sollte beim nächsten Mal besser funktionieren?

....

....

....

Was brauchen die Kinder von ihrer Mutter/ihrem Vater jetzt, um ihr/ihm wieder Vertrauen schenken zu können und sich bei ihr/ihm sicher zu fühlen?

....

....

....

AB 96 Zurück zu Mama und/oder Papa

J K

Wie ist es mir in der Zeit ohne meine Mama und/oder meinen Papa ergangen?

....

....

....

Welche Gefühle hat die Trennung bei mir ausgelöst?

....

....

....

Was ist in der für mich schwierigen Situation gut gelaufen?

....

....

....

Was sollte beim nächsten Mal besser funktionieren?

....

....

....

Was brauchen ich nun von meiner Mutter und/oder meinem Vater, um ihr/ihm wieder zu vertrauen und mich bei ihr/ihm sicher zu fühlen?

....

....

....

Netzwerke nutzen, wenn es mal schwierig ist

T B

Je nach emotionaler Verfassung oder auch psychischer Erkrankung der Eltern(-teile) kann die Ausführung ihrer elterlichen Rolle mehr oder weniger beeinträchtigt sein. Für Phasen, in denen Schwierigkeiten dabei entstehen, in angemessener Weise für ihre Kinder zu sorgen, sollten soziale Ressourcen – wie Verwandte, Freund*innen, Bekannte und Nachbar*innen, aber auch professionelle Helfer*innen – aktiviert werden, um das Wohl der Kinder sicherzustellen.

Netzwerkkarten. In der Therapie und Beratung können sogenannte Netzwerkkarten (auch VIP-Karten oder Family-Helfer-Map) erstellt werden: Darüber bekommt der/die Therapeut*in oder der/die Berater*in Informationen über die Größe des (Familien-)Systems, die sich aktuell im System befindenden professionellen Helfer*innen und Institutionen, die Beziehung zwischen den Personen und auch über Faktoren wie Nähe, Distanz, Grenzen und Koalitionen. Die Methode lässt sich auch sehr gut mit Kindern (ab dem Vorschulalter) und Jugendlichen umsetzen, um zu erfahren, welche Personen sie im System für besonders wichtig erachten und zu wem sie eine (möglichst positive) bedeutsame Beziehung aufweisen.

Patenschaft. Soziale Ressourcen können auch gezielt durch die Einrichtung einer Patenschaft für schwierige Phasen (bei schweren Erkrankungen der Eltern, Überforderung usw.) für die Kinder gefördert werden. Die Vermittlung dieser Patenschaften übernehmen regionale Institutionen wie z. B. der Allgemeine Soziale Dienst, Erziehungsberatungsstellen, der Kinderschutzbund sowie weitere Träger der Jugendhilfe, Psychiatrische Kliniken oder der Sozialpsychiatrische Dienst. Neben professionell tätigen Personen (u. a. Sozialpädagogische Familienhilfe) kann eine Person aus dem Verwandten- bzw. Bekanntenkreis der Familie diese Aufgabe übernehmen. Den Kindern können beispielsweise Freizeitaktivitäten, entlastende Gespräche sowie praktische Unterstützung, z. B. in schulischen Aufgaben, angeboten werden.

AB 97 Netzwerkkarte

P J K

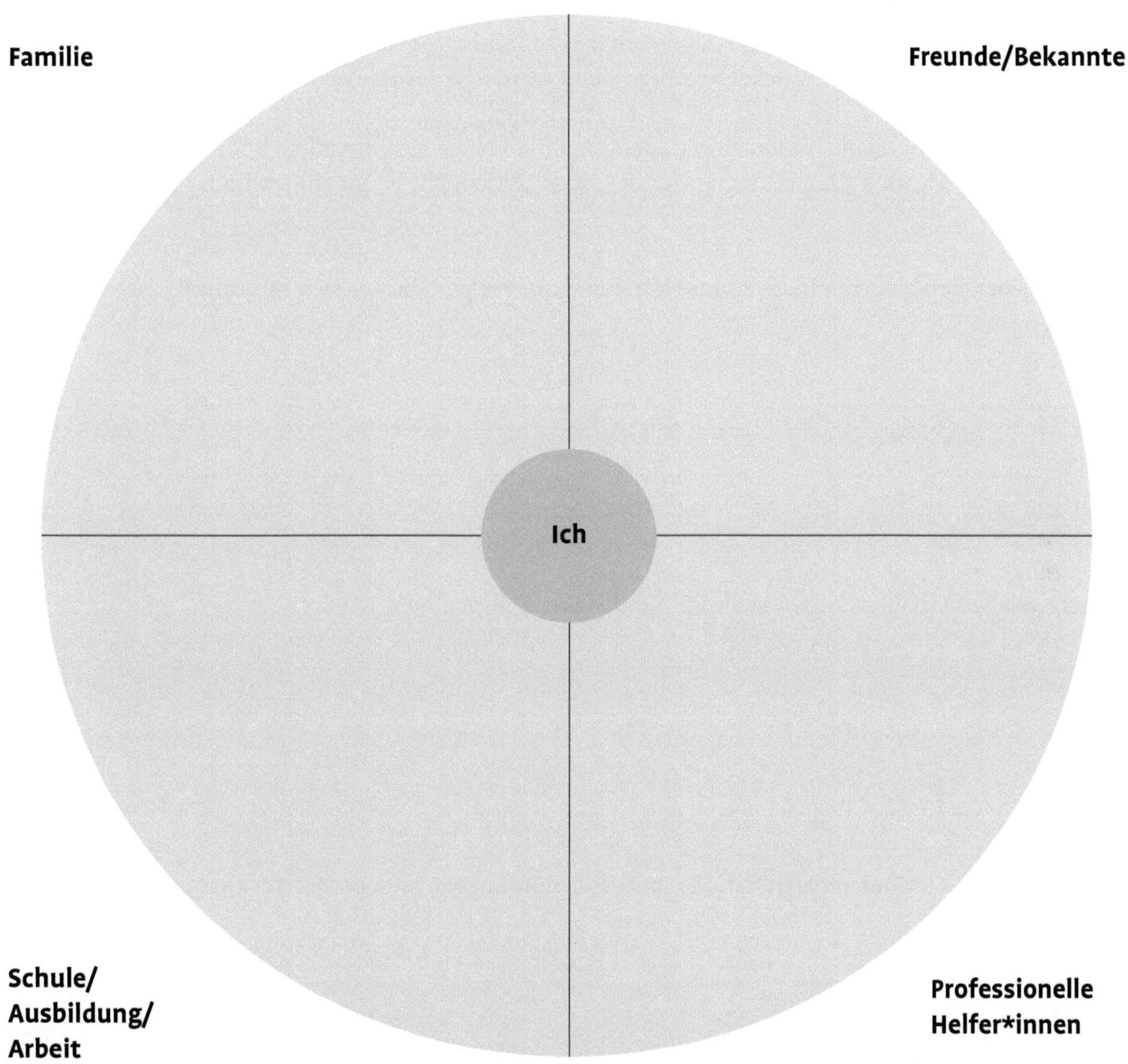

Viele Kinder in Pflege- und/oder Adoptivfamilien sowie in Jugendhilfeeinrichtungen haben in ihrer Herkunftsfamilie ängstigende Erfahrungen mit ihren Bindungspersonen gemacht. In ihrer neuen Umgebung scheinen sie häufig zurückzuweichen, wenn vonseiten der Pflege- oder Adoptiveltern oder der Bezugserzieher*innen in liebevoller Weise Nähe hergestellt wird. Die Kinder brauchen einerseits neue Eltern/Bezugspersonen, die ihnen zeigen, dass sie ihnen Nähe geben wollen, andererseits müssen sie erst in kleinen Schritten die Erfahrung machen, dass Nähe nicht beunruhigend oder ängstigend sein muss.

Welche Lebenserfahrungen Ihres Kindes können dafür sorgen, dass es sich nur schrittweise auf Nähe einlassen kann?

....

....

....

Durch welche Verhaltensweisen stellt Ihr Kind Nähe zu Ihnen her?

....

....

....

Wie können diese Momente der Nähe besonders schön/angemessen gestaltet werden?

....

....

....

Welche weiteren Angebote könnten Sie machen, damit Sie in kleinen Schritten – ohne Überforderung durch zu schnelle »Tiefe« – mehr Nähe erleben können?

....

....

....

Entwicklungsrückstände berücksichtigen

B **E**

Viele Pflege- und Adoptivkinder und Kinder in Jugendhilfe sind nicht in vollem Umfang entsprechend ihres Lebensalters entwickelt. Im Gegenteil: Aufgrund ihrer schwierigen Lebenserfahrungen im emotionalen und sozialen Bereich ist ihre Reife gerade in diesen Bereichen erheblich verzögert. Mögliche körperliche und auch intellektuelle Entwicklungsrückstände werden in einer neuen Umgebung durch angemessene und liebevolle Betreuung in vielen Fällen im Laufe der Zeit aufgeholt. Die länger bestehenden sozialen und emotionalen Entwicklungsrückstände werden dann oft übersehen, sodass in dieser Hinsicht zu hohe Anforderungen gestellt werden, die die Kinder nicht erfüllen können.

Wie alt ist mein Kind? .... Jahre

Welchem Lebensalter entspricht die kognitive Entwicklung meines Kindes im Vergleich mit anderen Kindern? .... Jahre

Welchem Lebensalter entspricht die emotionale Entwicklung meines Kindes im Vergleich mit anderen Kindern? (Mögliche Kriterien: Fähigkeit zur Selbstberuhigung; Reaktion auf belastende Ereignisse; Belastetheit des Kindes bei bestimmten Ereignissen im Vergleich mit anderen Kindern; allgemein: Reife der emotionalen Reaktion) .... Jahre

Welchem Lebensalter entspricht die soziale Entwicklung meines Kindes im Vergleich mit anderen Kindern? (Mögliche Kriterien: Kontaktaufnahme mit Gleichaltrigen; Gestaltung von Freundschaftsbeziehungen wie ein Kleinkind, ein Schulkind, ein/e Jugendliche/r?) .... Jahre

Bei welchen Gelegenheiten muss ich beachten, dass mein Kind emotional und/oder sozial auf einem Entwicklungsstand ist, der nicht seinem/ihrem chronologischen Alter entspricht?

....

....

....

....

Wie kann ich solche Situationen so gestalten, dass ich mein Kind nicht überfordere?

....

....

....

....

Viele Pflege- und Adoptivkinder und Kinder in Jugendhilfe neigen in einem bestimmten Stadium der Beziehungsentwicklung zu den »neuen Eltern« bzw. den Bezugserzieher*innen dazu, auf einmal in ausgewählten Situationen Verhaltensweisen zu zeigen, die einer früheren Entwicklungsstufe angehören. Ein älteres Kind will auf einmal gefüttert oder gewaschen werden, ein Grundschulkind will im Kinderwagen gefahren werden usw. Viele Pflege- und Adoptiveltern sind von solchen Verhaltensweisen verunsichert. Nienstedt und Westermann (2006) haben überzeugend dargelegt, dass diese Verhaltensrückschritte tatsächlich aber ein sehr gutes Zeichen sind. In vielen Fällen zeigen die Kinder dieses Verhalten im Anschluss an die Phase extremer Konflikte im Kontext des Bindungsaufbaus. Es kann so interpretiert werden, dass die Kinder die »neuen Eltern« nun als solche anzunehmen bereit sind und sich danach sehnen, »nach-beeltert« zu werden, bestimmte Erfahrungen der früheren Kindheit mit den »neuen Eltern« nachzuholen. Empfehlenswert ist, diese »Rückfälle« zu akzeptieren und sie angenehm zu gestalten. In aller Regel handelt es sich um eine eher kurze vorübergehende Phase.

Welche regressiven Verhaltensweisen, d. h. Verhaltensweisen, die typisch für frühere Entwicklungsphasen sind, zeigt mein Kind?

....

....

....

Welche Gedanken/Befürchtungen löst dieses Verhalten in mir aus?

....

....

....

Was könnte ich stattdessen denken, wenn ich berücksichtige, dass dieses Verhalten oft dem Bedürfnis entspringt, mit den »neuen Eltern« Erfahrungen nachzuholen?

....

....

....

Wie kann ich diese Situationen besonders schön und beziehungsstiftend gestalten?

....

....

....

Viele Pflege- und Adoptivkinder und Kinder in stationärer Jugendhilfe tragen Konflikte mit ihren Bezugspersonen in extrem unangemessener Weise mit massiven Schimpfwörtern und auch körperlichen Angriffen aus. Eine plausible Erklärung dafür ist, dass hier Übertragungen stattfinden: Die Angriffe gelten nicht den neuen Bezugspersonen als Person, vielmehr handelt es sich um Übertragungen – die »neuen Eltern« bekommen die Aggressionen zu spüren, die den Herkunftseltern gelten. Für die betroffenen Bezugspersonen ist es oft schwierig, diese Beleidigungen und Angriffe auszuhalten, ohne sich persönlich angegriffen zu fühlen und – im Sinne einer Gegenübertragung – negative Gefühle (Wut) gegenüber dem Kind zu entwickeln. Für die eigene Psychohygiene, aber eben auch für den Aufbau einer Bindungsbeziehung zum Kind ist es wichtig, diese Angriffe ohne eigene Gefühlsüberwältigung und möglicherweise eigene aggressive Handlungen (Beschimpfungen) dem Kind gegenüber zu bewältigen. Bitte schauen Sie sich eine Konfliktsituation mit Ihrem Kind an, die Sie besonders belastet hat.

Was war die Ausgangssituation, die den Konflikt ausgelöst hat?

....

....

....

....

Was genau hat mein Kind gemacht?

....

....

....

....

Welchen Sinn kann dieses Verhalten vor dem Hintergrund der Lebenserfahrungen meines Kindes haben? Wer ist hier möglicherweise »eigentlich« gemeint?

....

....

....

....

Wie habe ich mich verhalten?

....

....

....

....

Wie ist die Situation ausgegangen?

....

....

....

....

Welche Gedanken könnten mir – unter Berücksichtigung dessen, was ich über die Lebensgeschichte meines Kindes weiß – in ähnlichen Konfliktsituationen helfen, mich günstiger zu verhalten, als ich es bisher getan habe?

....

....

....

....

....

....

Welches Verhalten will ich dann zukünftig in Konfliktsituationen mit meinem Kind zeigen?

....

....

....

....

Bindungsorientierte Entscheidungshilfe zur Frage der Rückführung von Pflegekindern an ihre leiblichen Eltern

Im Kontext von Inobhutnahmen ist nicht selten damit zu rechnen, dass leibliche Eltern, denen ihr Kind entzogen wurde, sich auf rechtlichem Wege um die Rückführung des Kindes in ihren Haushalt bemühen. Dies ist in jedem Fall eine schwierige Entscheidung, wenn davon ausgegangen werden kann, dass das Kind aus gutem Grund von seinen Eltern getrennt wurde. Von besonderer psychologischer Brisanz, gerade aus bindungspsychologischer Sicht, ist ein solches Ansinnen bei Kindern, die mit dem Ziel des Aufbaus neuer tragfähiger Bindungen als Dauerpflegekinder in eine Pflegefamilie gegeben wurden.

In diesem Zusammenhang werden auch psychosoziale Fachkräfte zu Rate gezogen, die in gutachtlichen Stellungnahmen oder in Gutachten zu dieser Frage gehört werden. Unabhängig von den rechtlichen Eckpunkten (vgl. dazu Borg-Laufs et al., 2021) sind aus bindungstheoretischer bzw. psychologischer Perspektive folgende Punkte dabei – in unterschiedlicher Gewichtung – zu berücksichtigen.

(1) Bindung des Pflegekindes an die Pflegeeltern

Von entscheidender Bedeutung ist, ob das Kind in der Zwischenzeit eine Bindung zu den Pflegeeltern oder einem Pflegeelternteil aufgebaut hat. Dies ergibt sich aus einer einzelfallbezogenen Diagnostik, die im Wesentlichen auf Anamnese, Exploration und Interaktionsbeobachtung beruht. Sofern eine Bindung zu den Pflegeeltern oder einem Pflegeelternteil entstanden ist, ist eine Rückführung zu den Herkunftseltern fast grundsätzlich abzulehnen. Dem aufgrund seiner gesamten Biografie einschließlich Bindungsabbrüchen erheblich belasteten Kind stünde ein neuer Bindungsabbruch bevor. Bindungsabbrüche sind aber nichts, woran man sich in gesunder Weise »gewöhnen« kann. Jeder neue Bindungsabbruch erhöht die Vulnerabilität und Belastetheit des Kindes erheblich und erhöht das Risiko für eine schwierige Entwicklung dramatisch.

(2) Bindung des Pflegekindes an die leiblichen Eltern

Relevant ist hier die Frage, ob überhaupt einmal eine schützenswerte Bindung an die leiblichen Eltern bestand. In vielen Fällen handelte es sich um hochunsicher-desorganisierte Bindungen oder es ist in der Herkunftsfamilie gar nicht zu einem Bindungsaufbau gekommen (Bindungsstörung). Dies ist anamnestisch und anhand vorhandener Vorgutachten zu klären. Sollte ein schützenswerte Bindung bestanden haben, so ist dann noch einzuschätzen, ob diese auch nach der Trennung von den Eltern noch Bestand hat. Je länger die Trennung angedauert hat, desto eher ist davon auszugehen, dass dies nicht mehr der Fall ist. Dies gilt wiederum um so mehr, je jünger das Kind ist. Die Befragung des Kindes muss mit der gebotenen Sensibilität durchgeführt werden. Sollte das Kind seine leiblichen Eltern trotz z. B. erlebter Misshandlungen oder erheblicher Vernachlässigungen eher idealisierend beschreiben, so ist möglicherweise von einer Angstbindung auszugehen, die nicht als schützenswert anzusehen ist. Falls bislang keine Umgangskontakte mit Herkunftseltern bestehen, dürfen diese nicht leichtfertig zum Zwecke einer Gutachtenerstellung hergestellt werden, um etwa die Eltern-Kind-Interaktion zu beobachten, da dies andere schwerwiegende Nebenwirkungen nach sich ziehen könnte.

(3) Wille des Kindes

Der vom Kind selbst geäußerte Wille wird bei erfolgreichem Bindungsaufbau in der Pflegefamilie häufig in die Richtung gehen, weiterhin bei den Pflegeeltern leben zu wollen. Wenn zwischen Pflegeeltern und Kind noch keine Eltern-Kind-Bindung entstanden ist, kann auch hier eine Angstbindung dazu führen, dass das Kind die Herkunftseltern idealisiert und den Wunsch äußert, wieder bei ihnen zu leben. Aber auch im Fall neuer Bindungen an die Pflegeeltern können verschiedene Dynamiken den vom Kind geäußerten Willen beeinflussen. Hier ist etwa an in Umgangskontakten vonseiten der Herkunftseltern oder der leiblichen Geschwister aufgebauten Druck zu denken, der das Kind in heftige Loyalitätskonflikte geraten lässt oder in anderer unangemessener Weise die Willensäußerung beeinflusst.

(4) Erziehungsfähigkeit der Pflegeeltern

Sofern eine sichere Bindung zum Kind aufgebaut werden konnte, ist schon allein aufgrund dieses Faktes eine hinreichende Erziehungsfähigkeit der Pflegeeltern anzunehmen. In Explorationsgesprächen und Verhaltensbeobachtungen kann diese Hypothese weiter überprüft werden. Allerdings muss in manchen Fällen berücksichtigt werden, dass gerade die im Raum stehende Forderung der Herkunftseltern, das Kind wieder zu ihnen zurückzuführen, für die Pflegeeltern eine enorme Belastung darstellt, wodurch das in einer Interaktionsbeobachtung gezeigte Verhalten möglicherweise weniger kompetent (z. B. überbehütend) erscheint, als es unter Normalbedingungen wäre.

(5) Erziehungsfähigkeit der Herkunftseltern

Sofern eine schützenswerte Bindung zu den Herkunftseltern besteht und noch keine neue Eltern-Kind-Bindung zu den Pflegeeltern aufgebaut wurde, ergibt sich die Frage der Erziehungsfähigkeit der Herkunftseltern. Auch hier ist eine Einzelfallentscheidung notwendig. Auch ehemals misshandelnde oder vernachlässigende Eltern können im Einzelfall, wenn sie sich engagiert z. B. auf einen psychotherapeutisch unterstützten Änderungsprozess eingelassen haben, Einstellungen, Haltungen und Verhaltensbereitschaften deutlich geändert haben. Allerdings ist hier zu berücksichtigen, dass deutlich über dem üblichen Niveau liegende elterliche Kompetenzen vorliegen müssen, da die Herkunftseltern es bei einer Rückführung in der großen Mehrzahl der Fälle nicht mit einem »einfachen« Kind zu tun bekommen, sondern mit einem mehrfach psychisch verletzten, in vielen Fällen verhaltensauffälligen Kind, welches für seine weitere Entwicklung die Begleitung sehr kompetenter erwachsener Bezugspersonen benötigt.

(6) Vulnerabilität/Resilienz des Kindes

Alle relevanten Untersuchungen (z. B. Linderkamp et al., 2008) zeigen, dass Pflegekinder in vielfacher Hinsicht hoch belastet sind. Ein erneuter Wechsel des Lebensortes – ggf. auf Anordnung eines Gerichtes sogar gegen den Willen des Kindes – würde eine erneute destabilisierende Erfahrung von Bindungs- und Kontrollverlust darstellen. Nur bei Kindern, die sich schon in der Vergangenheit auffällig resilient gezeigt haben, kann gehofft werden, dass diese erneute Erfahrung nicht zu einer dauerhaften Destabilisierung des Kindes führt. Im Übrigen ist die hohe Vulnerabilität der betroffenen Kinder in vielen Fällen auch ein guter Grund, Pflegefamilien mit zusätzlichen Hilfsangeboten zu unterstützen.

Die aufgeführten Fragen berücksichtigend, zeigt der Entscheidungsbaum auf der nächsten Seite auf, welche fachlichen Schlüsse sich in verschiedenen Konstellationen ergeben.

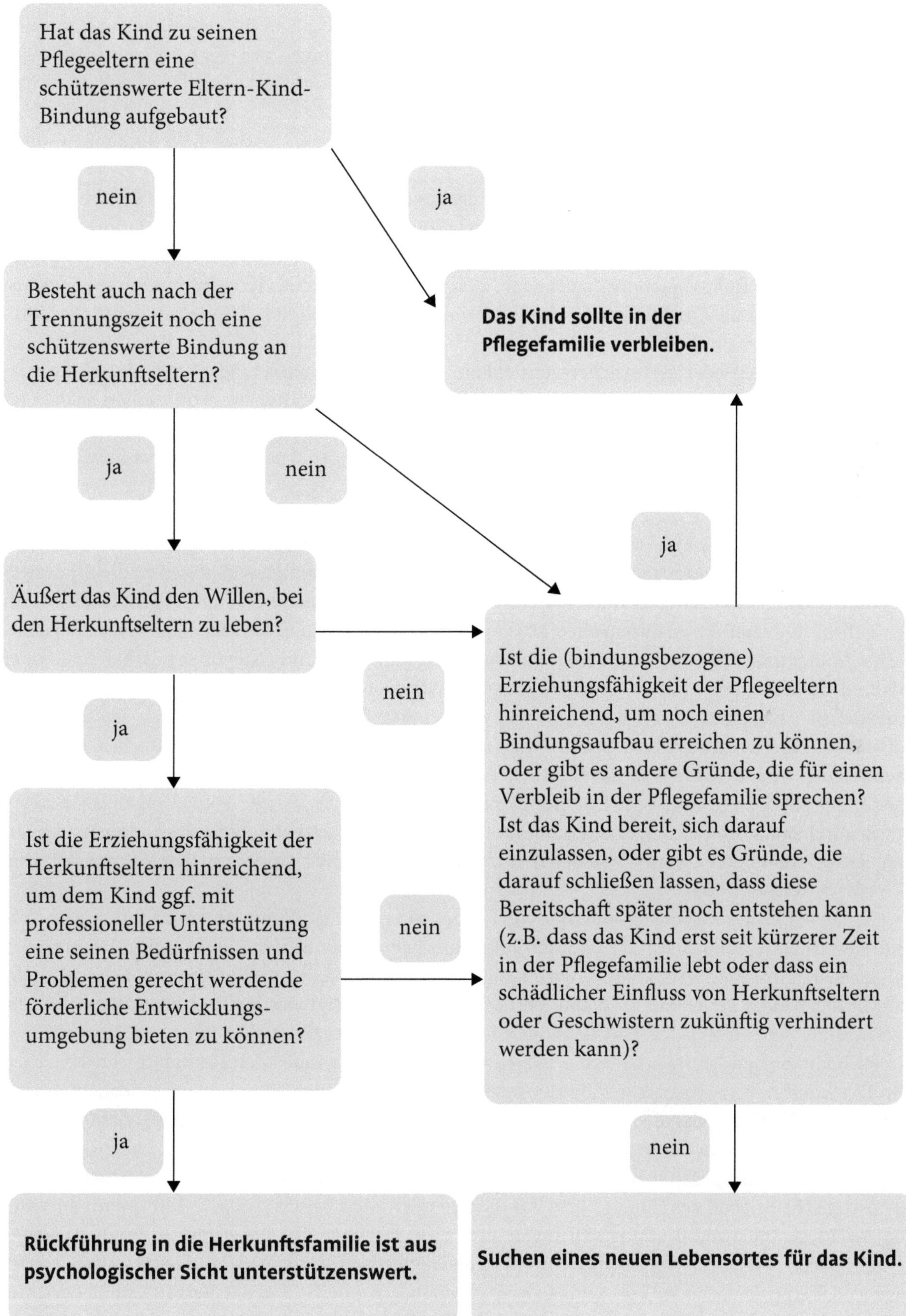
Hat das Kind zu seinen Pflegeeltern eine schützenswerte Eltern-Kind-Bindung aufgebaut?
nein
ja
Das Kind sollte in der Pflegefamilie verbleiben.
Besteht auch nach der Trennungszeit noch eine schützenswerte Bindung an die Herkunftseltern?
ja
nein
ja
Äußert das Kind den Willen, bei den Herkunftseltern zu leben?
nein
ja
Ist die (bindungsbezogene) Erziehungsfähigkeit der Pflegeeltern hinreichend, um noch einen Bindungsaufbau erreichen zu können, oder gibt es andere Gründe, die für einen Verbleib in der Pflegefamilie sprechen? Ist das Kind bereit, sich darauf einzulassen, oder gibt es Gründe, die darauf schließen lassen, dass diese Bereitschaft später noch entstehen kann (z.B. dass das Kind erst seit kürzerer Zeit in der Pflegefamilie lebt oder dass ein schädlicher Einfluss von Herkunftseltern oder Geschwistern zukünftig verhindert werden kann)?
Ist die Erziehungsfähigkeit der Herkunftseltern hinreichend, um dem Kind ggf. mit professioneller Unterstützung eine seinen Bedürfnissen und Problemen gerecht werdende förderliche Entwicklungsumgebung bieten zu können?
nein
ja
nein
Rückführung in die Herkunftsfamilie ist aus psychologischer Sicht unterstützenswert.
Suchen eines neuen Lebensortes für das Kind.

Nach einer Trennung der Eltern und auch nachdem ein Kind aus der Familie genommen wurde, spielt die Frage des elterlichen Umgangs eine bedeutsame Rolle. Heutzutage – das war nicht immer so – lässt sich sagen, dass bei der Regelung des Umgangsrechtes berücksichtigt wird, dass der Beziehungserhalt zu beiden Elternteilen eine große Rolle spielt, dies lässt sich aus § 1684 BGB Abs. 3 klar ableiten: »Zum Wohl des Kindes gehört in der Regel der Umgang mit beiden Eltern.« Vorhandene Bindungen sollen zum Wohl des Kindes erhalten werden.

Wiewohl sich heute immer mehr Umgangsregelungen etablieren, die weit über die früher sehr knapp gehaltenen Regelungen (z. B. ein Nachmittag alle 2 Wochen) hinausgehen, ist – insbesondere im Streitfall – zu prüfen bzw. zu klären, wieviel Umgang in welcher Form sinnvoll ist. Hier spielen viele Aspekte eine Rolle (vgl. Borg-Laufs et al., 2021), aber ein zentrales Kriterium in diesem Zusammenhang ist sicher die Qualität der Bindungen zwischen den Beteiligten. Explizit ist dabei allerdings festzuhalten, dass nicht nur sichere Bindungen erhaltenswert sind. Auch solche Bindungen, die als unsicher-ambivalent oder als unsicher-vermeidend zu bezeichnen sind, sind – auch wenn eine qualitative Verbesserung des Bindungsstatus wünschenswert wäre – erhaltenswert und sollen nach einer Trennung aufrechterhalten werden.

Anders einzuschätzen sind allerdings desorganisierte Bindungen. Hier ist besonders darauf zu achten, ob durch die Aufrechterhaltung der Kontakte durch regelmäßigen Umgang möglicherweise Schaden angerichtet wird. Dies ist der Fall, wenn die Bindungsperson gleichzeitig die Person ist, die Angst auslöst, etwa weil mit ihr Erfahrungen von Misshandlung oder Missbrauch gemacht wurden. Das Kind befindet sich in einer paradoxen Situation, denn wenn es Schutz benötigt, will es sich an die Bindungsperson wenden. Gleichzeitig ist diese aber die Person, die die Schutzbedürftigkeit gerade auslöst. In den Fällen, in denen davon auszugehen ist, dass der getrennt lebende Partner oder – bei Pflegekindern – Mutter und/oder Vater aus der Herkunftsfamilie sich dem Kind gegenüber misshandelnd oder missbrauchend verhalten haben, können Umgangskontakte, insbesondere wenn sie häufig stattfinden, erheblichen Schaden anrichten. Nienstedt und Westermann (2006) weisen darauf hin, dass auch Vernachlässigungserfahrungen bzw. Erfahrungen der Nichtbeachtung elementarer Bedürfnisse weitreichende Folgen bei den Kindern haben. Auch wenn nicht dem Kind selbst Gewalt angetan wurde, es aber Zeuge physisch gewalttätiger Handlungen zwischen den Eltern wurde, ist bei Umgangskontakten mit dem (ehemals) gewalttätigen Elternteil mit massiven Belastungs- und Alarmreaktionen zu rechnen, da auch miterlebte Gewalt zwischen den Eltern massive Auswirkungen auf betroffene Kinder hat (Kindler & Werner, 2005).

Gerade in Bezug auf Umgangskontakte von Pflegekindern mit Herkunftseltern schreiben Nienstedt und Westermann (2006, S. 101): »Durch die Aufrechterhaltung der Beziehungen des Kindes zu seinen leiblichen Eltern durch häufige und regelmäßige Besuchskontakte werden die traumatischen Erfahrungen des Kindes verleugnet und können darum nicht bewältigt werden. Vor allem aber wird die Entwicklung neuer Eltern-Kind-Beziehungen gefährdet, was dazu führt, dass Pflegeverhältnisse unter diesen Bedingungen häufig scheitern.« Insbesondere wenn die Kinder den Kontakt nicht wünschen gilt: Der empfindliche Prozess des Bindungsaufbaus zu den »neuen Eltern« wird erheblich gestört, wenn das Kind erlebt, dass die neuen Bindungspersonen es zu Umgangskontakten mit dem Elternteil zwingen, mit dem sie in der Vergangenheit traumatisierende Erfahrungen gemacht haben. Dass dies möglicherweise auch gegen den Willen der Pflegeeltern auf Druck des Jugendamtes geschieht, ändert das psychische Erleben des Kindes nicht. Ähnlich deutlich wird Brisch (2006, S. 240), wenn er in Bezug auf Pflegekinder mit Bindungsstörungen und in der Herkunftsfamilie erlittener Traumatisierungen formuliert: »Wird der Kontakt des Kindes zu den leiblichen Eltern, die etwa über gewaltsame oder sexuelle Übergriffe und/oder Vernachlässigung gegenüber ihrem Kind in der Vergangenheit berichtet haben, aufrechterhalten, indem den Eltern durch Gerichtsbeschluss ein Umgangs- und Besuchsrecht zugestanden wird – oft mit der Begründung, es möge ›die Bindung des Kindes zu den leiblichen Eltern halten bleiben‹ –, so wird eine pathologische Beziehungssituation rechtlich festgeschrieben.«

Wichtig

Umgangskontakte nach einer Trennung der Eltern oder nach einer Fremdunterbringung sollen eine Verletzung des Bindungsbedürfnisses verhindern, indem den Kindern mit Umgangsterminen in angemessenem Umfang ermöglicht wird, die Bindung zu dem nicht mehr mit dem Kind zusammenlebenden Elternteil oder im Falle einer Fremdunterbringung ggf. zu beiden Eltern aufrechtzuerhalten.

Wenn allerdings gar keine schützenswerte Bindung vorliegt (Bindungsstörung, desorganisierte Bindung), ist dieses Ziel unangemessen. Einerseits wird das Kind durch (ggf. erzwungene) Umgangskontakte mit einem es früher misshandelnden oder missbrauchenden Elternteil i. d.R. keine schützenswerte Bindung aufbauen können. Andererseits kann die Bindung zu dem Elternteil, mit dem das Kind nach einer Trennung zusammenlebt, beeinträchtigt werden, wenn dieser Elternteil das Kind im Rahmen von Umgangskontakten dem/der ehemals (oder möglicherweise aktuell noch) misshandelnden/missbrauchenden Ehepartner*in übergibt. In Pflegefamilien kann diese Situation den Aufbau der, aus Sicht des Kindes dringend notwendigen, neuen Eltern-Kind-Bindungen ernsthaft gefährden.

Die Frage des Umgangs ist somit in strittigen Fällen nicht trivial. Hier sind insbesondere in Bezug auf die Bindungen des Kindes folgende Fragen zu beachten:

(1) Bestehen erhaltenswerte Bindungen zu nicht mit dem Kind zusammenlebenden Elternteilen bzw. Eltern?
(2) Hat das Kind mit dem nicht mit ihm zusammenlebenden Elternteil bzw. den Herkunftseltern traumatisierende Erfahrungen gemacht?
(3) Wünscht das Kind Umgang oder müsste es dazu gezwungen werden?
(4) Besteht die Gefahr, dass die Bindung zum mit dem Kind zusammenlebenden Elternteil belastet wird oder der Bindungsaufbau zu Pflegeeltern erschwert wird?

Die sich daraus ergebenden Handlungsoptionen können in dem Flussdiagramm auf der nächsten Seite nachvollzogen werden. Dass Gerichte den hier angegebenen Schlussfolgerungen mit ihren Entscheidungen häufig nicht entsprechen, spricht nicht gegen unsere Schlussfolgerungen. Aus bindungspsychologischer Sicht wären die hier angegebenen Schlussfolgerungen stimmig und sie sollen helfen, einen fachlich begründbaren Beitrag zu Fragen des Umgangskontaktes zu leisten.

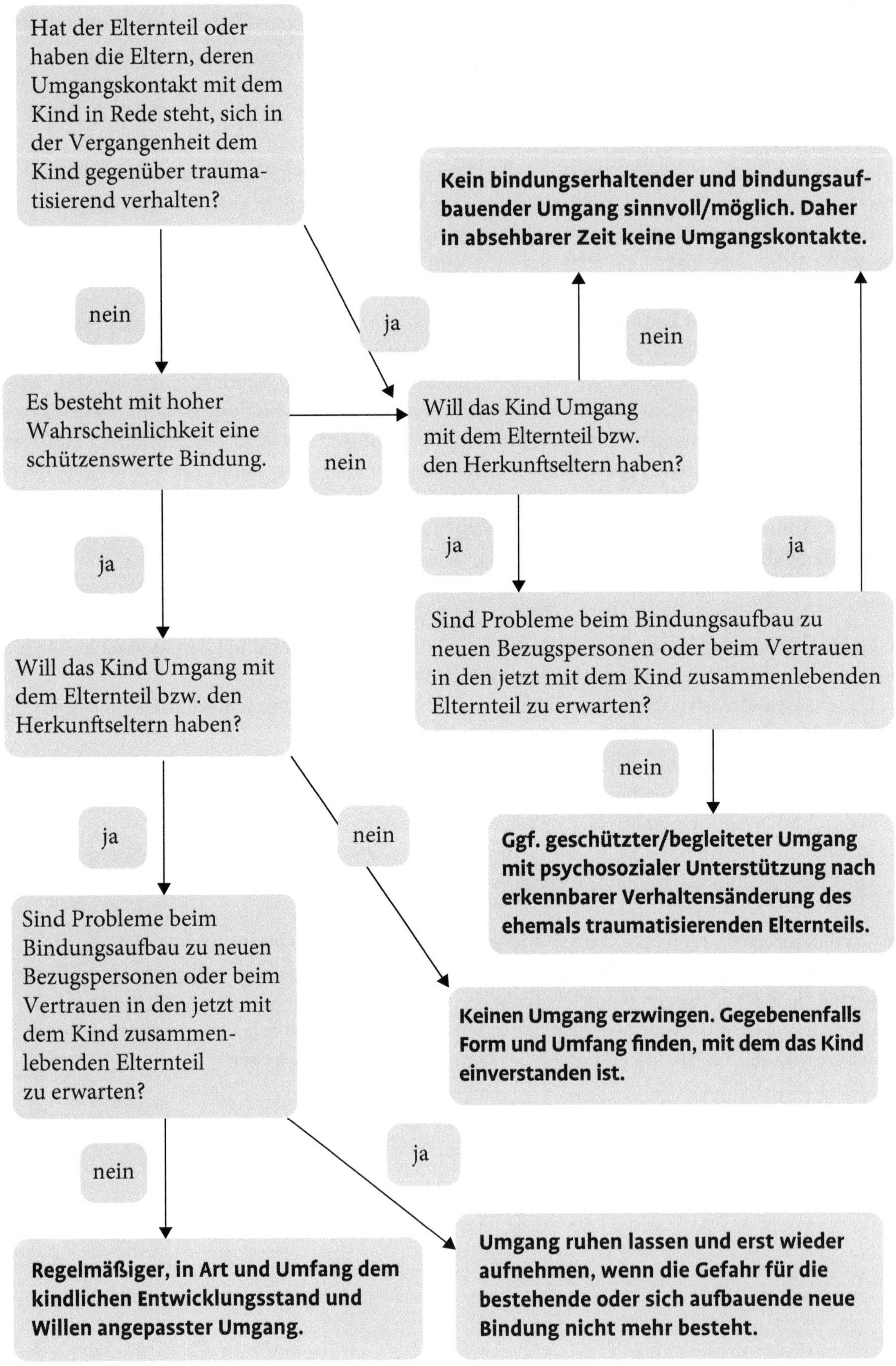
Hat der Elternteil oder haben die Eltern, deren Umgangskontakt mit dem Kind in Rede steht, sich in der Vergangenheit dem Kind gegenüber traumatisierend verhalten?
nein
ja
Kein bindungserhaltender und bindungsaufbauender Umgang sinnvoll/möglich. Daher in absehbarer Zeit keine Umgangskontakte.
nein
Es besteht mit hoher Wahrscheinlichkeit eine schützenswerte Bindung.
nein
Will das Kind Umgang mit dem Elternteil bzw. den Herkunftseltern haben?
ja
ja
ja
Sind Probleme beim Bindungsaufbau zu neuen Bezugspersonen oder beim Vertrauen in den jetzt mit dem Kind zusammenlebenden Elternteil zu erwarten?
Will das Kind Umgang mit dem Elternteil bzw. den Herkunftseltern haben?
nein
ja
nein
Ggf. geschützter/begleiteter Umgang mit psychosozialer Unterstützung nach erkennbarer Verhaltensänderung des ehemals traumatisierenden Elternteils.
Sind Probleme beim Bindungsaufbau zu neuen Bezugspersonen oder beim Vertrauen in den jetzt mit dem Kind zusammenlebenden Elternteil zu erwarten?
Keinen Umgang erzwingen. Gegebenenfalls Form und Umfang finden, mit dem das Kind einverstanden ist.
nein
ja
Regelmäßiger, in Art und Umfang dem kindlichen Entwicklungsstand und Willen angepasster Umgang.
Umgang ruhen lassen und erst wieder aufnehmen, wenn die Gefahr für die bestehende oder sich aufbauende neue Bindung nicht mehr besteht.

INFO 44 In Verbindung bleiben nach Trennung und Scheidung T B

Jedes Jahr sind mindestens 200.000 Kinder in Deutschland von der Trennung ihrer Eltern betroffen, das entspricht etwa 550 Kindern pro Tag. Etwa 10 % der Kinder leben nach der Trennung mit hochstrittigen Eltern und etwa ein Drittel aller verlieren den Kontakt zu ihrem Vater. Damit sind Kinder von getrenntlebenden Eltern einem deutlichen höheren Entwicklungsrisiko ausgesetzt als Kinder von zusammenlebenden Elternpaaren.

Kinder, die in den ersten Lebensjahren eine stabile Bindung zu mindestens einem Elternteil aufbauen konnten, zeigen in der Regel deutlich weniger emotionale oder auch Verhaltensauffälligkeiten als Kinder, die unsicher gebunden sind. Denn bei diesen Kindern werden Gefühle und auch Verhaltensmuster (re-)aktiviert, welche es noch deutlich schwieriger für sie machen, mit der für sie so oft schon bedrohlichen Situation umzugehen.

Generell lässt sich feststellen, dass es einen großen Einschnitt in das Leben eines Kindes bedeutet, wenn seine Eltern die Entscheidung treffen, dass ihre Wege als (Liebes-)Paar sich trennen. Viele Kinder leiden (zeitweise) an Verlustängsten sowie Gefühlen von Hilflosigkeit und Überforderung, Schuldgefühlen sowie einem verminderten Selbstwertempfinden. Oft geraten diese Kinder auch in Loyalitätskonflikte, denn sie bekommen die – oft mit einer Trennung verbundenen – Konflikte mit und versuchen dann, dem einen oder anderen Elternteil beizustehen, merken aber gleichzeitig, dass sie sich damit gegen die Interessen des anderen stellen. Damit verstärkt sich die Angst, den Vater oder die Mutter gänzlich zu verlieren.

Und doch ist es keine gute Lösung, dass Eltern in einer gemeinsamen Beziehung verbleiben, wenn diese überdauernd nicht mehr glücklich miteinander sind, sich oft und zum Teil auch heftig streiten oder es zu immer wiederkehrenden Drohungen kommt, dass einer den gemeinsamen Haushalt verlässt. Allerdings kommt es in Bezug auf die kindliche Entwicklung nicht primär darauf an, ob ein Elternpaar sich zu einer Trennung entscheidet, sondern vielmehr wie die Trennung und auch die Zeit, die darauf folgt, verläuft.

Wichtig

Entscheiden sich zwei Menschen mit Kindern, die in einer Beziehung leben, sich zu trennen und damit unterschiedliche Wege zu gehen, sollte dies im besten Fall nur bedeuten, dass sie in der Zukunft kein Paar mehr sind, aber weiterhin für ihr(e) Kind(er) gemeinsam als Eltern bestehen bleiben. So stehen getrenntlebende Eltern in der gemeinsamen Verantwortung, ihre Konflikte im Sinne ihrer Kinder zu lösen.

Für diesen Prozess kann es durchaus hilfreich sein, sich professionelle Unterstützung zu suchen, wie z. B. durch Familienberater*innen, Mediator*innen oder Coaches. Mögliche Ergebnisse einer gemeinsamen Lösungsfindung können konkrete Vereinbarungen sein, die den Umgang des Kindes mit beiden Elternteilen, die Bring- und Abholsituationen, Absprachen bzgl. besonderer Ereignisse und Ferien, aber auch gemeinsame Erziehungsvorstellungen regeln. Ein Ziel dieses Prozesses und dem Ausarbeiten dieser Vereinbarungen ist es, das Konfliktrisiko auf Elternebene deutlich zu senken und eine Verbindlichkeit für beide Elternteile herzustellen, ihre Rolle als Mutter bzw. Vater auch nach einer Trennung weiterhin ausführen zu können.

Sie haben sich dazu entschieden, als Paar getrennte Wege zu gehen, wollen aber als Eltern weiterhin gemeinsam für Ihr Kind sorgen. Dafür ist es hilfreich, gemeinsame Vereinbarungen zu treffen und Lösungen für diese neue Lebenssituation zu finden, die begünstigen, dass möglichst wenig Konflikte um und vor dem Kind ausgetragen werden (müssen). Zunächst sollte sich jeder Elternteil für sich Gedanken darüber machen, wie seine Vorstellungen, Ziele und Wünsche bzgl. der Regelungen, die zu treffen sind, aussehen. Im nächsten Schritt können diese dann in einem gemeinsamen Prozess in einer Elternvereinbarung zusammengetragen.

Meine Vorstellungen/Wünsche bezüglich folgender Themen sind:

Umgang mit dem anderen Elternteil:

....

....

....

Abholen und Bringen des Kindes/der Kinder:

....

....

....

Umgang mit anderen wichtigen Bezugspersonen wie (Großeltern, Tanten/Onkels, Paten usw.):

....

....

....

Besondere Ereignisse wie Geburtstage, Weihnachten und Familienfeste:

....

....

....

Ferienbetreuung/Urlaub:

....

....

....

Aktivitäten/Hobbys des Kindes:

....

....

....

Erziehungsziele/Werte, die mir wichtig sind:

....

....

....

Umgang mit Konflikten zwischen den Elternteilen:

....

....

....

Darüber hinaus, sind mir folgende Themen wichtig zu besprechen:

....

....

....

AB 103 Meine Wünsche für den Umgang mit meinen Eltern

J K

Gerade steht dein Leben bestimmt ganz schön auf dem Kopf und vielleicht bist du sehr traurig oder auch wütend auf deine Eltern, dass sie die Entscheidung getroffen haben, sich zu trennen. Sicherlich ist das keine einfache Situation für dich und es wird sich sicherlich in den kommenden Wochen und Monaten eine Menge für dich ändern. Damit deine Eltern wissen, was dir wichtig ist im Umgang mit deiner Mutter und deinem Vater, aber auch für den Umgang zwischen den beiden, überlege doch bitte mal zu folgenden Punkten, was du dir wünschst.

Wo möchtest du gerne in Zukunft überwiegend leben?

....

....

Wie oft wünschst du dir Kontakt zu dem Elternteil zu haben, bei dem du nicht lebst?

....

....

Was wünscht du dir von deiner Mutter in dieser Situation und für die Zukunft?

....

....

Was wünscht du dir von deinem Vater in dieser Situation und für die Zukunft?

....

....

Was sollte sich auf keinen Fall verändern?

....

....

Wovor hast du am meisten Angst, wenn du an die neue Lebenssituation denkst?

....

....#

Hiermit vereinbaren wir

.... und ....

für unser(e) Kind(er):

....

....

nach unserer Trennung folgende Regelungen. Diese behalten ihre Gültigkeit, bis es zu einer gemeinsamen Erneuerung bzw. Überarbeitung kommt.

Wir haben uns darauf verständigt, dass das Kind/die Kinder bei folgendem Elternteil überwiegend lebt/leben:

....

Die Besuche bei dem anderen Elternteil sollen folgendermaßen erfolgen:

....

....

Das Abholen und Bringen des Kindes/der Kinder wollen wir so gestalten, dass:

....

....

Für den Umgang mit anderen wichtigen Bezugspersonen wie Großeltern, Tanten/Onkels, Pat*innen usw. ist uns wichtige, dass:

....

....

Besondere Ereignisse wie Geburtstage, Weihnachten und Familienfeste treffen wir die Vereinbarungen, dass:

....

....

Für die Ferienbetreuung und Urlaube haben wir folgende Vereinbarung getroffen:

....

....

Wir möchten die Aktivitäten und Hobbys unseres Kindes/unserer Kinder folgendermaßen unterstützen:

....

....

Diese gemeinsamen Erziehungsziele und Werte sind uns besonders wichtig. Wir beachten sie im Umgang mit unserem Kind/unseren Kindern:

....

....

Sollte es zu einem (größeren) Konflikt zwischen uns kommen, wollen wir folgende Maßnahmen einleiten und Hilfen in Anspruch nehmen:

....

....

Darüber hinaus, sind uns folgende Themen wichtig, festzuhalten:

....

....

Die oben niedergeschriebenen Umgangsvereinbarungen haben wir gemeinsam erarbeitet und erklären uns mit diesen vereinbarten Regelungen einverstanden:

Ort, Datum ....

....	....
Unterschrift Elternteil 1	Unterschrift Elternteil 2

Literatur

Aarts, M. & Rausch, H. (2009). Mir fällt nix ein – Marte Meo Kommunikationstraining. Eindhoven: Aarts Productions.

Ainsworth, M. D.S. (1969). Maternal Sensitivity Scales. Online unter: http://www.psychology.sunysb.edu/attachment/measures/content/ainsworth_scales.html [22.10.2020].

Ainsworth, M. D.S., Blehar, M. C., Waters, E. & Wall, S. (1978). Patterns of Attachment. Hillsdale: Erlbaum.

American Academy for Child and Adolescent Psychiatry (2005). Practice Parameter for the Assessment and Treatment of Children and Adolescents With Reactive Attachment Disorder of Infancy and Early Childhood. Journal of the American Academy of Child and Adolescent Psychiatry, 44, 1206–1219. Online unter: https://www.aacap.org/App_Themes/AACAP/docs/practice_parameters/reactive_attachment_practice_parameter.pdf [11.10.2020].

Andresen, B. (2012). BB-PI. Beziehungs- und Bindungs-Persönlichkeitsinventar (BB-PI). Göttingen: Testzentrale.

Asendorpf, J. B., Banse, R., Wilpers, S. & Neyer, F. J. (1997). Beziehungsspezifische Bindungsskalen für Erwachsene und ihre Validierung durch Netzwerk- und Tagebuchverfahren. Diagnostica, 43, 289–313.

Bandura, A. (1997). Self Efficacy: The Exercise of Control. New York: Worth.

Behringer, J. (2017). Das innere Arbeitsmodell von Bindung bei Erwachsenen. In B. Strauß & H. Schauenburg (Hrsg.), Bindung in Psychologie und Medizin. Grundlagen, Klinik und Forschung – Ein Handbuch (S. 54–78). Stuttgart: Kohlhammer.

Bethell, C., Jones, J., Gombojav, N., Linkenbach J. & Sege, R. (2019). Positive Childhood Experiences and Adult Mental and Relational Health in a Statewide Sample: Associations Across Adverse Childhood Experiences Levels. JAMA Pediatrics. DOI: 10.1001/jamapediatrics.2019.3007.

Borg-Laufs, M. (2020). Die Funktionale Verhaltensanalyse. Berlin: Springer.

Borg-Laufs, M. & Dittrich, K. (Hrsg.). (2010). Psychische Grundbedürfnisse in Kindheit und Jugend. Tübingen: dgvt-Verlag.

Borg-Laufs, M. & Spancken, A. (2010). Psychische Grundbedürfnisse bei gesunden und bei psychisch kranken Kindern und Jugendlichen: Ergebnisse einer empirischen Untersuchung. In M. Borg-Laufs & K. Dittrich (Hrsg.), Psychische Grundbedürfnisse in Kindheit und Jugend (S. 23–38). Tübingen: dgvt-Verlag.

Borg-Laufs, M., Seidenstücker, B. & Röchling, W. (2021). Gutachtliche Stellungnahmen in der Sozialen Arbeit. Weinheim: Juventa.

Boris, N. W., Hinshaw-Fuselier, S. S., Smyke, A. T., Scheeringa, M. S., Heller, S. S. & Zeanah, C. H. (2004). Comparing criteria for attachment disorders: Establishing reliability and validity in high-risk-samples. Journal of the American Academy of Child and Adolescent Psychiatry, 43, 568–577.

Boszormenyi-Nagy, I. & Spark, G. M. (1981). Unsichtbare Bindungen. Die Dynamik familiärer Probleme. Stuttgart: Klett-Cotta.

Bretherton, I., Suess, G., Golby, B. & Oppenheim, D. (2001). »Assesment story completion task« (ASCT). Methode zur Erfassung der Bindungsqualität im Kindergartenalter durch Geschichtenergänzungen im Puppenspiel. In G. J. Suess, H. Scheuerer-Englisch & W. K. Pfeiffer (Hrsg.), Bindungstheorie und Familiendynamik (S. 83–124). Gießen: Psychosozial.

Brisch, K. H. (2006). Adoption aus der Perspektive der Bindungstheorie und Therapie. In K. H. Brisch & T. Hellbrügge (Hrsg.), Kinder ohne Bindung (S. 222–258). Stuttgart: Klett-Cotta.

Brisch, K. H. (2009). Bindungsstörungen. Von der Bindungstheorie zur Therapie. Stuttgart: Klett-Cotta.

Brisch, K. H. (2019). Bindungsbasierte Beratung und Psychotherapie. Pubertät. Stuttgart: Klett-Cotta.

Brisch, K. H. (2020). Bindungsstörung. Von der Bindungstheorie zur Therapie. Stuttgart: Klett-Cotta.

Buchheim, A. & George, C. (2012). Das Adult Attachment Interview (AAI) und das Adult Attachment Projective Picture System (AAP). In S. Doering & S. Hörz (Hrsg.), Handbuch der Strukturdiagnostik (S. 182–218). Stuttgart: Schattauer.

Cooper, G., Hoffman, K., Marvin, R. & Powell, B. (2000). Secure and limited circles of security. Unveröffentlichtes Material. Spokane, WA: Center for Clinical Intervention and University of Virginia.

Döpfner, M. & Görtz-Dorten, A. (2017). DISYPS-III. Diagnostik-System für psychische Störungen nach ICD-10 und DSM-5 für Kinder und Jugendliche – III. Göttingen: Testzentrale.

Felitti, V. J., Anda, R. F., Nordenberg, D., Williamson, D. F., Spitz, A. M., Edwards, V., Koss, M. P. & Marks, J. S. (1998). Relationship of childhood abuse and household dysfunction to many of the leading causes of death in adults: The Adverse Childhood Experiences (ACE) Study. American Journal of Preventive Medicine, 14, 245–258.

Finkelhor, D., Shattuck, A., Turner, H. & Hamby, S. (2013). Improving the adverse childhood experiences study scale. JAMA pediatrics, 167 (1), 70–75.

Garbe, E. (2015). Das kindliche Entwicklungstrauma. Stuttgart: Klett-Cotta.

Gloger-Tippelt, G. (2012) Das Adult Attachment Interview: Durchführung und Auswertung. In G. Gloger-Tippelt, G. (Hrsg.), Bindung im Erwachsenenalter: Ein Handbuch für Forschung und Praxis (S. 93–111). Bern: Huber.

Gloger-Tippelt, G. & König, L. (2016). Bindung in der mittleren Kindheit. Das Geschichtenergänzungsverfahren zur Bindung 5–8-jähriger Kinder (GEV-B). Weinheim: Beltz.

Graf, J. & Frank, R. (2001). Parentifizierung: Die Last, als Kind die eigenen Eltern zu bemuttern. In S. Walper & P. Pekrun (Hrsg.), Familie und Entwicklung. Aktuelle

Perspektiven der Familienpsychologie (S. 314–341). Göttingen: Hogrefe.
Grawe, K. (2004). Neuropsychotherapie. Göttingen: Hogrefe.
Griepenstroh, J., Beblo, T., Bauer, U., Düriessen, M. & Heinrichs, N. (2013). Erziehungsverhalten psychisch erkrankter Eltern: Welche Unterstützung ist notwendig? Verhaltenstherapie & Verhaltensmedizin; 34 (3), 276–290.
Grossmann, K. & Grossmann, K. E. (2012). Bindungen: Das Gefüge psychischer Sicherheit. Stuttgart: Klett-Cotta.
Häuser, W., Schmutzer, G., Brähler, E. & Glaesmer, H. (2011). Maltreatment in childhood and adolescence: Results from a survey of a representative sample of the German population. *Deutsches Ärzteblatt International*, 108, 287–294.
Höger, D. (1999). Bielefelder Fragebogen zur Klientenerwartung (BFKE). Psychotherapeut, 44, 159–166.
Howe, D. (2015). Bindung über die Lebensspanne. Grundlage und Konzepte der Bindungstheorie. Paderborn: Junfermann.
Iwanski, A. & Zimmermann, P. (2020). Bindungsstörungen. In N. Beck (Hrsg.), Therapeutische Heimerziehung. Grundlagen, Rahmenbedingungen, Methoden (S. 299–306). Freiburg i. Br.: Lambertus.
Jankowski, E., Kosfelder, J. & Wälte, D. (2018). Mütter mit Borderline-Persönlichkeitsstörung. Module zur Förderung der Interaktionskompetenzen mit ihren Kindern. Kontext, 49, 40–55.
Jungbauer, J. (Hrsg.) (2010). Familien mit einem psychisch erkrankten Elternteil. Forschungsbefunde und Perspektiven für die soziale Arbeit. Opladen: Verlag Barbara Budrich.
Kindler, H. & Werner, A. (2005). Auswirkungen von Partnerschaftsgewalt auf Kinder: Forschungsstand und Folgerungen für die Praxis. In G. Deegener & W. Körner (Hrsg.), Kindesmisshandlung und Vernachlässigung (S. 104–127). Göttingen: Hogrefe.
Kindler, H. & Zimmermann, P. (2006). Bindung und Erziehungsfähigkeit. In H. Kindler, S. Lillig, H. Blüml & A. Werner (Hrsg.), Handbuch Kindeswohlgefährdung nach § 1666 BGB und Allgemeiner Sozialer Dienst (ASD) (S. 64.1–64.6). München: DJI. Online unter: https://www.dji.de/fileadmin/user_upload/bibs/asd_handbuch.pdf [11.10.2020].
Lenz, A. (2014). Kinder psychisch kranker Eltern (2. Aufl.). Göttingen: Hogrefe.
Linderkamp, F., Schramm, S. & Michau, S. (2008). Die psychische Entwicklung von Pflegekindern und Pflegeeltern – Ergebnisse einer prospektiven Längsschnittstudie. Verhaltenstherapie & psychosoziale Praxis, 41, (4), 863–880.
Main, M. & Solomon, J. (1986). Discovery of an insecure-disorganized/disoriented attachment pattern. In T. B. Brazelton & M. W. Xogman (Hrsg.), Affective development in infancy (pp. 121–160). Norwood, NJ: Ablex.
Mattejat, F. (2014). Kinder mit psychisch kranken Eltern. Was wir wissen und was zu tun ist. In F. Mattejat & B. Lisofsky, B. (Hrsg.), Nicht von schlechten Eltern. Kinder psychisch Kranker (S. 114–122). Bonn: Balance Buch, Psychiatrie-Verlag.
Müller, B. (2008). Familien mit einem psychisch kranken Elternteil: Systemische Perspektive. In A. Lenz & J. Jungbauer (Hrsg.), Kinder und Partner psychisch kranker Menschen. Belastungen, Hilfebedarf, Interventionskonzepte (S. 137–155). Tübingen: dgvt.
Narayan, A. J., Rivera, L. M., Bernstein, R. E., Harris, W. W. & Lieberman, A. F. (2018). Positive childhood experiences predict less psychopathology and stress in pregnant women with childhood adversity: A pilot study of the benevolent childhood experiences (BCEs) scale. Child Abuse & Neglect, 78, 19–30.
Nienstedt, M. & Westermann, A. (1989). Pflegekinder. Psychologische Beiträge zur Sozialisation von Kindern in Ersatzfamilien. Münster: Votum.
Nienstedt, M. & Westermann, A. (2006). Zur Entwicklung neuer Eltern-Kind-Beziehungen in Pflegefamilien. In G. Roloff & B. Zoeke (Hrsg.), 10 x Gerechtigkeit. Unterwegs mit Sisyphos (S. 96–108). Lengerich: Pabst Science Publishers.
Pollak, E., Bullinger, M. & Wiegand-Grefe, S. (2011). Psychisch kranke Eltern und ihre Kinder – die Familienperspektive. In S. Wiegand-Grefe, F. Mattetat & A. Lenz (Hrsg.), Kinder mit psychisch kranken Eltern. Klinik und Forschung (S. 357–374). Göttingen: Vandenhoeck & Ruprecht.
Pritchett, R., Pritchett, J., Marshall, E., Davidson, C. & Minnis, H. (2013). Reactive attachment disorder in the general population: a hidden ESSENCE disorder. The Scientific World Journal. https://doi.org/10.1155/2013/818157 [19.11.2020].
Ravens-Sieberer, U., Wille, N., Bettge, S. & Erhart, M. (2006). Modul Psychische Gesundheit (BELLA-Studie). Bundesgesundheitsblatt – Gesundheitsforschung – Gesundheitsschutz, 49, 1057–1058.
Rutter, M. (2006). Die psychischen Auswirkungen früher Heimerziehung. In K. H. Brisch & T. Hellbrügge (Hrsg.), Kinder ohne Bindung (S. 91–137). Stuttgart: Klett-Cotta.
Rygaard, N. P. (2006). Schwerwiegende Bindungsstörung in der Kindheit. Wien: Springer.
Schier, K., Egle, U., Nickel, R., Kappis, B., Herke, M. & Hardt, J. (2011). Parentifizierung in der Kindheit und psychische Störung im Erwachsenenalter. Psychotherapie, Psychosomatik, Medizinische Psychologie, 61, 364–371.
Schmid, M. & Lang, B. (2013). Überlegungen zum traumapädagogischen Umgang mit Regeln. In B. Lang, C. Schirmer, T. Lang, I. Andreae de Hair, T. Wahle, J. Bausum, W. Weiß & M Schmid (Hrsg.), Traumapädagogische Standards in der stationären Kinder- und Jugendhilfe (S. 280–308). Weinheim: Beltz.
Schmidt, S., Muehlan, H. & Brähler, E. (2016). AAS-R. Revised Adult Attachment Scale. Göttingen: Testzentrale.
Sticker, E., Willerscheidt, J. & Fooken, I. (2018). ProDiBez. Projektives Diagnostikum zum Beziehungserleben von Kindern. Göttingen: Testzentrale.
Strüber, N. (2016). Die erste Bindung. Wie Eltern die Entwicklung des kindlichen Gehirns prägen. Stuttgart: Klett-Cotta.
Tröster, H. (2010). EBI. Eltern-Belastungsinventar. Göttingen: Testzentrale.
Troutman, B. (2015). Integrating Behaviorism and Attachment Theory in Parent Coaching. New York: Springer.

Van der Kolk, B. (2017). Verkörperter Schrecken. Lichtenau: Probst.

Van Ijzendoorn, M. H. (1995). Adult attachment representations, parental responsiveness, and infant attachment: A meta-analysis on the predictive validity of the Adult Attachment Interview. Psychological Bulletin, 117, 387–403.

Wiegand-Grefe, S., Cronemeyer, B., Plass, A., Schulte-Markwort, M. & Petermann, F. (2013). Psychische Auffälligkeiten von Kindern psychisch kranker Eltern im Perspektivvergleich. Effekte einer manualisierten Familienintervention. Kindheit und Entwicklung; 22 (1), 31–40.

Wiegand-Grefe, S., Geers, P., Plaß, A., Petermann, F. & Riedesser, P. (2009). Kinder psychisch kranker Eltern: Zusammenhänge zwischen subjektiver elterlicher Beeinträchtigung und psychischer Auffälligkeit der Kinder aus Elternsicht. Kindheit und Entwicklung; 18 (2), 111–121.

Zeneah, C. H., Smyke, A. T., Koga, S. F. & Carlson, E. (2005). Attachment in institutionalized and community children in Romania. Child Development, 26, 1015–1028.

Zimmermann, P. (2017). Bindung an den Vater: Eine andere Bindung? In P. Zimmermann & G. Spangler (Hrsg.), Feinfühlige Herausforderung. Bindung in Familie, Kita, Kinderheim und Jugendhilfe (S. 191–208). Gießen: Psychosozial.

Bildnachweis

Seite 38: Salome Fabianek, mit freundlicher Genehmigung des Kösel-Verlags, München, in der Penguin Random House Verlagsgruppe GmbH
Seite 81: Martin Bondzio, Kaarst
Seite 153, 185, 187, 188, 234: Salome Fabianek, Aachen
Seite 178: iStock / Getty Images Plus, gmm2000
Seite 180: iStock / Getty Images Plus, blueringmedia